BIOLOGICAL BONE AUGMENTATION
Bone Core and Split Bone Block Technique

生物导向骨增量

——骨柱与骨片技术

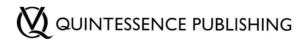

QUINTESSENCE PUBLISHING

Berlin | Chicago | Tokyo
Barcelona | London | Milan | Mexico City | Paris | Prague | Seoul | Warsaw
Beijing | Istanbul | Sao Paulo | Zagreb

BIOLOGICAL BONE AUGMENTATION

Bone Core and
Split Bone Block Technique

生物导向骨增量
——骨柱与骨片技术

主　审
章锦才

主　编
常晓龙

副主编
刘　峰
宋　宁
欧亦焜

北方联合出版传媒（集团）股份有限公司
辽宁科学技术出版社

图文编辑

张　浩　刘玉卿　肖　艳　刘　菲　康　鹤　王静雅　纪凤薇　杨　洋　戴　军　张军林

图书在版编目（CIP）数据

生物导向骨增量：骨柱与骨片技术 / 常晓龙主编. 一沈
阳：辽宁科学技术出版社，2024.6
ISBN 978-7-5591-3559-9

Ⅰ．①生… 　Ⅱ．①常… 　Ⅲ．①种植牙－口腔外科
学　Ⅳ．①R782.12

中国国家版本馆CIP数据核字（2024）第083829号

出版发行：辽宁科学技术出版社
　　　　　（地址：沈阳市和平区十一纬路25号　邮编：110003）
印　刷　者：凸版艺彩（东莞）印刷有限公司
经　销　者：各地新华书店
幅面尺寸：210mm×285mm
印　　张：26
插　　页：4
字　　数：520千字
出版时间：2024年6月第1版
印刷时间：2024年6月第1次印刷
出　品　人：陈　刚
责任编辑：苏　阳　杨晓宇
封面设计：周　洁
版式设计：周　洁
责任校对：李　硕

书　　号：ISBN 978-7-5591-3559-9
定　　价：480.00元

投稿热线：024-23280336
邮购热线：024-23280336
E-mail:cyclonechen@126.com
http://www.lnkj.com.cn

编者简介 / EDITORS

主 编

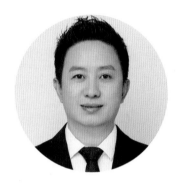

常晓龙

北京京州口腔医疗集团医疗总监

遵义医科大学口腔医学学士

金言进阶培训创始人

意大利B&B种植讲师

2012年度VITA医技美学修复大赛季军

骨增量万能工具盒、快速取骨钻发明人

另有数项个人口腔器械专利

副主编

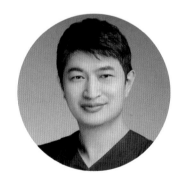

刘 峰

瑞尔齿科高级技术总监

瑞尔齿科华北区区域院长

武汉大学医学院口腔医学硕士

美国宾夕法尼亚大学临床牙周种植中心访问学者

瑞典Nobel种植体系中国讲师

瑞士Straumann种植系统中国讲师

瑞士Straumann全国创新大赛获得一等奖

《数字化种植导板临床应用技术图解》编者

《口腔种植修复：分步骤操作指南》译者

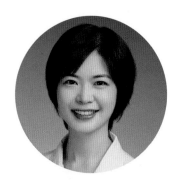

宋 宁

瑞尔齿科全科医生、门诊主任

瑞尔齿科华北二区区域质控总监

四川大学华西口腔医学院口腔医学博士

中华口腔医学会口腔种植专业委员会会员

华人美学牙科学会会员

《口腔种植之垂直骨增量》译者

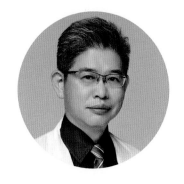

欧亦焜

群盛牙医诊所创始人

中国台湾阳明大学牙医学院学士

美国纽约大学牙医学院口腔种植专业认证书

美国加州大学洛杉矶分校国际牙科种植硕士

编者名单 / EDITORS

主　审　　章锦才　瑞尔集团医疗事务执行总裁

主　编　　常晓龙　北京京州口腔医疗集团

副主编　　刘　峰　瑞尔齿科

　　　　　　宋　宁　瑞尔齿科

　　　　　　欧亦焜　群盛牙医诊所

参　编　　叶芷彤　东莞健力口腔医院

　　　　　　骆　阳　北京京州口腔医疗集团（国贸门诊）

　　　　　　邓树瑞　海南省三亚市吉阳区尚恩口腔门诊部

　　　　　　李　兵　云南良方口腔医疗管理有限公司

　　　　　　杨　耀　北京惠欣京州口腔门诊部

　　　　　　于晓雷　北京惠欣京州口腔门诊部

　　　　　　王建伟　黔西南州京州口腔医院

　　　　　　毛文垲　黔西南州京州口腔医院

　　　　　　陈美娟　黔西南州京州口腔医院

　　　　　　敖远游　仁怀坚果口腔门诊部

　　　　　　梁国民　黔西南州京州口腔医院

　　　　　　靳晓辉　北京佳侬美皓医疗器械有限公司

　　　　　　郑六林　黔西南州京州口腔医院

　　　　　　苗晓磊　北京京州口腔医疗集团（国贸门诊）

　　　　　　熊　凯　遵义汇川京州口腔门诊部有限公司

　　　　　　林乔尼　北京京州口腔医疗集团

　　　　　　欧阳剑峰　毕节七星关爱民京州口腔门诊部有限公司

序一 / FOREWORD

《生物导向骨增量——骨柱与骨片技术》是一部集学术性、实用性与创新性于一体的专业著作。本书不仅系统地介绍了骨柱与骨片技术的基本原理，而且详尽地展现了其在临床上的广泛应用。笔者不吝赐教，以其深厚的学术功底和丰富的临床实践经验，为读者呈现了一幅清晰的技术应用全景图。

在当今医学教育日益重视实践操作的背景下，本书无疑将成为诸多口腔种植著作的重要补充。读者不仅能够通过书中的内容了解到最新的科研动态，还能够通过翔实的病例分析和操作指南，接触到临床实际，从而在理论学习与实践操作之间架设起一座通畅的桥梁。随着全球对口腔健康重视程度的提升，口腔种植领域的研究与实践将会越来越多地走向前台。我深信生物导向骨增量（Biological Bone Augmentation，BBA）技术的出现犹如一股清泉，给面对复杂临床困境的医生带来了希望与可能。《生物导向骨增量——骨柱与骨片技术》一书，凝结了笔者多年的临床智慧与细腻手艺，是一部集结了丰富经验和深邃见解的宝典。

在当前口腔种植领域对精准、微创治疗需求日益增长的背景下，本书以其前沿的技术、翔实的步骤和生动的病例，成为该领域内不可多得的学习资源。在这里，读者不仅能够探索骨增量的生物学基础与原则，还能深入了解骨柱与骨片技术的创新应用。书中详细记录的每一次手术，都体现了作者对临床工作的尊重与热爱。从微观的细胞层面到宏观的骨缺损修复，每一步操作都精确而周到，每一次治疗都富有洞见而高效。本书对于追求卓越的口腔种植医生来说，是一部必备的参考书。它不仅能助读者在临床实践中提升手术技能，还能在科学研究上拓宽视野。我由衷推荐这本书给每一位同行，相信它的价值远超过书页所能承载的知识。

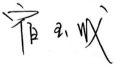

医学博士、教授、主任医师

中国医学科学院北京协和医院（PUMCH）口腔种植中心首席专家

北京口腔种植培训中心（BITC）首席教官

BITC口腔种植大平台总策划

序二 / FOREWORD

牙槽骨缺损修复重建是牙槽外科、口腔种植及义齿修复必须要面对的一大临床挑战。随着诊疗技术及生物材料的快速发展，学者们创建了多种牙槽骨修复治疗新技术，包括自体骨移植技术、异体骨移植技术、香肠技术、帐篷钉技术及袋状技术等，为临床医生进行牙槽骨修复提供了多项选择。本书是基于自体骨修复的优势，提出以"生物导向骨增量"为理念，使用自体骨柱与骨片技术修复牙槽骨缺损，为广大口腔医生，特别是口腔种植医生在牙槽骨修复时提供了更多选择。

世界自体骨移植第一人德国明斯特大学Fouad Khoury教授以及他的学生德国法兰克福大学Hanser教授均几十年如一日，专注于使用自体骨进行骨增量手术，其发明的骨柱（Bone Core）技术、骨片（Split Bone Block）技术配合自体骨屑修复垂直向及水平向骨缺损，在临床上均取得较好的效果，有很多超过10年甚至20年以上的成功病例（我在德国法兰克福大学听过Hanser教授讲解过这样的术式）。其中骨片需要从第二术区获取，通常是患者的下颌外斜线处取骨，通过工具将其修整后制作成骨片状，同时通过刮骨器获取骨屑，制备的骨片可通过钛钉固定以获得稳定的支撑空间，然后将所获取的自体骨屑填入间隙中。本书笔者通过详细的病例解析阐释了骨柱与骨片技术的科学原理，成功验证了柱状骨修复技术，充分证明了"以稳定为核心"的牙槽骨修复理念。同时，本书笔者通过对临床牙槽骨缺损诊疗工作的深刻理解及实际需要，研发了专用手术医疗器械，完成了临床的转化和应用。本书图文并茂，手术图片精美、细节部位清晰、解剖毗邻关系、层次显示良好，充分向广大读者展示了骨柱与骨片技术修复牙槽骨缺损的步骤及效果，更利于同行理解和学习。

要想成为一名合格的口腔种植医生，牙槽骨缺损修复重建是必须掌握的一项技能，因为骨再生的质量决定了骨移植物和种植体的预后与长期存留率。如上所述，目前临床上尽管有多种骨修复治疗技术，但由于自体骨有良好的成骨性、骨诱导性和骨引导性，仍然是骨缺损治疗的金标准。"纸上学来终觉浅，绝知此事要躬行"，本书笔者正是利用了自体骨优势，结合现有治疗技术，基于生物导向骨增量的理念，根据国人的颌骨特点，给予骨柱与骨片技术新的"生命力"，扩展并丰富了其临床适应证，取得了令人惊叹的临床效果，为广大牙槽骨缺损患者提供了一系列切实可行的操作方案。这些方案不仅在技术层面上追求极致，更在人文关怀上不遗余力，书中每个病例的讲解都体现了对患者负责任的态度和对医疗工作的尊重。

在当下这个信息"爆炸"的时代，临床医生面临着如何从海量的信息中筛选出真正有用的知识是一种挑战。本书的出版，恰恰为我们提供了一种新的思路和参考，指引临床医生在口腔种植学的道路上更稳健地前行。

我希望通过本书，笔者的临床智慧和经验能够得到更广泛的传播和应用，因为这不仅是一项治疗技术，更是临床智慧的传承和分享。我推荐所有关注口腔种植领域的医生和医学生阅读本书，相信它将为您的职业生涯带来宝贵的启示！

教授、研究员、博士研究生导师

中华口腔医学会口腔种植专业委员会委员

中华口腔医学会牙及牙槽外科专业委员会副主任委员

序三 / FOREWORD

　　自Brånemark教授发现了钛金属能与自体骨紧密结合的现象并提出骨结合的理论后，诞生了种植学这个新兴的学科。近几十年持续的研究进展和技术进步推动了这个学科不断向前发展，尤其骨增量作为口腔种植领域的一个难点和研究热点，相关的新技术不断涌现。《生物导向骨增量——骨柱和骨片技术》就是在这一背景下应运而生，为我们提供了一种全新的解决方案。

　　本书主编常晓龙医生凭借其深厚的专业知识和丰富的临床经验，详细阐述了骨柱与骨片技术的理论基础，并应用大量病例，证明了这一技术在临床上的广泛应用及其显著效果。此外，笔者也结合了口腔数字化手段，对这项技术进行了创新和拓展，使其更加微创、精准。

　　在当今口腔种植技术日趋成熟的大环境下，如何进一步提高手术成功率、缩短治疗周期、减少患者痛苦，始终是业界关注的焦点。本书所提供的解决方案，正是给这些问题点亮一盏"明灯"。书中的病例都通过精细化、个性化的手术规划以及对手术细节的严格把控，为临床医生提供了一套完整的操作指南。

　　本书中所讲的骨柱与骨片技术将开辟种植领域新的治疗方法，对于推动行业发展具有重要意义。因此，我强烈推荐每一名口腔种植领域的医生阅读本书，无论是基础教育阶段的医学生还是资深的临床医生，都将从中受益。

哈佛大学口腔生物医学博士

哈佛大学牙医学院讲师

哈佛大学牙周病专科医师

中国台北医学大学牙医学系助理教授

美国牙周病专科医师

进阶牙医教育中心创办人、总监

前言 / PREFACE

在现代牙科临床实践中，口腔种植不仅仅是一种技术，更是恢复患者微笑的一门科学和艺术。这一学科的演变，尤其是在骨增量技术方面，充分证明了口腔医学的不断创新和发展。

在20世纪中叶，口腔种植材料的研究开启了口腔种植学的先河，随着Brånemark教授在20世纪60年代发现了钛和骨组织间的骨结合现象，使得种植学得到了实质性的发展。然而，骨量不足一直都是口腔医生进行种植时的难题，直至20世纪70年代和20世纪80年代，这一问题才开始得到系统性的探索和应对。20世纪90年代，口腔医生和研究者开始利用各种自体骨、同种异体骨、异种骨以及生物合成材料，研发了如引导骨组织再生术（GBR）等创新技术，使得骨增量技术飞速发展。21世纪初，生物工程学的进步为我们带来了生长因子和干细胞这样的工具，它们极大地丰富了骨组织再生技术的内涵。同时，三维成像技术则提供了精确规划手术的可能性，我们可以为患者量身定制骨增量解决方案。进入21世纪的第一个10年，微创手术的理念开始在口腔种植领域落地生根，CAD/CAM、3D打印和细胞工程等前沿技术的应用，让个性化治疗不再是遥不可及的梦想。现如今，我们正处在这一学科的又一新篇章，研究者正致力于优化骨增量材料的生物相容性和骨结合效率，以及寻找更有效地利用患者自身再生潜能的方法。

作为一名致力于追求卓越的口腔医生，我自2010年踏入种植医学的学习旅程和临床实践以来，就一直在探索和尝试各种骨增量手术方法。早期使用异种骨（牛骨）结合可吸收生物膜进行水平向骨增量，然后随着处理的病例难度的不断增加，促使我开始采用更为复杂的骨增量技术，如Onlay植骨、钛网骨增量，以及结合自体骨和异种骨的"三明治"植骨、"香肠技术"植骨等，然而实际运用中的临床效果乏善可陈。随着临床经验的不断累积，我对不同材料和手术方法的使用有了更深入的理解，这让我对可预期的骨增量效果有了更清晰的认识。这段探索之旅的宝贵经验，为我后续技术的发展奠定了坚实的基础。

在一次偶然的机会中，我阅读了一篇由自体骨增量领域的先驱Fouad Khoury教授发表的《The Bone Core Technique for the Augmentation of Limited Bony Defects: Five-Year Prosperctive Study with a New Minimally Invasive Technique》，该文章展示了一种无须任何生物材料或屏障膜的微创自体骨移植技术，研究结果不仅证实了该技术的高可预测性，还显著降低了患者的花费和感染风险。但是在国内，此项技术的研究仍然较少，且缺乏相应的技术标准和培训，我的初始尝试也充满了困难和挑战，如在没有定位装置支持的情况下使用取骨环钻提取骨柱，对所取骨柱长度、深度和固定方法等方面都需要不断探索。在这一艰难时期，我特别感激福克斯医疗的及时帮助，他们提供了Khoury骨柱工具套装，使我得以更好地进行手术。好的工具固然重要，但没有方法的指导，我依然面临诸多困难。经历了初期探索和实践后，我总结出一套独特的骨柱工具使用方法，使得骨柱技术的临床应用不断拓展。

自体骨被广泛认为是骨增量的金标准，尤其在大范围骨增量的情况下，它具有出色的生物学特性，包括骨形成、骨诱导和骨传导；与其相比，同种异体骨、异种骨和生物合成材料通常只具备骨诱导或骨传导作用。我尝试用了3年多的时间，积累了100多个病例的经验，包括从少量骨缺损到大范围不利型骨缺损，每一型骨缺损都有对应的术式及利用骨柱解决问题的方案：从水平向骨增量到颊舌侧的垂直向骨增量，再延伸到即刻种植用骨柱进行间隙植骨，骨柱上颌窦敲击内提升及牙周骨柱GTR。我还发明了用个性化钛条和专用的固定帽来简化骨柱固定的难题，也得到了很好的临床效果。

块状骨移植对很多种植医生并不陌生，也曾经作为骨增量的金标准，应用于牙槽骨水平向和垂直向缺损的重建。但是在长期的临床观察和诸多文献报道中，都提到了血供不足、吸收量多、"象牙化"不足等。Fouad Khoury教授提出了骨片（Split Bone Block，SBB）技术，应用片切的方法，把皮质骨片成1mm左右的薄片，用于颊舌侧屏障，间隙填塞松质骨颗粒，获得了非常好的临床效果。我也应用这种技术进行了一些临床实践，有了一定的体会。

临床工作中，我发现用骨柱解决小范围骨缺损、用骨片解决大范围骨缺损是一个不错的临床选择。

我深感荣幸能够通过本书与您分享我的一些临床经验和临床病例，希望对您有所启发。在探索创新的道路上，不可避免地会遇到挑战，我诚挚地邀请您提出宝贵的意见和建议，不足之处也期望得到您的理解与包容，让我们携手共同推进这一科学的进步，为未来的医学进步贡献力量。

最后，感谢北京京州口腔医疗集团和北京苏州街永康口腔团队对我工作的支持，感谢一直在背后默默支持我的家人、朋友们，感谢我已逝的父亲在我从事专业道路上给予我最坚定的支持和鼓励。

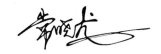

目录 / CONTENTS

05

第5章　**骨柱技术的并发症及处理** ……………………………………… 381
Complications

参考文献 ………………………………………………………………… 393
References

视频目录 / VIDEOS

扫码观看视频说明

首次观看视频的操作流程

1. 扫描右侧二维码关注后，在对话框中输入"GZL"，点击书名。

2. 在兑换中心，输入刮除涂层后的兑换码。

3. 兑换成功后，在兑换记录可查看本书所有附赠视频，或再次扫描书中任意二维码，可直接观看对应视频。

再次观看视频的方式

1. 扫描书中任意二维码，可直接观看对应视频。

2. 在"精萃QUINTESSENCE"公众号内，输入"GZL"，点击书名，点击兑换中心下的兑换记录，即可查看。

944352

★有任何疑问可添加微信号"LK-717"进行咨询

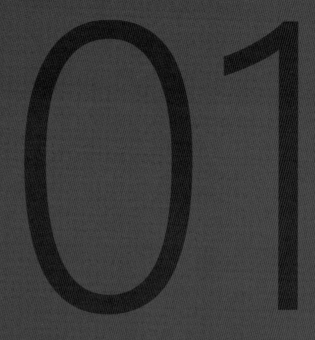

BIOLOGY AND FUNDAMENTAL
PRINCIPLES OF BONE
REGENERATION

第1章

骨增量的生物学基础
与原则

随着口腔种植学的发展和种植修复在临床应用中的普及，种植医生面对的病例种类越来越多，情况越来越复杂。同时，由于牙周炎、外伤等原因导致的骨量不足较为常见。通过适当的方法进行骨增量，以使种植体能在良好的三维位置上植入，是种植修复长期稳定的基础。骨增量技术已经成为种植医生"进阶"的必经之路。充分且深入地理解骨增量的生物学基础与原则，是正确做出临床决策的基石。

一、骨组织再生的生物学基础

骨组织再生（Bone Regeneration）是丧失或者损伤后的骨组织恢复和再建造的过程，再建造完成后还需要进行持续的骨改建（Bone Remodeling）。牙槽骨的保存与增量以及种植体的骨结合过程中，都涉及骨组织的再生与改建。

依据经典的组织工程学理论，细胞、信号分子/生长因子、支架是骨组织再生的"三大支柱"[1-2]。

（一）细胞的种类及来源

诸多细胞参与了骨的再生与改建，包括成骨细胞、骨细胞、破骨细胞、免疫细胞、内皮细胞等，它们之间存在着复杂的相互作用，直接或间接的调控着骨的再生与改建。

成骨细胞（Osteoblast）：它能分泌基质、负责骨形成，由多向分化潜能的骨髓间充质干细胞分化而来。成骨细胞行使功能后，有两种转归：一是转化为骨细胞被矿化的基质所包绕，不再分泌基质；二是转化为衬里细胞或者凋亡。

骨细胞（Osteocyte）：在成骨过程中，成骨细胞被骨基质包绕而形成骨细胞。骨细胞通过分泌骨硬化蛋白和调节RANKL信号通路控制骨的形成和吸收。拔牙后、种植体植入后、植骨后出现的骨吸收，大多是和骨细胞有关，由于缺少血供，骨细胞会凋亡，因此激活RANKL信号通路，启动骨吸收；而且，凋亡的骨细胞会增强破骨前体细胞对RANKL信号通路的敏感性，继而成骨的前体细胞会聚集、分化为成骨细胞，启动骨形成和骨重建。

破骨细胞（Osteoclast）：它来源于造血单核细胞系，负责骨吸收，同样在骨的再生与改建的过程中发挥重要作用。破骨细胞进行骨吸收后，形成的通道有利于成骨细胞在此成骨。同时，有利于骨改建过程中的再血管化。

另外，**巨噬细胞**将参与成骨过程中一过性的炎症反应，**内皮细胞**将参与成骨过程中血管化的过程。

（二）信号分子/生长因子

信号分子是细胞之间相互交流和作用的"信

使"，通过细胞表面的受体刺激生长和分化。在骨组织再生的过程中同样需要众多细胞因子的参与，其中最重要的因子之一是骨形态发生蛋白（Bone Morphogenetic Protein，BMP）。BMP自然存在于骨骼中，根据人体的自然修复过程，骨细胞死亡会激活破骨细胞去除死亡物质，且释放出BMP以进行再生，并以炎症形式激活新血管生成，以进行骨重塑。BMP属于转化生长因子超家族，可以刺激间充质干细胞向软骨细胞和成软骨细胞分化。以BMP-2为例，BMP-2参与Hedgehog通路，TGF-β信号通路等，发挥促进骨生成的作用。

（三）支架

支架不仅提供细胞黏附的表面，还给予成骨环境一定的物理支撑及稳定作用。自体骨或者其他植骨材料都可以作为骨组织再生的支架。不同的是，自体骨具有骨形成以及骨诱导特性，而其他植骨材料则仅具有骨传导的作用。

骨形成（Osteogeneic）：来自和植骨材料同步移植来的细胞，因此只有自体骨移植材料有成骨性。大量研究证实，自体骨移植物内的成骨性细胞成分是新骨形成的重要来源。

骨诱导（Osteoinductive）：通过分泌生长因子到相应的受体，使骨祖细胞转化为活跃的成骨细胞，启动异位成骨的程序，在骨表面产生类骨质层，随后矿化为骨细胞基质。

骨传导（Osteoconductive）：自体骨（Real Bone）或其他植骨材料疏松多孔的形态可以为成骨细胞及破骨细胞提供黏附的表面以及引导新骨在表面形成。自体骨作为骨传导支架的优势就是成骨细胞及间充质前体细胞更喜欢在其表面聚集（同源性）。

值得一提的是，在骨的再生与改建的过程中，**血供**至关重要，因为血液不仅提供可以成骨向分化的间充质干细胞，还是运输成骨细胞、破骨细胞及前体细胞的重要媒介；当然，自体骨的骨形成特性也是需要良好的血供来支持的[3]。

二、生物导向骨增量

生物导向骨增量（Biological Bone Augmentation，BBA）是一种理念，旨在遵循人体生物学规律，有效利用自体软硬组织，为骨增量位点的骨形成创造有利条件，达成**骨增量的终极目标，即形成足量的、真正的自体骨，利于后期以修复为导向的种植体植入以及种植体的长期稳定**。

生物导向骨增量具有3大特点：植骨材料以自体骨为主；遵循骨组织再生的生物学规律；微创、经济、治疗周期短。

（一）植骨材料以自体骨为主

1. 自体骨的多种利用形式

骨增量使用的材料主要有自体骨、同种异体骨、异种骨以及生物合成材料，不同材料在生物特性方面有明显的差异。同种异体骨和异种骨仅具有骨传导性，不具备骨形成和骨诱导的作用，而生物合成材料则不具备骨形成、骨传导及骨诱导的作用，活性骨形成少，且替代率低，原植骨材料的存留比例大[4]。

大量研究证实，自体骨提供活细胞、蛋白质以及新骨形成的支架，兼具骨生成、骨诱导及骨引导的作用，同时不具备任何抗原特性，没有疾病传播风险，牙槽嵴重建效果可预测，是牙槽嵴骨增量的金标准[5]。

自1975年，Brånemark教授使用髂骨骨块重建缺损的下颌骨[6]，自体骨在口内多以块状骨的形式应用，如外置式骨块移植（Onlay Bone Graft）、骨盖技术（Bony Lid Technique）等。然而，自体块状骨有相对的局限性，根据既往文献报道，最显著的问题是自体骨块吸收率高[7-8]以及血管化较差的问题[9]。同时，自体骨块对供区要求较高，通常的骨块取骨区局限在下颌升支、外斜线、颏部等，不仅要开辟第二术区，而且取骨量有限、技术敏感性较强。

在生物导向骨增量中，根据松质骨、皮质骨不同的生物学特性，自体骨以多种形式被利用，如松质骨为主、少量的皮质骨骨柱（Bone Core）、皮质骨为主的骨片（Split Bone Block）、皮质骨为主的半月形骨屑（Bone Block）以及自体骨颗粒（Bone Chips）等。在自体骨中，自体松质骨与皮质骨有不同的特性：松质骨比皮质骨移植物的血运重建更迅速、更完全；松质骨的蠕动替代最初涉及同位骨形成阶段，然后是吸收阶段，而皮质骨移植物则经历反向移动替代过程；随着时间推移，松质骨趋于完全修复，而皮质骨则保留为坏死和活骨的混合物[10]。

2. 自体骨移植的生物学机制

自体骨具有骨引导性、骨诱导性、骨生成性，因此使用自体骨进行骨组织再生通常有3条机制：

- 通过自体骨形成的支架，通过骨引导性吸附成骨细胞，从而成骨（骨引导性）。
- 在骨形态发生蛋白（BMP）的作用下，通过骨诱导性从新生血管等处诱导生成新的成骨细胞，从而进一步成骨（骨诱导性）。
- 依靠术后存活下来的骨细胞以及成骨细胞进行成骨（骨生成性）。

不同形式及获取方式的自体骨，皮质骨/松质骨比例不同，在成骨方面又会有不同表现。以下将从自体骨屑、自体骨块、骨片联合骨屑3种形式分别叙述。

（1）自体骨屑

自体骨屑来源众多，既可取自上颌结节、下颌升支、外斜线、正中联合、上颌窦外侧壁等，也可取自种植位点及位点旁的区域。因其易于获得，生物学性能良好，被广泛用于骨增量手术中。自体骨屑由于其表面积较大，骨引导性很强，同时其微小的结构也有利于血管长入、加速再血管化的完成。然而，单独使用自体骨屑缺乏可靠的临床证据与组织学依据。其原因在于自体骨屑缺乏可靠的支持性结构，相比其他骨移植材料更容易移位。因此，其经常需要搭配自体骨块或屏障膜作为空间维持的手段。

（2）自体骨块

长久以来，自体骨块移植就被人们作为重建复杂骨缺损的诸多选择之一。对于自体骨块移植的预后而言，再血管化的速度、质量、数量都是至关重要的条件。在移植后的前几天，移植物得到的营养供应以扩散为主，通过浆液交换，骨细胞、骨祖细胞、成骨细胞获取养分，得以成活。研究表明，移植骨块中的细胞可以通过浆液交换存活4天。移植骨块的血管化通常在移植过后的几小时就已经开始。因此，骨块移植物中细胞的存活关键在于第4天时能否有充足的血管化来接替浆液交换，来为骨细胞、成骨细胞、骨祖细胞提供营养。然而，骨块移植通常需要用到较厚的皮质骨块。因此，常常有相当数目的骨细胞、骨祖细胞、成骨细胞最终死亡。

在GBR等骨组织再生手术中，屏障膜被用于维持骨移植物的空间，同时阻挡软组织长入，为成骨提供稳定的环境。然而，这一情况并不适用于骨块移植，屏障膜在一定程度上会阻挡来自组织瓣的血管长入，而骨块本身就具有维持空间的能力。一项e-PTFE膜对骨块移植的影响研究发现，不盖膜的骨块获得了更早、更多、更密集的血管化，活性成分更高。同理，若覆盖的是可吸收膜，则会造成更差的结果，因为可吸收膜在愈合早期起到了屏障作用，阻挡血管长入；在愈合的中晚期又通过炎症反应降解，加剧了骨块的吸收与重塑。

（3）骨片联合骨屑

在成骨相关的3个特性（骨传导性、骨诱导性、骨形成性）中，骨引导性扮演着最重要的角色。严格意义上来说，自体骨的每个表面都存在吸附成骨细胞的能力；因此，增大骨移植物的有效表面积就成了骨组织再生成功的关键。整块骨块的表面积有限，无法最大限度利用固定体积自体骨的骨引导潜能。一项研究表明[11]，在兔的研究模型中，小颗粒的自体骨屑相较于大颗粒的自体骨屑展现出了更好的骨组织再生潜能。然而，如前文所述，更小的骨颗粒、更大的表面积虽然意味着更多的骨引导以及更充分的血管化，但也带来了更多的骨重塑。换言之，吸收率大大降低。因此，由坚实的皮质骨片搭配骨屑的术式应运而生。

骨片技术（Split Bone Block Technique）是指用螺钉将较薄的自体皮质骨片固定于牙槽嵴处，形成一个可靠的、稳定的骨组织再生空间，随后在其内填入自体骨屑，从而重建缺损牙槽嵴的方法。Fouad Khoury教授的组织学研究发现，用此方法最终重建出来的牙槽嵴与原来的牙槽嵴极其相似：

外层由坚实的皮质骨包绕，内层则是高度血管化的松质骨[12]。这样高度仿真的骨结构为种植体植入提供了良好的条件，外层的皮质骨提供外形及初期稳定性，内层的松质骨则为种植体的骨结合提供了高活性环境，为后期的功能负载以及长期稳定打下了良好基础。相较于不可吸收膜联合植骨材料，骨片技术通过骨片提供稳定的空间，内部大量自体骨屑的骨传导性能以及大量的活跃成骨细胞，提高了成骨的速度[13]。

（二）遵循骨组织再生的生物学规律

不同类型、不同愈合阶段的种植位点，其骨的愈合潜能及再生潜能不同，且软组织质与量也有不同。因此，在生物导向骨增量的决策中，手术时机是重要的考量。

要理解种植位点的愈合潜能，首先要理解拔牙窝愈合的生物学过程。

1. 天然拔牙窝的愈合过程

牙拔除后的半小时内，血凝块充满拔牙窝，并开始机化。2天后，含有丰富血管和胶原纤维的肉芽组织包裹血凝块。4天后，血凝块逐渐溶解，其中出现纤维蛋白网格结构，新的血管网开始出现。破骨细胞吸收活跃，拔牙窝牙槽嵴开始吸收。1周后，拔牙窝内充满成纤维细胞、新生的胶原纤维和血管，硬骨板开始吸收和改建，创口表面的上皮细胞开始增生"爬入"，在拔牙创根尖部开始形成类骨质。3周后，从拔牙创根尖部开始出现编织骨，创口表面被新生上皮细胞完全覆盖。约在6周，新骨充满拔牙创。2个月后上皮角化完成，新骨的骨小梁持续改建，大约在3个月形成完全正常的牙槽骨组织[14]。

2. 种植位点的愈合过程

种植体的愈合包括两方面：一方面是种植体表面与骨组织的结合；另一方面是种植体周围骨组织的改建直至成熟。

种植体植入后的第2周～第6周，来自血液或者未受损失的骨组织中的成骨细胞、骨细胞可以直接在种植体表面以及植骨材料形成的支架表面分泌骨基质，编织骨可封闭种植体表面与骨之间的间隙，达到种植体的初期愈合。在第6周～第18周，成骨细胞分泌的骨基质在种植体周围的编织骨上沉积，形成初级骨单位以及板层骨，后者进一步矿化，骨密度继续增高，并伴随骨的改建。大约在种植体植入后的第18周～第54周，骨-种植体界面及种植体周围的骨组织成熟并发生功能性适应，在功能性负重的刺激下，新生骨的骨密度增大，骨小梁的排列进一步调整。

3. 种植位点的骨组织再生潜能与手术时机的选择

根据国际口腔种植学会（ITI）的共识，拔牙位点植入种植体的时机分为以下4种类型（表1-1）。不同的种植体植入时机各有优缺点，且其预后是诸多因素综合影响的结果（患者、生物材料、治疗方案和临床医生等）。判断拟种植位点的愈合阶段并评估其骨组织再生潜能是临床决策过程中必不可少的环节，需要综合评估种植位点的因素以及治疗周期和外科手术的次数。

位点因素主要包括局部感染的消除、种植体周围缺损随时间的三维变化和形态、同期骨增量的可行性与结果可预期性、软组织封闭/辅助结缔组织移植的可行性、牙槽窝的形态以及初期稳定性。

根据以往研究，从组织学角度评估拔牙窝的愈合潜能主要是从以下3个方面：

（1）血管化的进度，以内皮细胞标记物CD31等为代表。

（2）成骨细胞的数量，主要为成骨细胞及骨细胞。

（3）类骨质的数量。

早在1982年，Evian等在拔牙后第4周、第6周、第8周、第10周、第12周、第16周取拔牙窝骨组织进行组织学研究时，就发现拔牙后第4周～第8周，成骨细胞增殖活跃，成骨细胞围绕的类骨质形成，分布于结缔组织当中。拔牙后第8周～第12周，骨更加成熟，形成骨小梁结构。类骨质裂缝及成骨细胞数量开始减少，骨形成速度开始下降。而拔牙后第12周～第16周，拔牙窝内的骨更成熟，细胞成分则进一步减少[15]。

另一项人体试验研究中[16]，针对单根牙，排除根尖疾病及拔牙窝深度小于5mm的情况。拔牙时翻全厚瓣、不做骨修整、不植骨、不盖膜，分别在拔牙后第2周～第4周（早期愈合阶段）、第6周～第8周（中期愈合阶段）、第12周～第24周（后期愈合阶段），取拔牙窝内的骨组织，观察组织和细胞的情况，血凝块、肉芽组织、临时基质、编织骨、板层骨与骨髓的比例，并检测不同的单克隆抗体：CD31、BMP-7、Osteocalcin、RANK/TNFRSF 11A、CD68。结果显示：早期愈合阶段（第2周～第4周），标本40%左右的区域是富含血管的肉芽组织；57.2% ± 44.2%的区域由富含间充质干细胞、胶原纤维和血管结构的临时基质构成。中期愈合阶段（第6周～第8周），临时基质的覆盖面积增大，达到62.2% ± 23.8%，愈合的后期阶段（第9周至愈合完全），临时基质面积变小，但是仍然有58.5% ± 24.5%。最早在第2周～第4

表1-1　不同的种植体植入时机

分类	描述性术语	拔牙后时期	种植体植入时预计的临床状态
Ⅰ型	即刻种植	—	拔牙位点没有骨和软组织愈合
Ⅱ型	软组织愈合的早期种植	通常为4~8周	拔牙位点软组织愈合，但无显著的骨愈合
Ⅲ型	部分骨愈合的早期种植	通常为12~16周	拔牙位点软组织愈合，并有显著的骨愈合
Ⅳ型	延期种植	通常为6个月，或更长时间	拔牙位点完全愈合

引自国际口腔种植学会（ITI）口腔种植临床指南（第三卷）——《拔牙位点种植：各种治疗方案》

的时候，已经可以观察到编织骨，在第6周~第8周的占比为34%±24.6%；在第12周~第24周占比为32.4%±18.4%。内皮细胞标记物CD31在第2周~第4周为33%，在第6周~第8周为27%，而在第12周~第24周明显下降为19%，意味着血管结构在第2周~第8周最为丰富。伴随着高度血管化的肉芽组织的改建，临时基质开始逐渐增多。同样，BMP-7以及成骨细胞标记物Osteocalcin也是在第6周~第8周时达到高峰，并在第12周~第24周开始下降。而在早期和中期愈合阶段，破骨细胞较少，后期则逐渐增多。12周的切片仅有少量观察到板层骨和骨髓。说明虽然拔牙窝组织改建的速度

较快，但是新生组织的持续改建却是一个较缓慢的过程。

（三）微创、经济、治疗周期短

如前所述，自体骨由于兼具骨生成性、骨诱导性及骨引导性，植骨后愈合时间短，通常生物导向骨增量后3个月即可进行二期修复，治疗周期较传统的引导骨组织再生术明显缩短。以图1-1~图1-5为例，患者45缺失，于理想位点植入种植体后颊侧骨壁厚度不足，不利于种植体长期稳定，通过原位提取的骨柱进行水平向骨增量，仅56天后，二期手术见成骨质量良好。

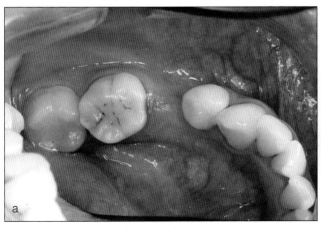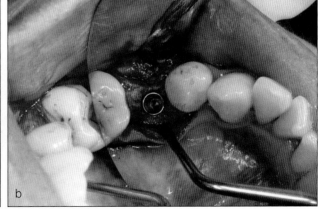

图1-1　（a，b）45缺失，骨宽度不足。

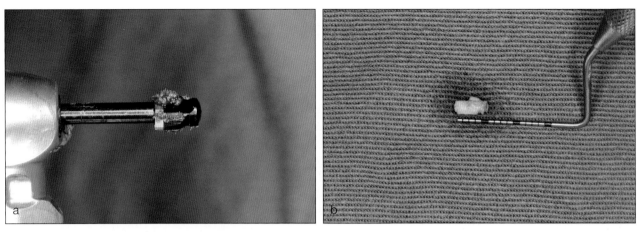

图1-2 （a，b）种植位点备洞时收集的骨屑及骨柱。

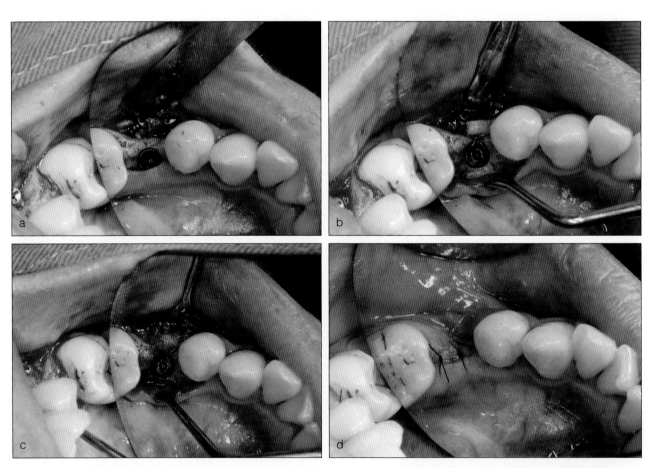

图1-3 （a~d）预先旋入骨钉，置入骨柱后进一步旋入以固定骨柱，骨屑覆盖骨柱间隙，颊侧黏膜瓣适当减张后缝合。

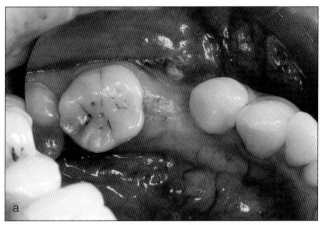
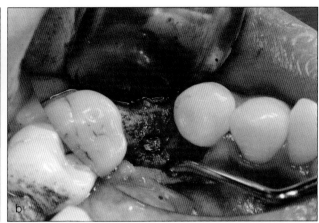

图1-4 （a，b）术后56天，行二期手术，翻瓣后见成骨良好。

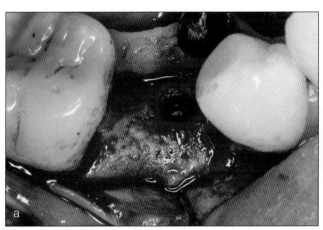
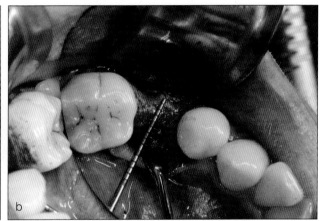

图1-5 （a，b）术区局部照片，可见成骨的骨质量良好。

使用自体骨柱不仅可以减少植骨材料及生物膜的使用、减轻患者的经济负担，并且还可以获得生理性骨重建，成骨质量好；自体骨柱与骨屑进行骨增量后4个月行二期修复时，通过原植骨位点的组织切片检查，可见植骨区已经接近正常骨组织形态，成骨细胞、血管脂肪结缔及骨单位结构与天然骨组织无异（图1-6）。

创伤小，生物学导向骨增量仅需要在骨弓轮廓内增量，术中增加的骨量与最终改建及成骨后的骨量差别较小，不需要在轮廓外通过过增量以弥补植骨材料的吸收。因此，通常不需要开辟第二术区取骨，也不需要大范围的软组织减张。

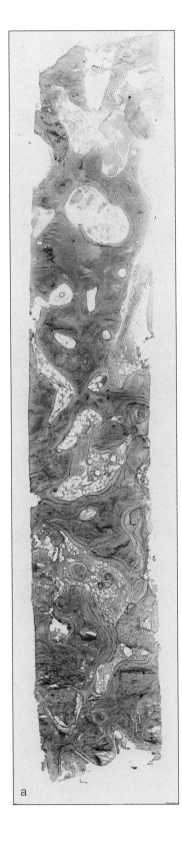

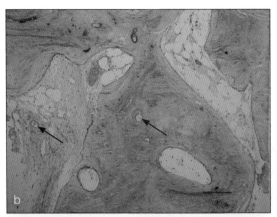

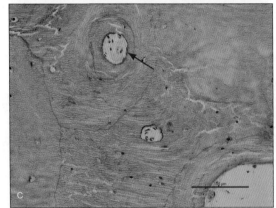

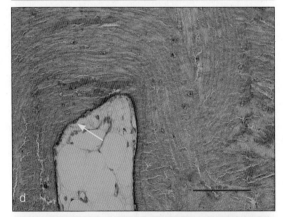

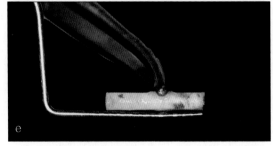

图1-6　骨柱技术植骨位点成骨后组织学切片检查。（a）甲苯胺蓝碱性品红染色，完整骨柱。（b）甲苯胺蓝碱性品红染色，10倍物镜（蓝色箭头：血管脂肪结缔组织，红色箭头：骨单位）。（c）甲苯胺蓝碱性品红染色，40倍物镜（红色箭头：骨单位）。（d）甲苯胺蓝碱性品红染色，40倍物镜（黄色箭头：成骨细胞）。（e）用于组织切片的骨柱（该组织切片的骨柱取自第3章病例3，详见217页）。

三、骨增量遵循的原则

由于牙齿缺失、牙周炎、创伤等诸多原因常导致牙槽骨的萎缩和吸收，为了保证以修复为导向的种植体植入以及足量牙槽骨形成种植体骨结合，多种骨增量技术已经应用于临床治疗，如颗粒状骨移植的引导骨组织再生术（GBR）、口内块状骨和口外块状骨的外置式骨移植（Only Block Bone Graft）、牙槽嵴劈开/骨移植（Ridge-Split）、牙槽嵴牵张成骨术（Alveolar Distraction Osteogenesis）。

早在19世纪末、20世纪初，德国解剖学家Barth Axhausen便提出移植骨材料的活力主要取决于受区的营养供给、植骨材料与供区的吻合度、植骨材料的固定以及软组织覆盖[17]。随着研究的深入，Hom-Lay Wang团队在2006年将骨增量原则系统地描述为PASS原则，主要包括4个方面：一期愈合/无张力关创（Primary Closure）、充足的血供/血管化（Angiogenesis）、空间维持/隔绝干扰细胞（Space Creation/Maintenance）、创口及种植体的稳定（Stability of Wound and Implants）[18]。

生物导向的骨增量仍然遵循这4个方面的原则。

（一）一期愈合/无张力关创

对位良好、无张力的创口关闭可以创造一个不受干扰的愈合环境，减少组织的再上皮化、胶原蛋白形成和组织重塑，同时减轻术后创口的不适。大量研究证实，行引导骨组织再生术时，生物膜的暴露将显著降低骨形成的量。

（二）充足的血供/血管化

骨形成需要的成骨细胞、生长因子、BMP等，均来自血液。种植体植入以及骨增量后的24小时内，种植体表面及植骨空间内被血凝块包绕，继而形成血管丰富的肉芽组织，这些血管是类骨质形成以及后续矿化为编织骨的基础。

移植骨血管再生（Graft Revascularization）是骨性愈合的重要过程，血管来源主要有以下几种：

（1）骨内来源：是游离骨移植的主要血供来源。

颗粒状骨移植：内在的骨沉积转化成编织骨；骨形成加快血管再生。

块状骨移植：块状移植骨吸收血浆作为血供；骨吸收减缓血管再生。

（2）骨膜来源：是游离骨移植的辅助血供来源。

骨膜近端血管生成给骨膜外置接触的移植骨提供血供。

（3）微血管吻合来源：是最好的血供来源，伴有软硬组织移植的血管游离移植，还可以建立辅助性的骨内和骨膜内来源的血供。

（三）空间维持/隔绝干扰细胞

骨形成相关细胞的增殖需要一定的空间，良好的空间维持可以抵御唇颊肌肉的压力以及系带的牵拉。

Melcher团队首次在1976年提出牙周组织再生潜能的基本原则[51]，创口的愈合形式取决于首先植入并增殖的细胞。因此，隔绝生长速度较快的上皮细胞对于骨形成具有重要意义。

在骨增量的过程中，可吸收膜、不可吸收膜以及自体/同种异体的骨片均可以作为空间维持的支架和隔绝外界细胞的屏障。

趋化因子等，是肉芽组织形成的前提，更是后期骨形成和改建的基础。同时，种植体的初期稳定也是骨组织再生以及种植体长期存活的关键前提。

（四）创口及种植体的稳定

创口愈合初期，血凝块富含细胞、生长因子、

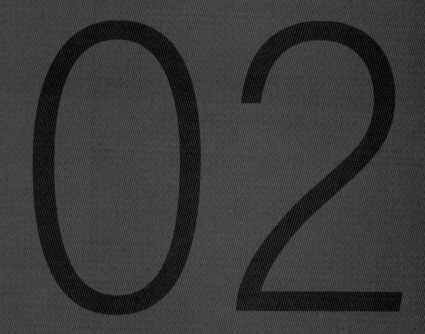

BONE CORE TECHNIQUE

第2章

骨柱技术

利用特制的不同直径的取骨环钻，从种植位点、拔牙位点或口内其他供区所取出柱状自体骨，固定在骨缺损区域以进行骨增量的技术，称为骨柱技术（Bone Core Technique）[19]。2018年，Fouad Khoury教授首先报道了骨柱技术，在一项为期5年的前瞻性临床研究中，有233个骨缺损位点通过骨柱进行骨增量，其中87个位点位于骨弓轮廓内，136个位点有部分骨柱超过骨弓轮廓，移植后即刻骨增量的平均宽度为（2.4±0.8）mm，愈合3个月后，二期暴露时平均宽度为（2.1±0.6）mm，完全位于骨弓轮廓内的骨柱均未出现明显吸收，而超过骨弓轮廓外的骨柱则存在一些超出部分的吸收，该研究证实了骨柱在骨形成方面的可靠性[19]。不同于自体骨块和骨片移植，大部分情况下，种植位点原位即可取骨柱，不需要开辟第二术区，一定程度上可以避免骨块及骨片制取过程的并发症[20-21]。而与自体骨屑不同的是，骨柱本身具有稳定的形态和更好的空间维持能力，可以被稳固固定，不需要配合其他异种植骨材料和生物膜使用，是一种非常微创又经济的自体骨移植技术，有着非常灵活的临床应用方式。

一、骨柱的临床应用

骨柱技术最早由Fouad Khoury教授提出时，推荐用于小范围的水平向骨增量（可用牙槽嵴宽度不小于6mm，以一壁骨缺损为主），不建议用于即刻种植或垂直向骨缺损＞4mm的骨缺损[19]，笔者根据多年临床实践和观察，将骨柱的临床应用范围进行了如下延伸，临床上仍获得了可预期的骨增量效果。

（1）水平向骨缺损时，当剩余牙槽嵴宽度＞5mm时，可以通过种植位点所取骨柱和骨屑进行骨增量，无须盖膜。

（2）单壁骨缺损时，可以使用不同数量和排列的骨柱进行骨增量。

（3）多壁骨缺损时，垂直向骨缺损在3～4mm可以使用骨柱进行骨增量。

（4）即刻种植时，可以从拔牙位点取骨柱，用于跳跃间隙的填塞。由于骨柱本身的骨形成、骨诱导及骨传导性能，成骨速度和质量均较异种骨材料更好。

（5）上颌窦内提升，当上颌后牙区骨高度为3～7mm时，可以进行经牙槽嵴的上颌窦内提升，于种植位点或者即刻种植时的牙槽间隔，先提取骨柱保留上颌窦底3mm骨高度，取骨环钻再深入至距离上颌窦底1mm，通过敲击可将2mm骨柱及1mm剩余窦底骨板进行提升。

（6）轮廓扩增，通过最大限度利用种植位点的骨，恢复更饱满的骨弓轮廓，更有利于以修复为导向的种植体植入，以实现更好的美学效果和种植体的长期稳定。

（7）骨柱可以用于种植位点近远中的天然邻牙的骨缺损修复。

二、手术工具及耗材准备

1. 常规手术包

主要包括不同种植体系统对应的工具盒，以及按照医生习惯组合的常用工具，例如手术刀柄、颊部拉钩、骨膜剥离器、牙周探针等。

2. 骨柱提取工具

德国梅森格骨柱提取套装由Fouad Khoury教授设计。其中包括：4个定位钻［直径（内径/外径）分别是2.1mm/3.1mm、2.5mm/3.5mm、2.9mm/3.9mm、3.3mm/4.3mm）］，4个同样直径的取骨钻，1个PEEK套筒，1个拆卸装置，2支推挤器械（直径分别是2.1mm/3.1mm、2.9mm/3.9mm），1根金属针，用于刮取取骨钻的卡槽内的自体骨屑（图2-1~图2-5）。

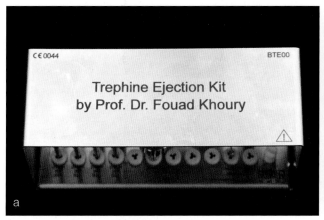
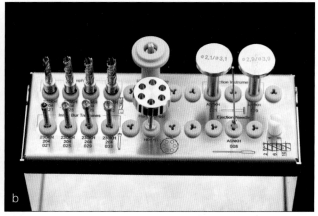

图2-1 （a，b）骨柱提取套装。

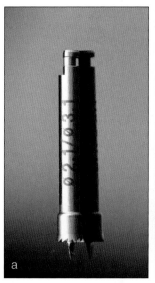
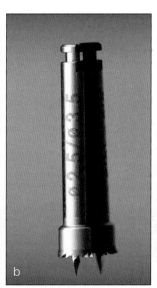
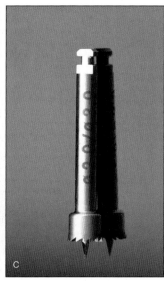
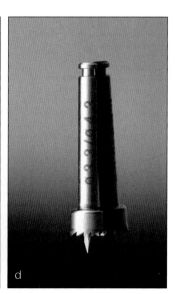

图2-2 4个定位钻，直径分别是（a）2.1mm/3.1mm、（b）2.5mm/3.5mm、（c）2.9mm/3.9mm、（d）3.3mm/4.3mm。

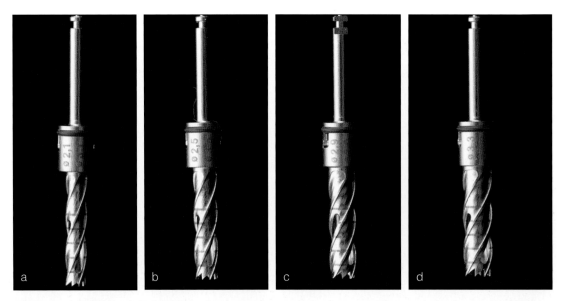

图2-3 4个取骨钻，直径分别是（a）2.1mm/3.1mm、（b）2.5mm/3.5mm、（c）2.9mm/3.9mm、（d）3.3mm/4.3mm。

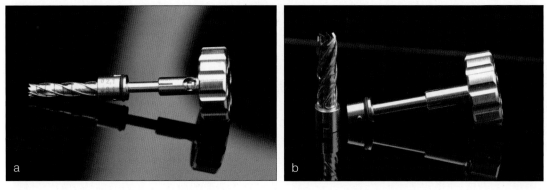

图2-4 （a，b）骨柱提取手工钻连接及拆卸。

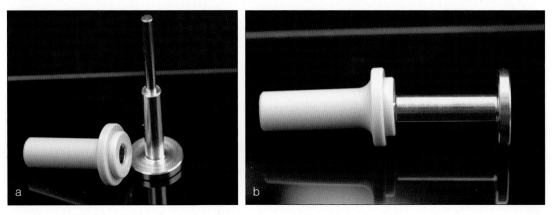

图2-5 PEEK套筒以及推挤器械，直径分别是（a）2.1mm/3.1mm、（b）2.9mm/3.9mm。

3. 骨柱固定工具

骨柱的固定主要使用骨钉或者钛条，具体固定方式详见22页的"骨柱的排列及固定方法"。笔者根据临床经验总结，设计了"骨增量万能套装"，其中包括了骨柱固定用到的所有实用工具（图2-6）。

4. 骨柱内提升工具

骨柱应用于上颌窦内提升时，除了需要骨柱提取套装，还需要配合敲击提升工具（图2-7，图2-8）。

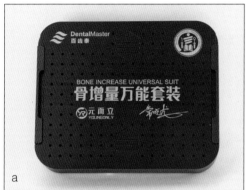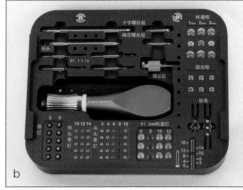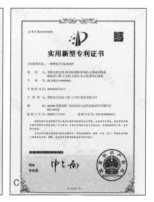

图2-6　（a~c）骨增量万能套装。

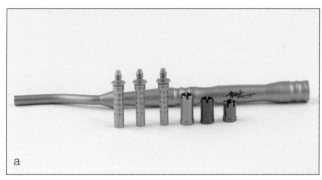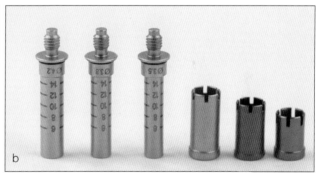

图2-7　（a，b）骨柱内提升套装，直径分别是3.5mm、3.8mm、4.2mm，配合6mm、8mm、10mm止停环。

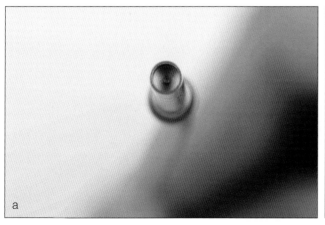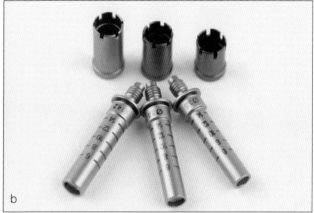

图2-8　（a，b）骨柱内提升凿子内凹设计，避免冲顶时损伤上颌窦膜，止停环6mm、8mm、10mm。

5. 减张及缝合工具（图2-9）

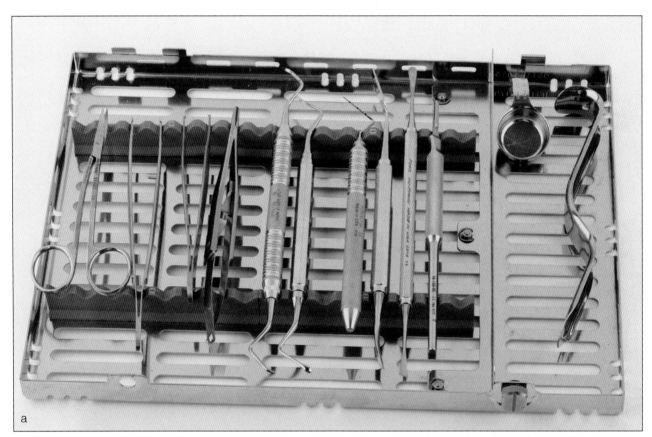

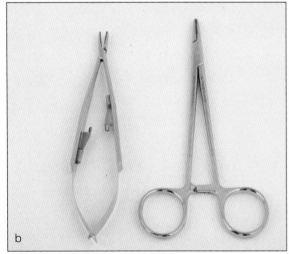

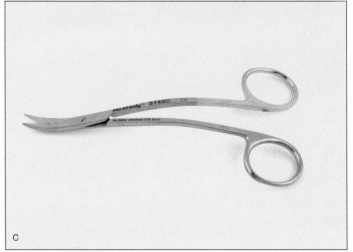

图2-9 （a~c）减张及缝合工具。

6. 其他辅助装置（图2-10～图2-12）

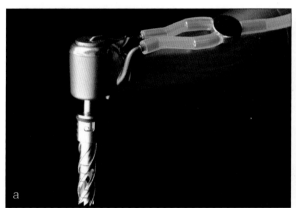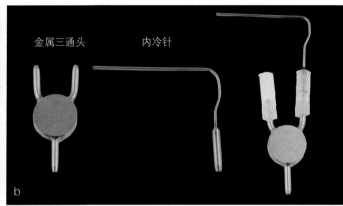

图2-10 （a，b）辅助装置，内冷针及金属三通头，给取骨钻降温。

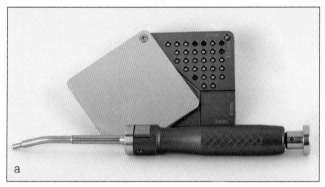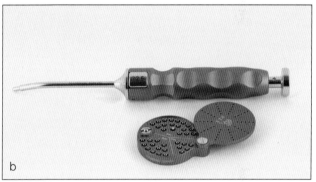

图2-11 辅助固定工具。（a）西科码膜钉枪。（b）百齿泰膜钉枪。

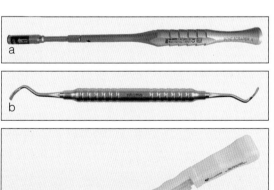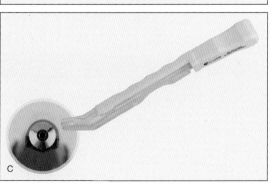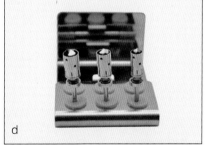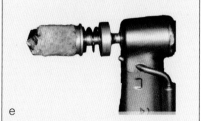

图2-12 骨屑收集工具。（a）手用刮骨器（Zepf，德国）。（b）手用刮骨器（Stoma，德国）。（c）手用刮骨器（福克斯医疗）。（d，e）西科码自体骨屑提取钻。

三、手术技术要点

1. 切口与翻瓣设计

切口设计符合常规骨增量手术的原则，通常

采用牙槽嵴顶正中偏颊侧切口、近远中龈沟内斜切口，近远中根据植骨量大小设置1个或2个垂直切口（图2-13~图2-15）。

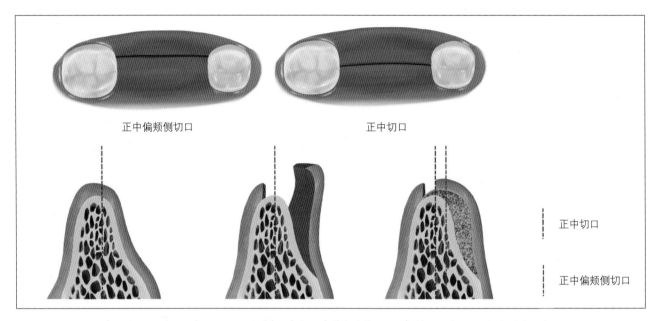

正中偏颊侧切口　　　　　　　　　　正中切口

正中切口

正中偏颊侧切口

图2-13 切口设计。鉴于骨增量一般应用于唇颊侧，建议正中偏颊侧切口更有利于关创以及愈合时的血供。

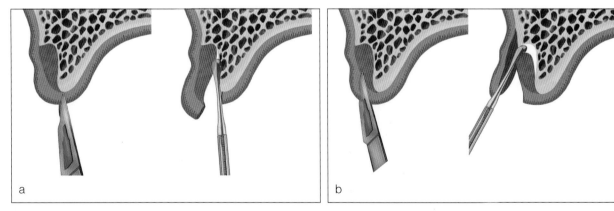

a

b

图2-14 早期种植时的切口设计。（a）早期种植属于软组织愈合期，拔牙窝内的软组织可以用于增加牙槽嵴顶软组织的厚度。若偏舌侧切，牙槽窝内的软组织便留在了颊侧。（b）推荐正中稍微偏颊侧切，方便将软组织从拔牙窝内掏出，可用于减轻关创时的张力以及增加牙槽嵴顶组织的厚度。

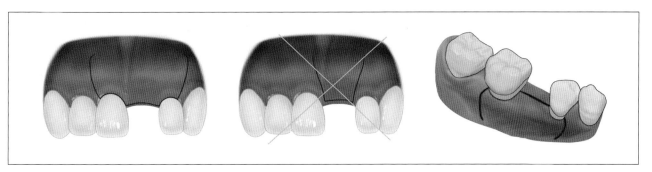

图2-15 垂直切口模式图。较大范围骨增量时,垂直切口近远中向需延伸到至少一颗邻牙,垂直向需越过膜龈联合2~3mm。

2. 取骨柱的位置

理想的骨柱是由薄的皮质骨和大块松质骨组成,结构一体。

常用的取骨位点有:种植位点原位、种植位点颊侧或近远中、上颌结节、磨牙后区等。骨柱质量和取骨的难易程度受到种植时机及骨质的影响,制取难度由高到低为:即刻种植 > 早期种植 > 延期种植,Ⅰ类骨及Ⅳ类骨 > Ⅱ类骨及Ⅲ类骨。

（1）种植位点取骨

在种植窝预备过程中,从种植位点使用取骨环钻获取骨柱是一种非常便捷的方式。所采集的骨柱是由薄的皮质骨和大块松质骨组成,细胞含量高,富含生长因子,具有较高的骨诱导蛋白表达和旁分泌功能,其分化和产生矿化组织的能力更强,因此骨柱质量最佳。

即刻种植时,前牙通常从拔牙窝腭侧取骨柱,前磨牙及磨牙则从牙槽间隔取骨柱（图2-16）。

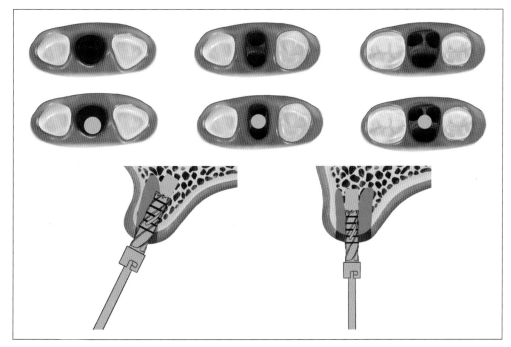

图2-16 即刻种植时取骨柱位置模式图。前牙通常从拔牙窝腭侧取骨柱,前磨牙及磨牙则从牙槽间隔取骨柱。

（2）第二术区取骨

在实际临床操作过程中，若种植位点的骨质比较疏松，不能取出完整骨柱，则需要寻找第二术区取骨，优先选择种植位点近远中颊侧偏根方的位置或其他缺失牙位取骨。特殊情况下在外斜线取骨柱，这个位置的骨质很硬，取骨柱时需要充分降温，在这个位置大多数取出的骨柱都是皮质骨，松质骨含量少，因此再矿化能力不强，非必要不取用该位置的骨柱，存在远期吸收的风险（图2-17）。

3. 骨柱的排列及固定方法

根据不同的骨缺损，骨柱放置的位置不同，所需要的骨柱数量及排列方法不同，固定方法也不同。

（1）即刻种植，骨柱填塞跳跃间隙，可直接揿入。前牙即刻种植时，骨柱垂直嵌入间隙里面，骨柱直径过大情况下也可以修剪骨柱，以吻合跳跃间隙，剩余间隙填塞自体骨屑或异种骨（图2-18）；后牙即刻种植则可以水平嵌入或垂直嵌入，剩余间隙填塞自体骨屑或异种骨（图2-19）。

（2）对于延期或早期种植的骨缺损病例，骨柱通常需要骨钉或者钛条固定。

骨柱用于前后牙颊侧骨缺损时，可使用不同直径和长度的骨钉，骨钉无须穿透骨柱，旋紧骨钉将骨柱压在种植体或受植区骨面上，确保骨柱稳定不动。骨钉的长度一般为6~12mm，进入受植区骨内的深度一般为2~3mm，倾斜角度为30°~45°。骨钉数量因骨柱数量而异，可以单钉1柱、单钉2柱、两钉1柱或者多钉多柱，以骨柱稳定为第一原则（图2-20，图2-21）。

若骨缺损的体积较大，重建骨缺损可能需要2个或更多的骨柱，使用骨钉固定往往会很困难，可以选择个性化钛条结合固定帽的方式来固定骨柱。即使是上颌腭侧及下颌舌侧，骨钉很难固定的位置也可以起到很好的稳定性。钛条设计有不同厚度（0.15mm厚，或者0.35mm厚），宽度2mm，长度可调节，中间可固定于种植体，分为单侧及双侧固定，表面有孔，可配合使用膜钉加固，也可以通过钛条塑形增加稳固（图2-22~图2-25）。较薄的钛条（0.15mm厚）由于刚性不够、易于弯折，使用固定帽固定到种植体后，颊侧或舌侧用膜钉或3~4mm长的骨钉固定。厚的钛条（0.35mm厚）由于钢性强度变强，只需要用骨膜剥离器进行弯折，便可以轻松固定骨柱，且二期手术时也不需要翻大瓣取骨钉，减小了手术创伤（图2-22）。

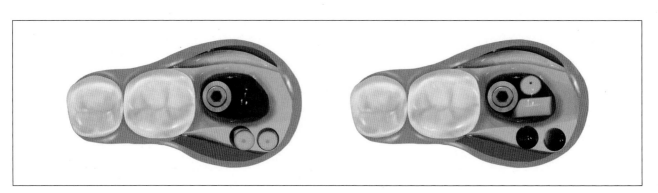

图2-17 外斜线取骨模式图。

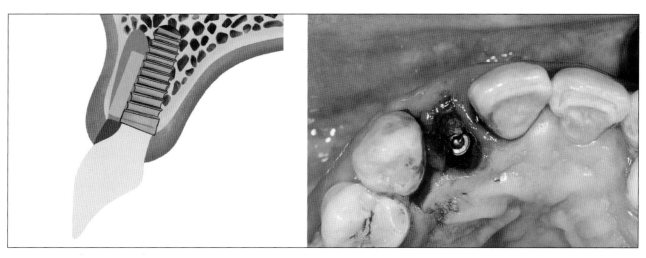

图2-18　前牙跳跃间隙骨柱垂直嵌入式固定。

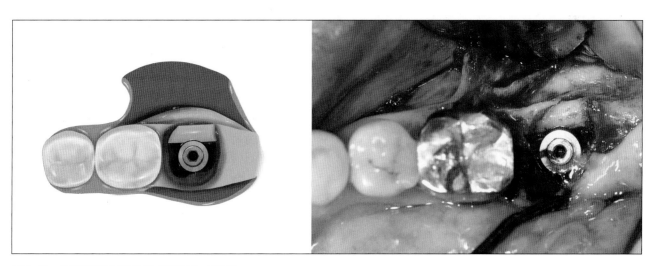

图2-19　后牙跳跃间隙骨柱水平嵌入式固定。

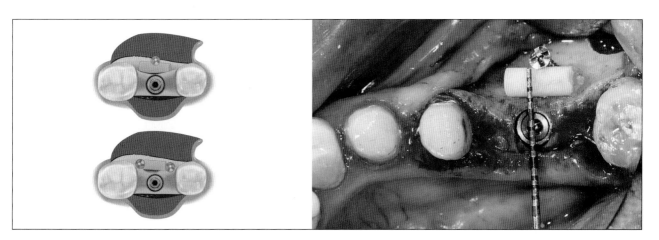

图2-20　通过骨钉固定骨柱于缺损区。

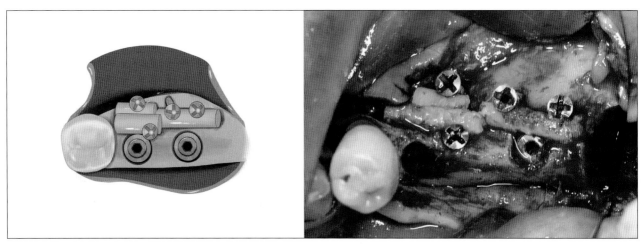

图2-21 颊侧骨柱水平排列长短骨钉交替固定。

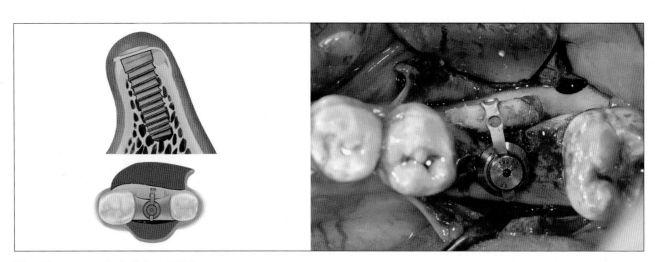

图2-22 0.35mm厚个性化钛条固定。

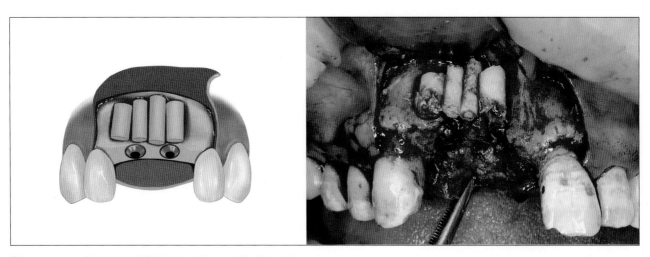

图2-23 大面积水平向骨缺损个性化钛条、骨钉结合膜钉固定。

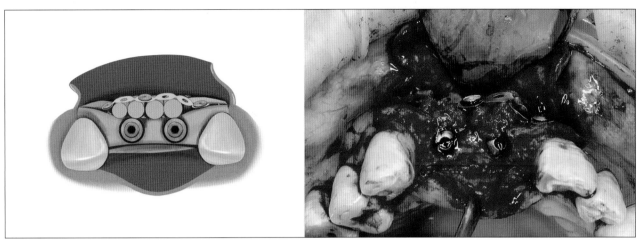

图2-23（续）

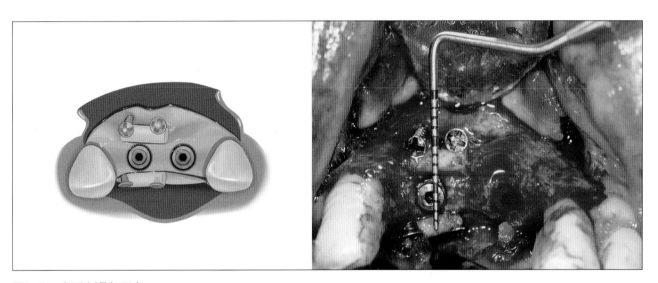

图2-24 颊舌侧骨钉固定。

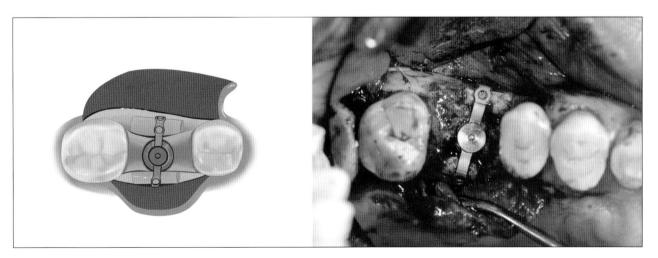

图2-25 钛条颊舌侧双侧固定（0.15mm厚度，配合膜钉）。

4. 骨柱与受区间隙的处理

种植体、骨柱和种植窝之间的剩余间隙通常使用自体骨屑填充，自体骨的再生能力取决于采集面积和技术，少量的间隙填塞可以用骨刨或刮骨器刮取种植位点周围的骨屑填塞。需要大量自体骨屑时，可以用自体骨屑取骨钻在种植位点偏颊侧根方获取，为避免伤及邻牙牙根，通常使用小直径取骨钻（4.1mm或5.1mm）较为安全，特殊情况也可以在下颌升支取。

少量病例患者不愿意开辟第二术区，也可以选择在剩余间隙填塞异种骨，覆盖可吸收生物膜。由于异种骨存在吸收替代率低、与骨柱不能完美相融、等待周期长等缺点，因此要谨慎选择异种骨。

5. 自体骨屑的获取

自体骨由于其优良的成骨性能，一直被视为骨移植物的金标准。因此，为了获取自体骨，新的供区、技术、器械不断出现，以满足种植手术的需求。自体骨供区包括口外与口内，口外以髂骨、颅骨等供区为代表，口内则有下颌升支、外斜线、正中联合、上颌窦外侧壁、种植位点等处可供选择。髂骨被认为是自体骨移植中的"黄金"[22]，因为其含大量松质骨及富有活性的成骨细胞，常被用于牙槽突裂的植骨手术及极端条件下的Onlay植骨等。然而，随着治疗手段的微创化，口外供区越来越不被患者及医生所青睐，各种口内取骨的器械应运而生，如手用骨凿、取骨钻针、取骨环钻、超声骨刀等。

口内自体骨获取方式对骨细胞活性存在一定影响。一项研究[23]比较了手用器械、取骨钻针、超声骨刀取下骨屑后的骨细胞活性。结果显示，在手用器械以及超声骨刀收集的骨屑中检测到了将近半数的存活骨细胞，显著高于取骨钻针所收集的骨细胞活性。这可能是由于钻针在收集骨的过程中会大量产热，并对骨有直接切削作用，显著降低了骨的活性[24]；而超声骨刀通过大量水冷、低切割能量（通过微振动切骨）保留骨细胞活性[25]。另一项研究佐证了这一观点[26]，且这项研究发现取骨钻针所获取的骨屑直径显著小于其他两种器械，这可能也是其存活骨细胞少的原因之一。然而，不同的取骨钻针也存在区别[27]：先锋钻较麻花钻和颈部成型钻而言，收集到的大颗粒骨屑较多，更可以保存有活性的骨细胞。

现如今，可以收集大颗粒骨屑的钻针系统已经问世，也出现了一系列省力、轻便的刮骨器可以满足收集足够数目、足够质量的自体骨屑的需求。同时，在掌握一定生物学原则（微创刮取，控制产热，最小切削）的前提下，不同技术、器械都可以获得满意的效果[28]（表2-1）。

6. 是否需要屏障膜

传统GBR在使用异种植骨材料时，使用屏障膜隔绝上皮细胞、成纤维细胞等成骨不需要的细胞，为通过血液迁徙而来的骨细胞、成骨细胞创造黏附、生长及分化的空间。而在生物导向骨增量的过程中，成骨所需要的细胞主要来自自体骨柱、骨屑，随着骨柱及骨屑到达植骨区即可开始行使功能，因此不再需要屏障膜。

在一些特殊情况下，自体骨屑收集不足，需要混合使用同种异体或异种骨材料，则建议使用屏障膜。

7. 减张与缝合技巧

因为骨柱应用于骨增量时不需要过度增量，因此通常也不需要过度减张，仅需要骨膜减张。使用锋利的刀片切段骨膜后，可配合张力梳等工具，可使黏骨膜瓣变得松弛（图2-26）。

表2-1 不同方法得到的自体骨屑皮质骨/松质骨不同比例成骨活性的比较

制取方法	手动刮骨器	慢速备洞	骨屑取骨钻	骨柱碾碎
获取位置	翻瓣范围内的骨面	种植位点	种植位点周围/第二术区	骨柱
皮质骨/松质骨比例	皮质骨为主	松质骨为主	松质骨为主/根据第二术区位置变化	松质骨为主,少量皮质骨
成骨活性	高	相对高	高/根据第二术区位置变化	高

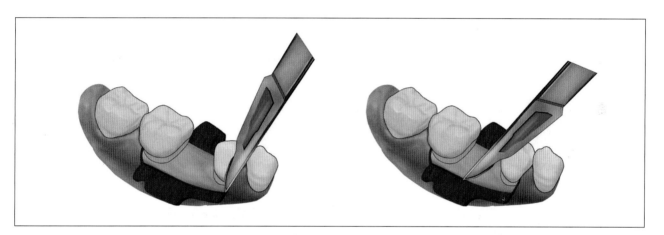

图2-26 骨膜减张模式图。使用锋利的刀片由远及近、刀刃向下切透骨膜,或者由近及远、刀刃向上切透骨膜。

8. 二期修复等待时间

生物导向骨增量术后3~4个月即可进行二期修复,若有同时使用异种或异体骨材料,则需要等待6~8个月再进行二期修复。

四、骨柱技术病例解析

(一)骨柱应用于即刻种植

即刻种植能够明显缩短治疗周期,是临床上重要的种植修复术式。由于天然牙根与种植体形态和方向均存在一定的差异,种植体与骨壁之间会产生一定的跳跃间隙。关于跳跃间隙的处理方法及意义,以往研究中有不同的论述,其中填塞异种骨替代材料是一种常用的方法,用以维持现有的骨弓轮廓。在生物导向骨增量的理念指导下,充分利用种植位点的自体骨填塞跳跃间隙,是一种既省时又经济的选择。病例1~病例8将分别展示前牙、前磨牙及磨牙行即刻种植时骨柱的使用。

病例1　骨柱应用于上颌前牙即刻种植（一）

● 病例信息

患者，男，55岁。前牙折断数日就诊，要求种植修复。

口内检查显示11残根，根管粗大，根管壁薄、质地软，松（−），叩（−），牙龈无明显红肿（图2-1-1a）。术前影像学检查显示11根管治疗后，疑似桩道预备后影像，未见根尖暗影（图2-1-1b）。

● 治疗计划

拟进行前牙即刻种植，于拔牙窝腭侧取骨柱，填塞跳跃间隙。

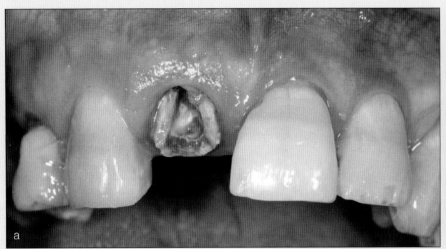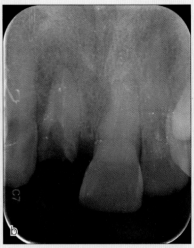

图2-1-1 （a）术前口内观，见11残根、壁薄、伴龋坏、质地软，牙龈无明显红肿。（b）术前影像学检查显示患牙根管治疗后，未见根尖暗影。

● 一期手术（图2-1-2～图2-1-7）

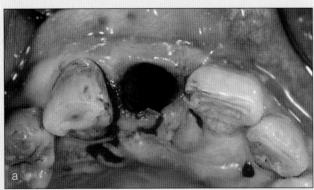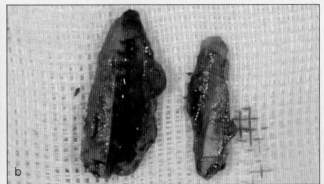

图2-1-2 将患牙分牙后微创拔除。（a）拔牙后见牙槽窝骨壁完整。（b）拔除的患牙。

扫码观看视频1
11即刻种植骨柱填塞

★首次观看请先扫描视频目录页二维码，按照相关流程操作

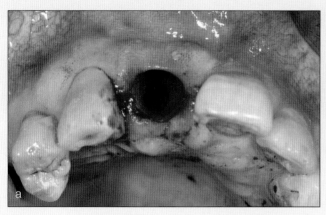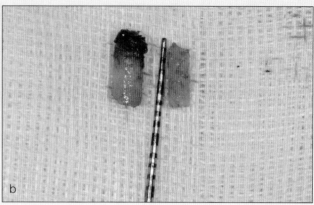

图2-1-3 拔牙窝内取骨柱。（a）于拔牙窝偏腭侧的骨壁，使用骨柱定位钻定位，取直径2.1mm/3.1mm、长约5mm的骨柱。（b）该位点取出的骨柱（右侧），以及另外一根直径2.9mm/3.9mm、长约6mm的骨柱（左侧）取自患者26的种植位点。

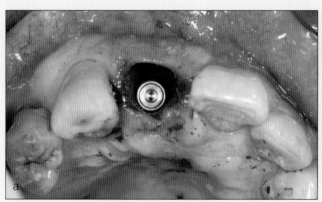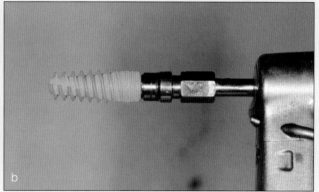

图2-1-4 （a，b）偏腭侧植入4.0mm×12mm的B&B EV种植体。

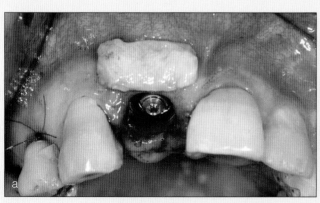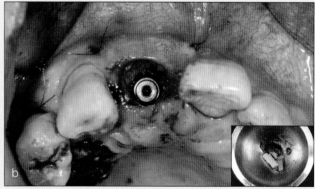

图2-1-5 （a）腭侧取游离结缔组织瓣，行隧道技术填塞于唇侧，以增加唇侧的软组织厚度（抵抗唇颊肌肉的力量，保护唇侧骨瓣及跳跃间隙的植骨材料）。（b）于种植位点收集的自体骨柱及骨屑填塞于跳跃间隙。

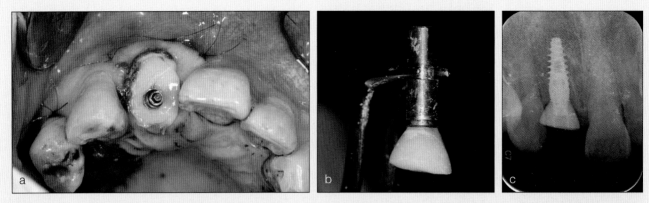

图2-1-6 （a）制作个性化临时修复体，配合PRF膜，封闭创口。（b）个性化临时修复体。（c）术后影像学检查。

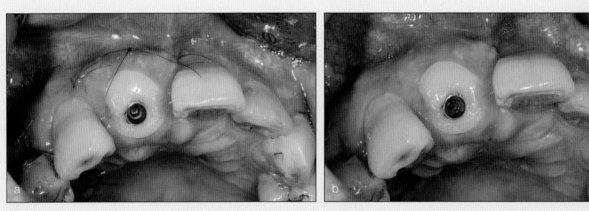

图2-1-7 术后2周拆线，创口一期愈合。（a）拆线前。（b）拆线后。

● **二期修复**（图2-1-8 ~ 图2-1-10）

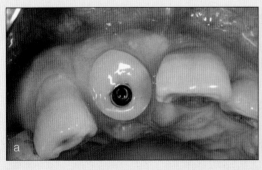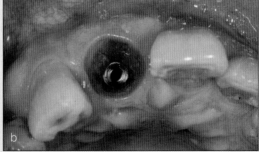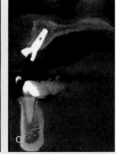

图2-1-8 （a）术后3个月，软硬组织稳定，骨弓轮廓维持饱满。（b）取下个性化临时修复体，见穿龈轮廓健康。（c）影像学检查显示唇侧跳跃间隙内效果良好，骨壁厚度充足。

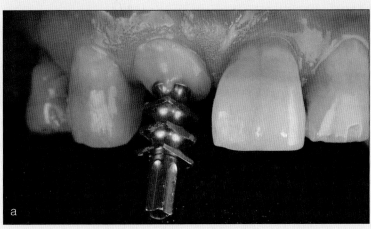
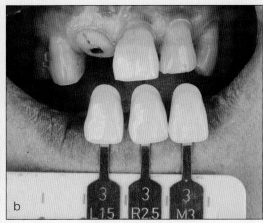

图2-1-9 （a）制作个性化转移杆，复制穿龈轮廓，制取印模。（b）美学比色。

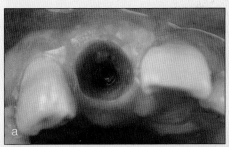
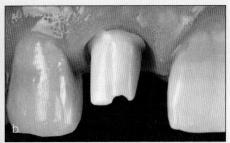

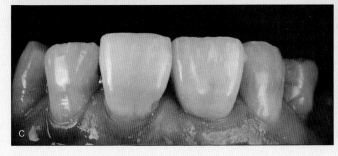
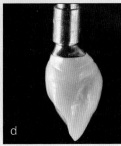

图2-1-10 最终修复。（a）软组织穿龈轮廓良好。（b）试戴个性化氧化锆基台。（c，d）最终修复体及戴入效果（感谢北京佳侬美皓医疗器械有限公司）。

病例2　骨柱应用于下颌前牙即刻种植

● **病例信息**

患者，男，72岁。因下颌前牙松动就诊。

口内检查显示31、32近中邻面龋坏，松动Ⅱ度，X线显示龋深近髓，牙槽骨吸收至根尖1/3区；41缺失；42残根，见白色充填物，松动Ⅱ度。X线

显示牙槽骨吸收至根尖1/3区（图2-2-1）。

● **治疗计划**

31、32、42拔除，行即刻种植，间隙填塞骨柱，以维持骨弓轮廓。

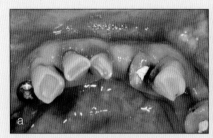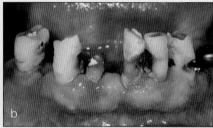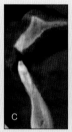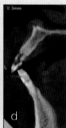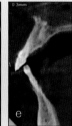

图2-2-1　（a，b）术前口内观。（c~e）术前影像学检查。

● **一期手术（图2-2-2～图2-2-5）**

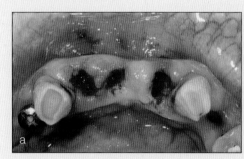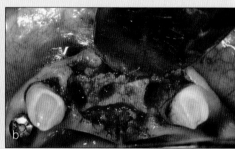

图2-2-2　（a，b）微创拔除31、32、42，切开翻瓣。

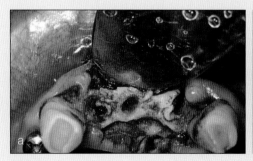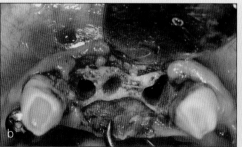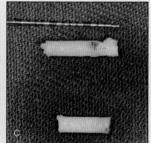

图2-2-3　（a）于32、42种植位点，用直径2.1mm/3.1mm的骨柱定位钻定位。（b，c）用直径2.1mm/3.1mm的取骨钻取骨柱。

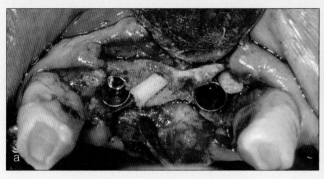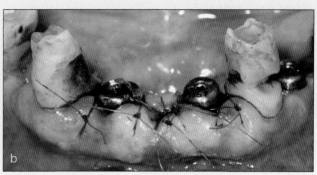

图2-2-4 （a）分别在32、42位点植入3.6mm×12mm的登腾种植体，将骨柱揳入拔牙窝和骨缺损的间隙内。（b）用5-0尼龙线间断缝合。

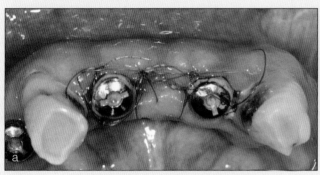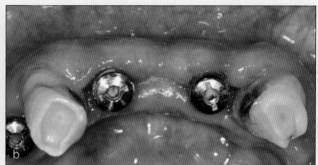

图2-2-5 （a，b）2周后拆线，创口一期愈合。

● 二期修复（图2-2-6，图2-2-7）

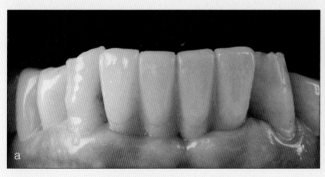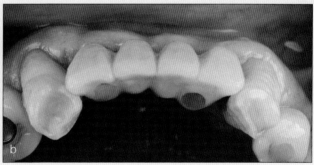

图2-2-6 （a，b）最终修复体戴入后的口内观。

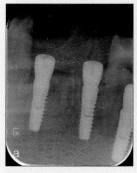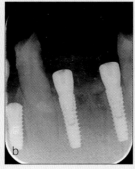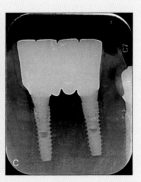

图2-2-7 （a）术后即刻、（b）术后3个月及（c）戴牙后影像学检查。

病例3　骨柱应用于上颌前牙即刻种植（二）

● **病例信息**

患者，男，40岁。前牙冠修复（多年），外伤后牙冠松动就诊。

口内检查显示12冠修复、牙冠松动移位，叩（+），牙龈轻度充血，PD～6mm（图2-3-1a～c）。CBCT显示患牙根管治疗后，牙根短小，未见根尖低密度影（图2-3-1d）。

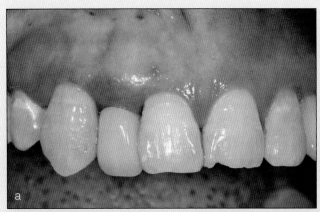
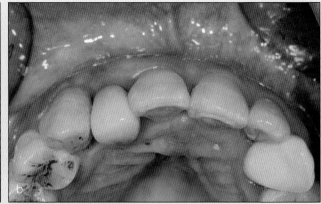
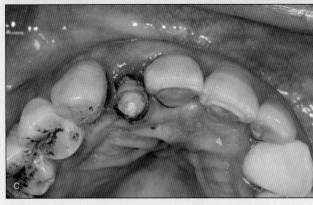
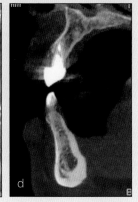

图2-3-1 术前检查。（a）正面观显示12冠修复，牙龈充血，龈缘位置明显低于邻牙。（b）𬌗面观见12腭侧移位，骨弓轮廓佳。（c）取下牙冠后见断缘齐龈，纤维桩折断。（d）术前影像学检查显示根管治疗后，牙根短小，无根尖低密度影。

● **治疗计划**

12根尖无明显炎症，根方牙槽骨可以为种植体提供良好的初期稳定性，因此可选择拔牙后即刻植入种植体。文献证实，拔牙后牙槽窝唇侧骨壁的改建吸收最为明显，因此为了维持唇侧骨弓轮廓，将从种植位点原位取自体骨柱1段，填塞至跳跃间隙内。同时，取上颌结节处游离龈瓣封闭创口。整个病例仅采用自体软硬组织，在较短的治疗周期内获得满意的修复效果。

● 一期手术（图2-3-2～图2-3-7）

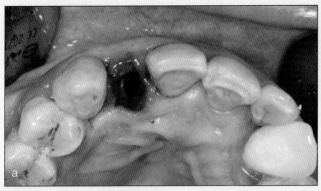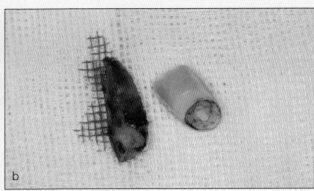

图2-3-2　（a，b）微创拔牙。

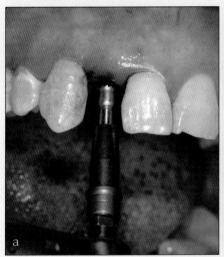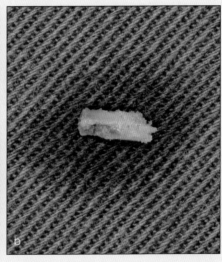

图2-3-3　（a）使用直径2.1mm/3.1mm的定位钻，于拔牙窝偏腭侧定位。（b）3.1mm直径取骨钻取种植位点骨柱。

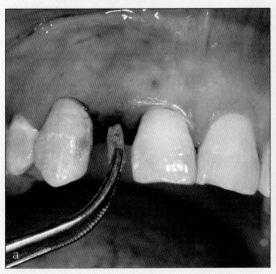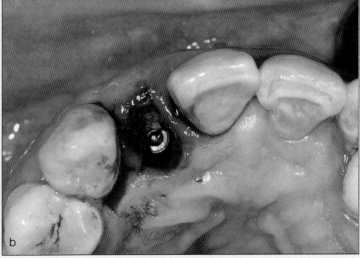

图2-3-4　（a，b）植入3.0mm×12mm的西泰克种植体，唇侧跳跃间隙内，填塞直径2.1mm的骨柱。

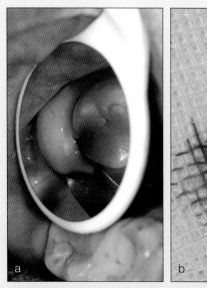
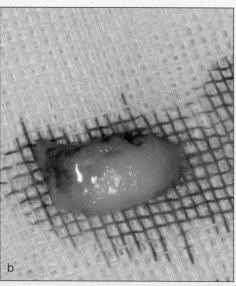

图2-3-5 （a，b）使用12号刀片，于上颌结节处取游离龈瓣（FGG）。

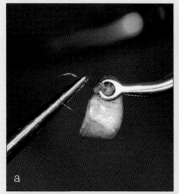
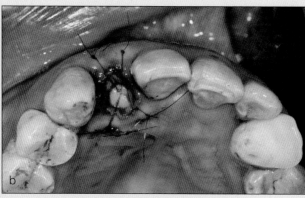
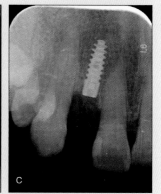

图2-3-6 （a~c）将FGG两端用于塞入颊舌侧牙龈下增厚的部分去上皮化处理，暴露于口内的部分保留上皮，颊舌侧水平向褥式及间断缝合，严密封闭创口。

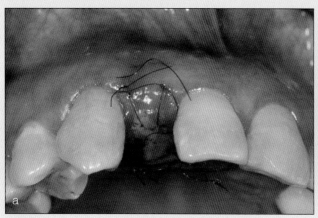
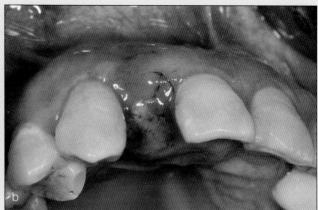

图2-3-7 （a，b）1周后拆线，软组织愈合良好。

● 二期修复（图2-3-8～图2-3-12）

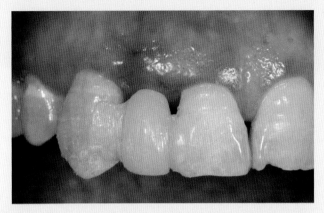

图2-3-8 树脂粘接桥行临时修复，桥体组织面无压迫，充分预留清洁通道。

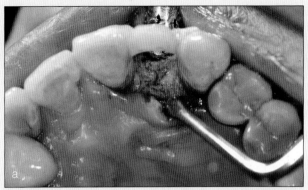

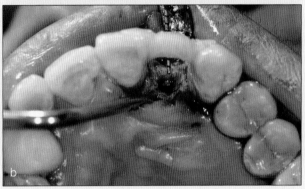

图2-3-9 （a，b）术后3个月行二期手术，见骨愈合良好，种植体唇侧骨量充足。

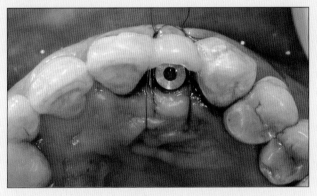

图2-3-10 安放愈合基台，缝合，仍保留树脂粘接桥以改善美观。

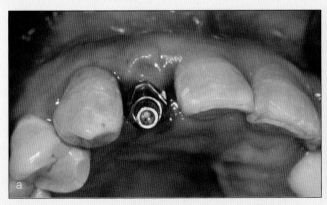

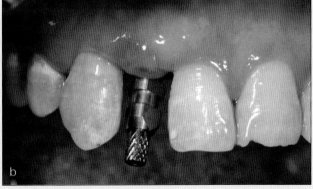

图2-3-11 （a，b）二期手术后2周，去除树脂粘接桥，安装转移杆，制取印模。

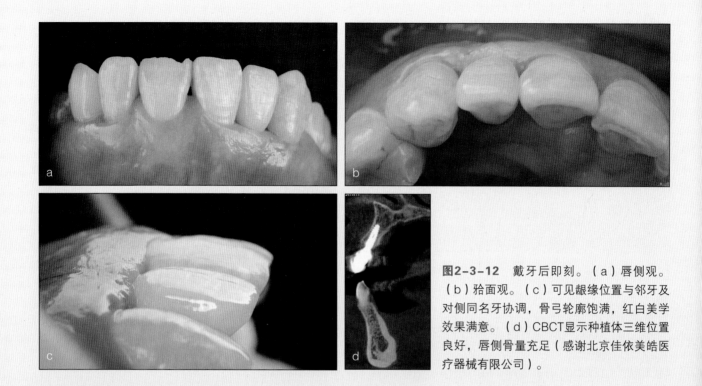

图2-3-12　戴牙后即刻。（a）唇侧观。（b）骀面观。（c）可见龈缘位置与邻牙及对侧同名牙协调，骨弓轮廓饱满，红白美学效果满意。（d）CBCT显示种植体三维位置良好，唇侧骨量充足（感谢北京佳依美皓医疗器械有限公司）。

● 随访（图2-3-13，图2-3-14）

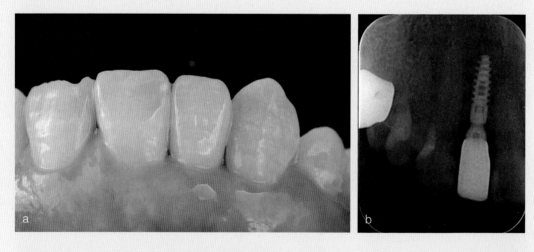

图2-3-13　（a，b）半年后复查，软硬组织稳定。

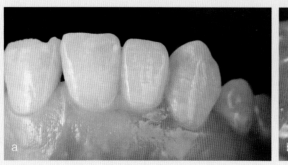
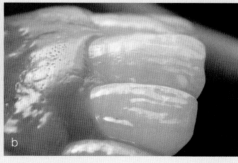

图2-3-14　（a，b）1年后随访。

病例4　骨柱应用于上颌后牙即刻种植

● **病例信息**

患者，男，70岁。后牙残根多年，就诊要求治疗。

口内检查显示14、15残根齐龈，根面龋坏，16缺失，颊侧骨弓轮廓塌陷，附着龈宽度可。术前影像学检查显示根尖大面积暗影，颊侧骨壁存在骨吸收（图2-4-1）。

● **治疗计划**

拟拔除14、15，于14、16位点植入2颗种植体，行14-16冠桥修复。

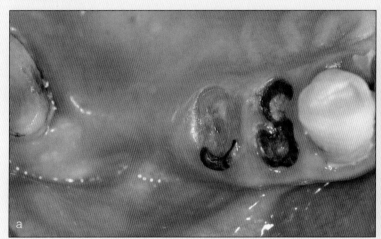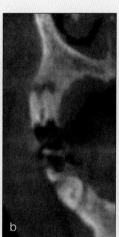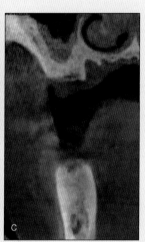

图2-4-1 （a）术前口内观。（b，c）影像学检查。

● **一期手术**（图2-4-2 ~ 图2-4-6）

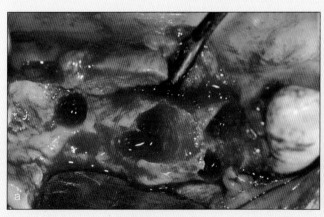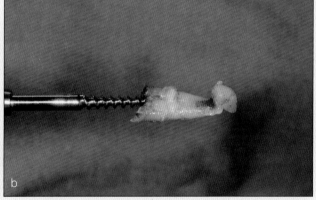

图2-4-2 （a，b）微创拔除14、15。

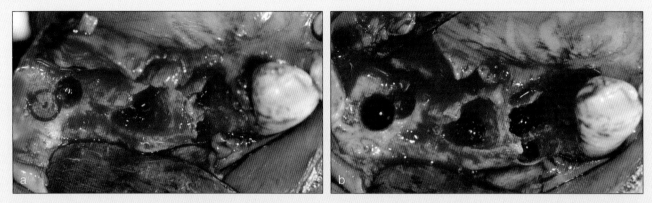

图2-4-3 （a，b）于14拔牙窝偏腭侧用直径2.1mm/3.1mm的骨柱定位钻定位，用直径2.1mm/3.1mm的取骨钻取骨柱。于16位点使用直径2.9mm/3.9mm的骨柱定位钻定位，使用直径2.9mm/3.9mm的取骨钻取骨柱。

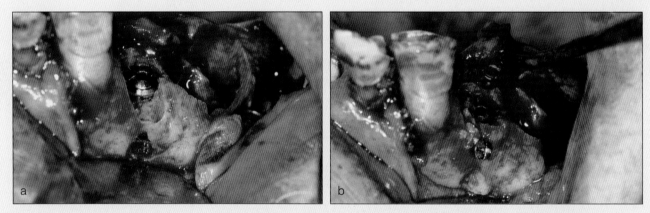

图2-4-4 （a，b）14植入3.6mm×12mm的登腾种植体，16植入4.5mm×8mm的登腾种植体，14颊侧骨间隙填塞骨柱，使用4mm长骨钉固定。

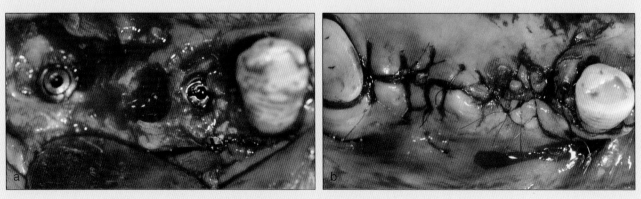

图2-4-5 （a，b）用5-0尼龙线及6-0尼龙线间断缝合。

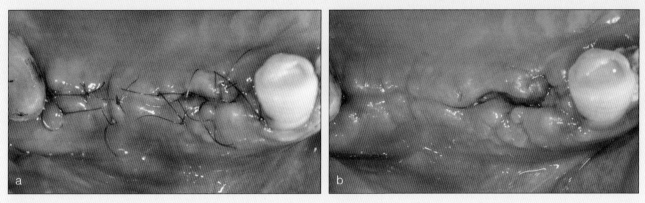

图2-4-6 （a，b）2周拆线，14创口部分二期愈合，16创口一期愈合。

● 二期修复（图2-4-7～图2-4-11）

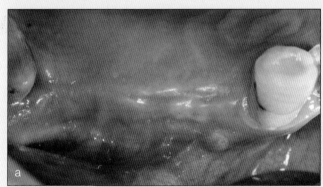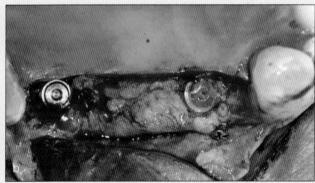

图2-4-7 （a）术后3个月行二期手术。（b）牙槽嵴顶正中切开翻瓣，见14成骨良好。

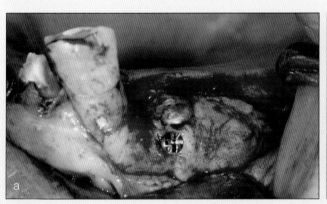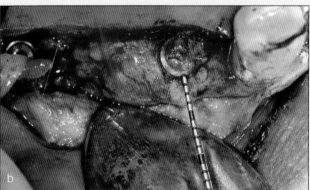

图2-4-8 （a，b）拆除骨钉，种植体颊侧获得约3mm骨增量。

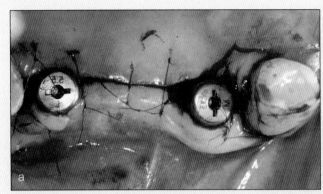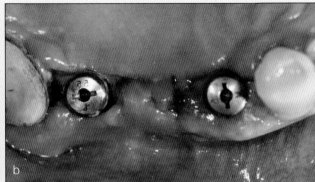

图2-4-9 （a）置入愈合基台，用5-0尼龙线间断缝合。（b）2周后拆线。

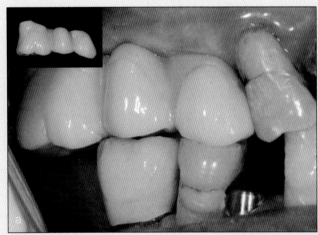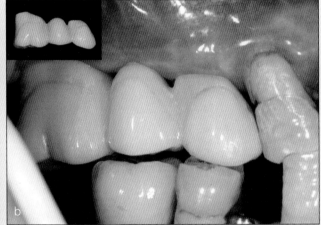

图2-4-10 （a，b）调整修复体形态，打开龈外展隙，为牙龈生长提供空间。

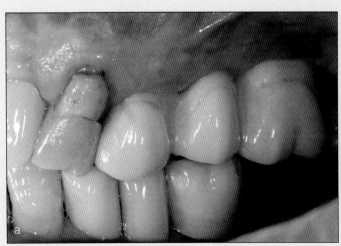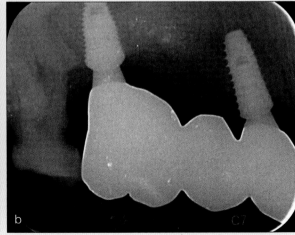

图2-4-11 （a，b）1年后复查，软硬组织稳定。

病例5　骨柱应用于上颌后牙即刻种植间隙填塞

● **病例信息**

患者，女，70岁。左上颌后牙折断要求修复。

口内检查显示24残根，表面大量软腐，舌侧断端已达龈下，叩（－），松（－）（图2-5-1a）。影像学检查显示24未经完善根管治疗，未见根尖低密度影像（图2-5-1b）。

● **治疗计划**

24拔牙即刻种植，间隙填塞骨柱，促进成骨与骨弓轮廓维持。

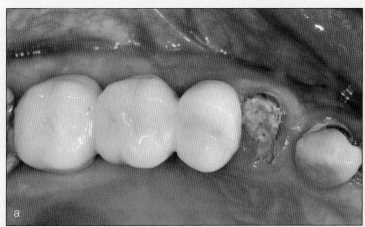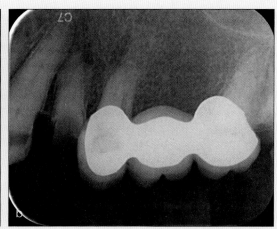

图2-5-1　（a，b）术前口内观及影像学检查。

● **一期手术**（图2-5-2～图2-5-6）

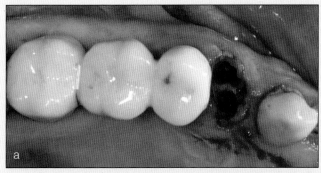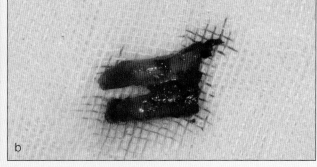

图2-5-2　（a，b）微创拔牙，清理牙槽窝。

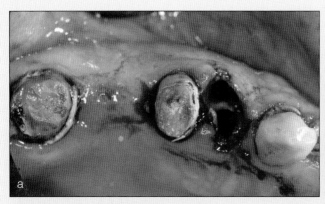
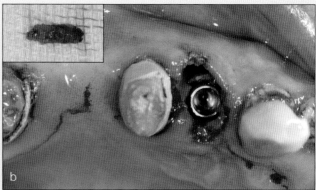

图2-5-3 （a）于牙槽间隔处，用直径2.1mm/3.1mm的骨柱定位钻定位。（b）用直径2.1mm/3.1mm的取骨钻取骨柱，植入1颗B&B 3.5mm×12mm的种植体。

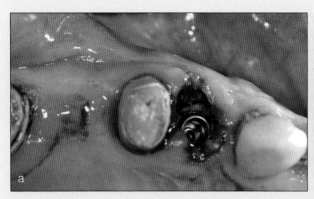
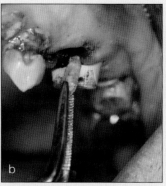

图2-5-4 （a，b）颊侧跳跃间隙内填塞骨柱，搜紧。

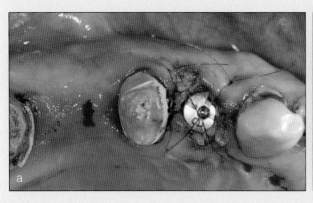
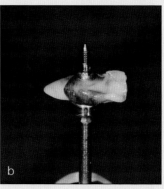

图2-5-5 （a，b）在5mm×3mm愈合基台上穿入PRF膜，用6-0尼龙线水平交叉缝合。

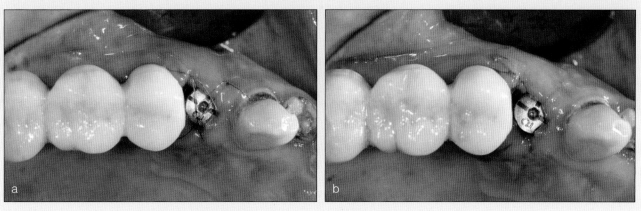

图2-5-6 （a，b）术后2周拆线，创口愈合良好。

● **最终修复**（图2-5-7）

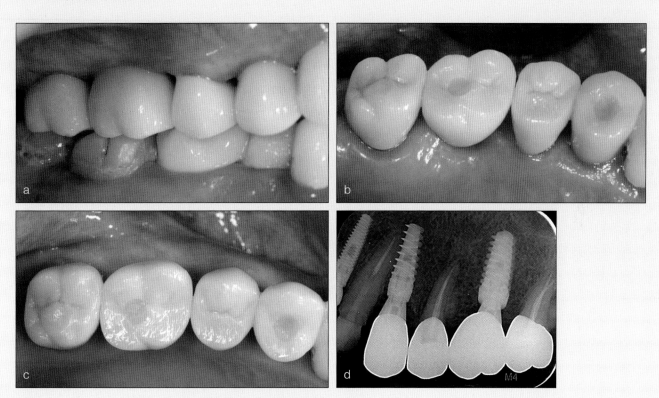

图2-5-7 （a~d）术后3个月完成最终修复，软硬组织稳定。

病例6 37位点即拔即种，以生物导向技术解决颊侧骨缺失问题

● **病例信息**

患者，男，左下后牙咬合无力，口腔异味入院。

口内检查显示36、37牙金属全冠，冠边缘不密合，牙根吸收，松动Ⅰ度，咬合不适（图2-6-1a）。拆冠后见基牙龋坏（图2-6-1b）。

● **治疗计划**

患牙无明显根尖暗影，拟进行拔除后即刻种植。患牙拔除后可见颊侧骨壁缺失，剩余骨板薄（图2-6-1c），若行同期种植需解决颊侧骨缺失问题，解决方式：

（1）取自体骨（骨柱+骨屑）——空间维持效果良好，后期成骨效果有保障。

（2）取自体骨（骨屑）——空间维持效果较前一种方式弱。

（3）使用异种骨——成骨效果差，费用高。

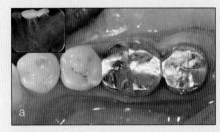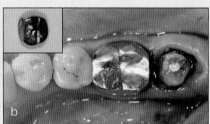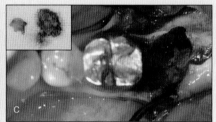

图2-6-1 （a）术前口内观。（b）拆冠后牙体情况。（c）拔除后拔牙创内情况。

● **一期手术**（图2-6-2～图2-6-7）

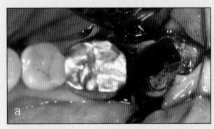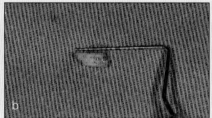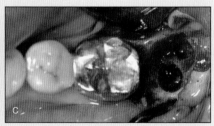

图2-6-2 （a～c）用骨柱定位钻定位，制取骨柱长约7mm。

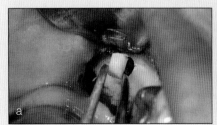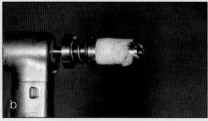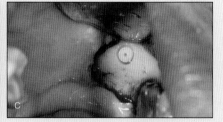

图2-6-3 （a～c）自患者颊棚区以2.9mm/3.9mm的骨柱取骨钻取骨柱，长度4～5mm，并利用弹簧取骨钻制取骨屑。

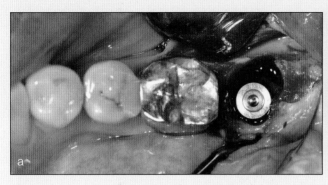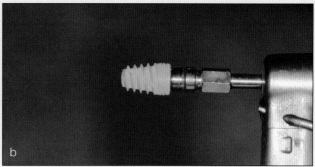

图2-6-4 （a，b）于种植位点植入1颗意大利B&B EV5008种植体，种植位点理想。

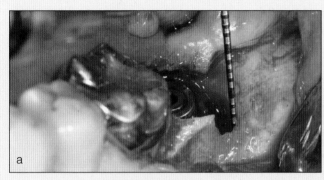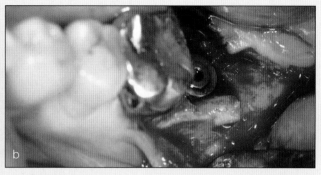

图2-6-5 （a，b）颊侧骨缺失垂直高度测量，于颊侧缺失区域嵌入种植位点所取骨柱，长度、大小合适，无明显松动。

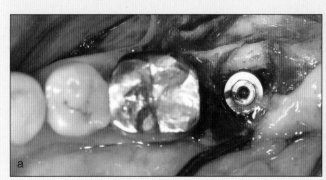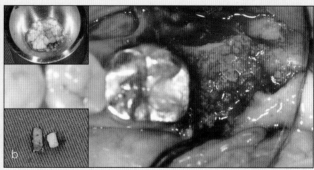

图2-6-6 （a，b）骨柱间隙填塞自体骨屑，由于骨柱空间维持性良好，故不用覆盖生物膜。

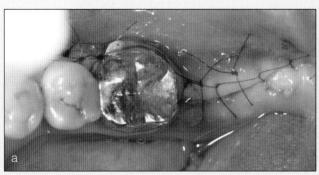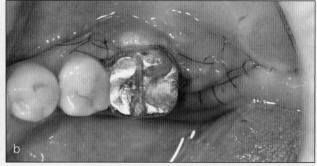

图2-6-7 （a，b）常规缝合，术后1周复查情况良好。

● **二期修复（图2-6-8~图2-6-12）**

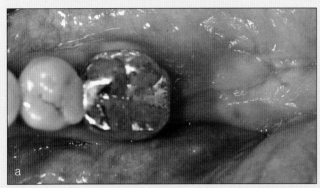
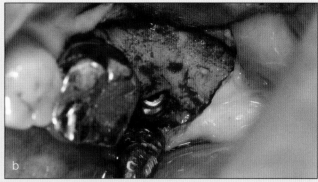

图2-6-8 （a）术后3个月行二期手术，见牙龈愈合良好。（b）翻瓣后，见颊侧骨愈合良好。

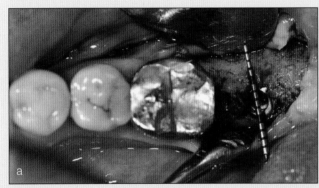
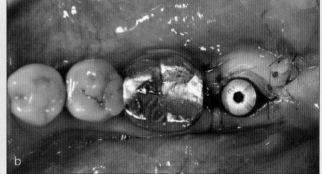

图2-6-9 （a，b）测量颊侧骨宽度约5mm，放置修复基台，并行间断缝合。

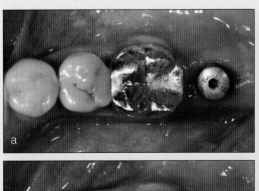
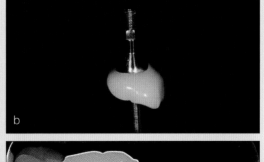
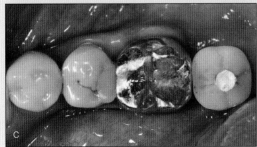
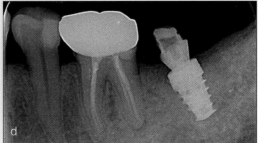

图2-6-10 （a~d）二期术后2周拆除缝线，取模后行临时修复，X线片种植体周围骨结合良好。

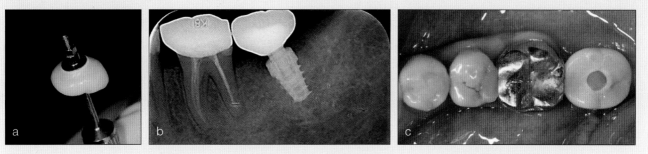

图2-6-11 （a）最终修复体的形态。（b）戴入最终修复体后的影像学检查。（c）戴入最终修复体后的口内观。

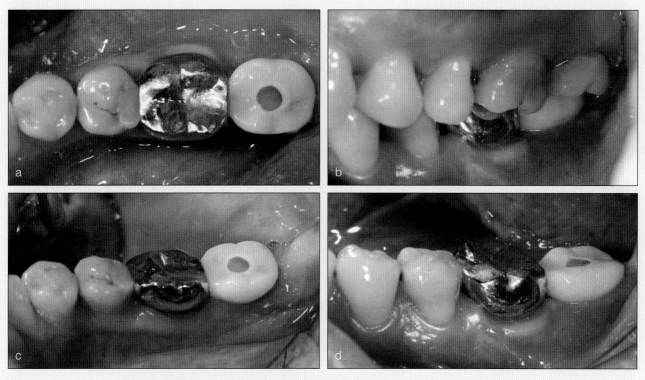

图2-6-12 （a~d）术后半年复查，种植体稳定，口腔清洁良好。

病例7 骨柱应用于下颌后牙即刻种植（一）

● **病例信息**

患者，女，65岁。后牙根管治疗和牙冠修复后多年，近期出现牙龈肿胀和咬合不适就诊。

口内检查显示46冠修复，颊侧近龈缘明显红肿，偏远中有窦道，挤压有少量脓性分泌物，叩（+），松（－）。牙周探诊检查显示颊侧有窄深牙周袋，PD～7mm（图2-7-1a）。影像学检查显示根充致密，牙冠密合，远中根中1/3有密度减低影像（图2-7-1b）。患者口服消炎药1周，牙龈红肿消退，牙龈质地改善（图2-7-1c）。

● **治疗计划**

46根充致密，根尖周无明显密度减低影，窄深牙周袋及根侧密度减低影提示根折的可能性，如果继续等待出现更明确的根折指征可能有更大的骨破坏，所以在征得患者同意的情况下采取积极的方式进行临床翻瓣探查。如果确实根折，我们可以考虑即刻种植、早期种植或者延期种植。考虑到即刻种植：①能更好地保存患者软硬组织的量；②不移动患者的膜龈联合线；③可以减少患者手术次数及愈合周期。对于这位患者我们采取即刻种植的方式。

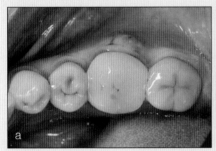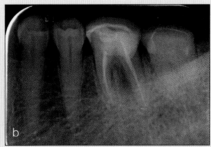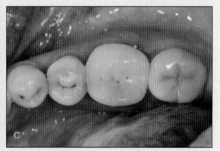

图2-7-1 术前检查。（a）颊侧近龈缘明显红肿，偏远中有窦道。（b）影像学检查显示根充致密，牙冠密合，远中根中1/3有密度减低影像。（c）口服消炎药1周，牙龈红肿消退。

● **一期手术**（图2-7-2～图2-7-8）

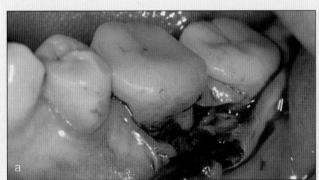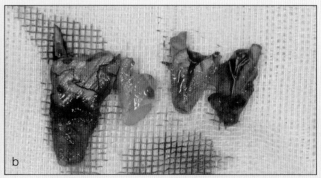

图2-7-2 （a，b）翻瓣探查，远中根有折裂线，颊侧骨高度有降低，微创分根拔牙。

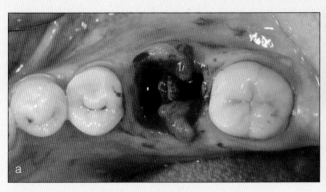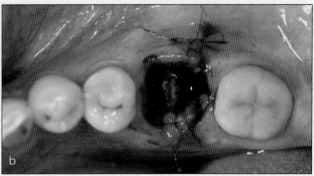

图2-7-3 （a）将牙窝内肉芽组织翻出，而不是刮掉。（b）用6-0尼龙线将肉芽组织固定在牙龈缘，以增厚牙龈软组织。

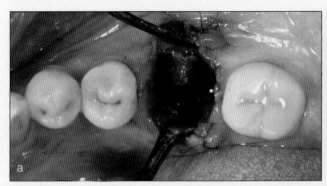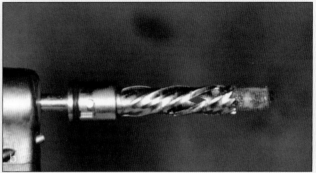

图2-7-4 （a，b）使用专用取骨柱工具，从牙槽间隔取直径2.9mm、长约6mm的骨柱。

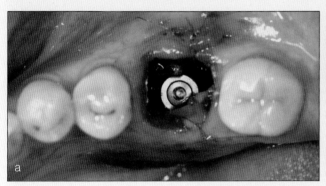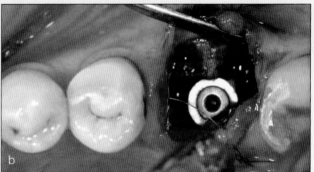

图2-7-5 （a，b）植入5.0mm×12mm的B&B种植体，可见拔牙窝远中根颊侧骨高度的降低和较大的跳跃间隙。

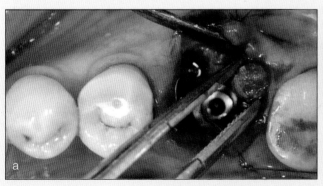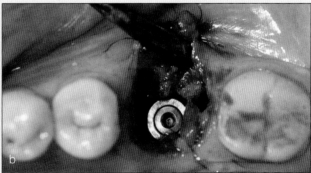

图2-7-6 （a，b）在远中牙根颊侧跳跃间隙内揳入骨柱，骨柱补偿了颊侧骨缺损。

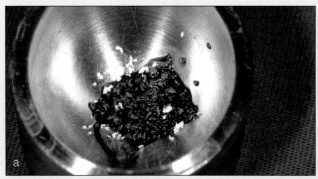
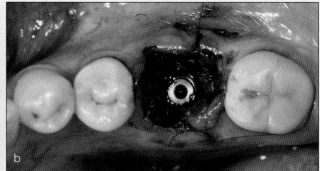

图2-7-7 （a，b）在植骨间隙内填塞来源于猪的Purgo骨粉。

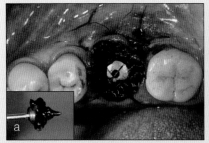
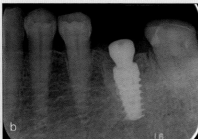
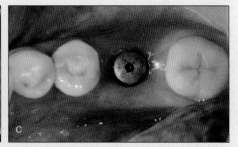

图2-7-8 （a）将压制的厚的PRF膜套在宽颈愈合基台上，交叉+褥式缝合固定PRF膜，封闭创口。（b）术后即刻X线片。（c）术后2周，牙龈愈合良好。

● 二期修复（图2-7-9）

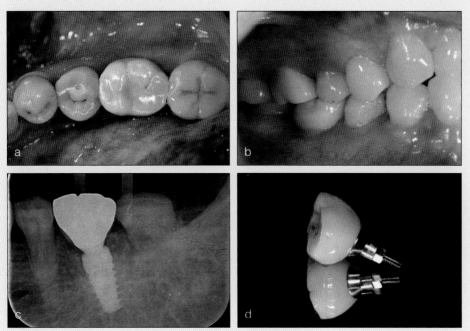

图2-7-9 （a~d）术后6个月正式修复，取模做螺丝固位一体冠，软硬组织稳定，术后X线片显示骨结合良好，修复体就位良好。

病例8　骨柱应用于下颌后牙即刻种植（二）

● **病例信息**

患者，女，60岁。后牙大面积充填多年，近日咬硬物出现牙齿破损前来就诊。

口内检查显示46牙体大面积玻璃离子充填物，牙冠根折，牙龈无明显红肿。PD～3mm。影像学检查显示髓室底穿通，根管内无根充影像，根尖周无密度减低影（图2-8-1）。

● **治疗计划**

46根尖周无明显暗影，牙周无炎症，牙根分离角度大，牙槽间隔骨量充足，是后牙即刻种植的适应证。

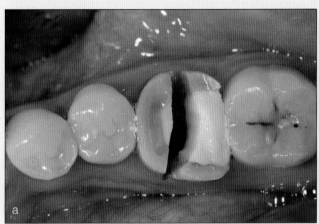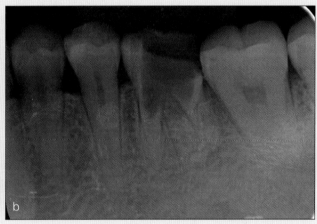

图2-8-1　（a）牙冠根折，牙龈无明显红肿。（b）影像学检查显示髓室底穿通，根管内无根充影像，根尖周无密度减低影。

● **一期手术**（图2-8-2～图2-8-8）

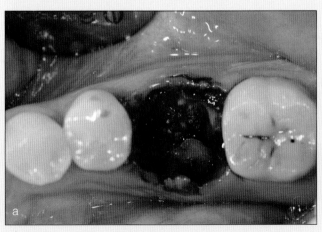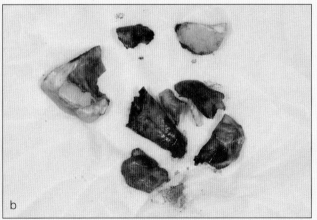

图2-8-2　（a，b）微创分根拔牙。

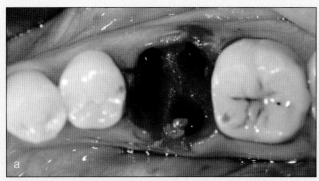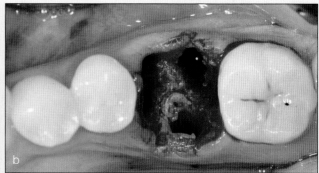

图2-8-3 （a）牙槽窝骨壁完整，牙槽间隔骨量充足。（b）使用2.9mm/3.9mm的骨柱定位钻在牙槽骨间隔偏舌侧进行骨柱及种植位点定位。

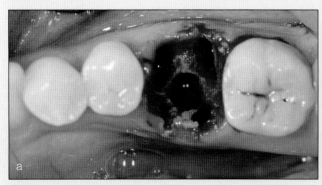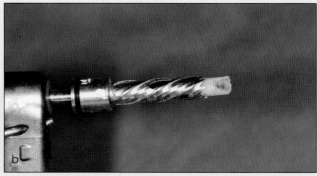

图2-8-4 （a，b）用直径2.9mm/3.9mm的骨柱取骨钻，从牙槽间隔提取骨柱。

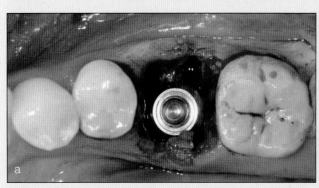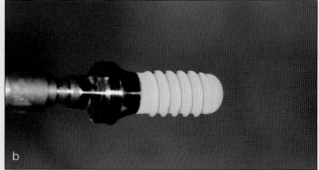

图2-8-5 （a，b）植入4.8mm×12mm的Straumann软组织水平标准种植体，三维位置良好。

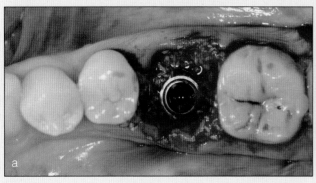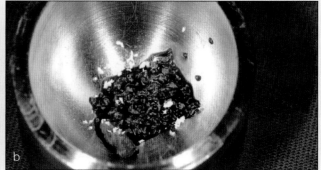

图2-8-6 （a，b）骨柱和Purgo骨粉用自体血液浸泡调拌，在间隙内填塞骨柱和骨粉。

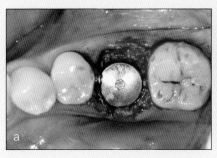
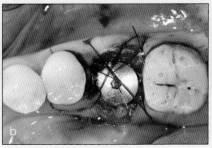
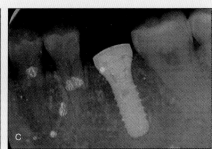

图2-8-7 （a~c）安装宽的愈合基台，交叉和间断缝合，封闭创口。

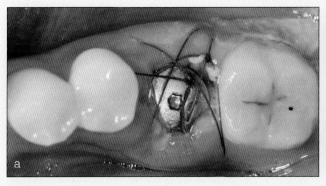
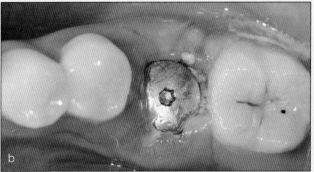

图2-8-8 （a，b）术后1周拆线，创口愈合良好，牙龈无明显炎症。

● **二期修复**（图2-8-9 ~ 图2-8-11）

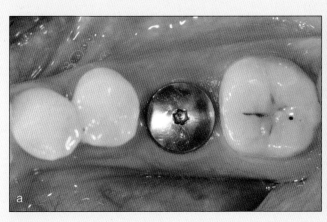
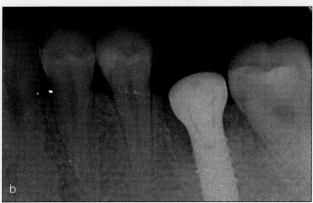

图2-8-9 （a，b）术后4个月，牙龈愈合良好，软硬组织轮廓佳。

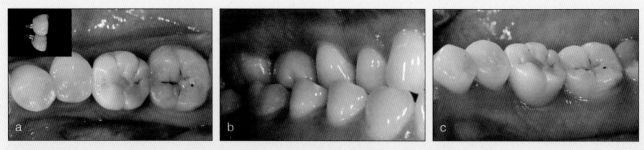

图2-8-10 （a~c）最终修复体为螺丝固位一体冠，种植体穿出位置理想。颊舌侧附着龈充足。

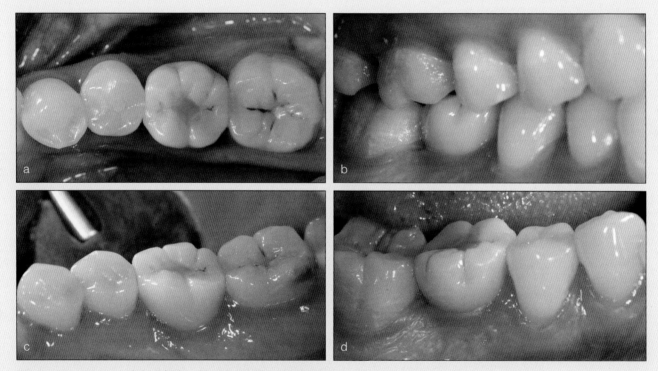

图2-8-11 （a~d）半年后复查，骨弓轮廓饱满，软组织健康。

● **讨论**

在后牙即刻种植中，利用骨柱装备既可以精确定位，不容易出现常规逐级备洞中的偏移，也能利用取出的骨柱和骨粉共同进行跳跃间隙的填塞，改善成骨质量，起到一举两得的效果。这个病例中用了宽颈的软组织水平种植体和宽大愈合基台结合缝合来封闭牙槽窝，简单易行。

（二）骨柱应用于早期种植

研究证实，拔牙窝的愈合潜能在拔牙后6~8周时达到顶峰，并随着时间的推移而降低，因此骨增量以及种植体植入的时机是影响成骨质量和治疗周期的关键因素。在早期的种植及骨增量病例中，由于拔牙窝仅部分愈合，骨柱提取的难度略有增加。同时，软组织的处理要求也有所提高，我们将通过病例9~病例16来阐述骨柱在早期种植中的应用。

病例9　骨柱应用于下颌前牙早期种植（一）

● **病例信息**

患者，男，40岁。下前牙拔牙后7周，就诊要求种植修复。

口内检查显示31、41缺失，软组织愈合，牙槽嵴顶见凹陷。拔牙前影像学检查显示31、41骨吸收达根尖（图2-9-1）。

● **治疗计划**

近远中向修复空间不足，拟种植修复1颗前牙。

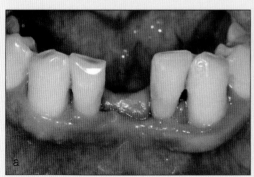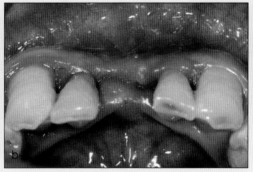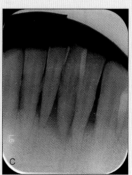

图2-9-1　（a，b）术前口内观。31、41缺失，软组织愈合，牙槽嵴顶见凹陷，唇侧骨弓轮廓塌陷。（c）拔牙前影像学检查显示31、41骨吸收达根尖。

● 一期手术（图2-9-2～图2-9-5）

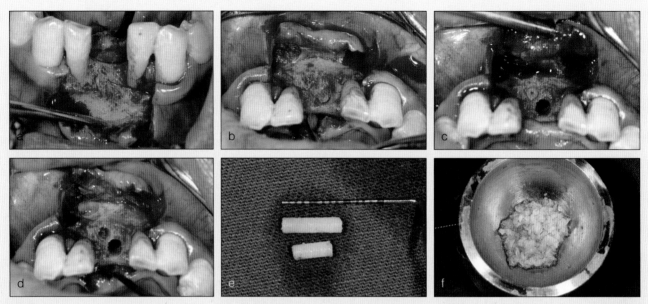

图2-9-2 （a）切开翻瓣，见垂直向及水平向骨缺损。（b～d）于种植位点以及种植位点远中唇侧取骨柱。（e）直径2.1mm/3.1mm、长6mm及8mm的骨柱。（f）颊侧用弹簧钻取骨屑。

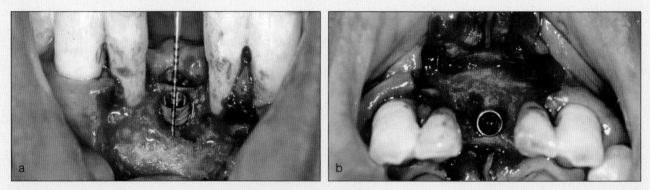

图2-9-3 （a，b）植入3.6mm×12mm的登腾种植体，见4mm骨缺损。

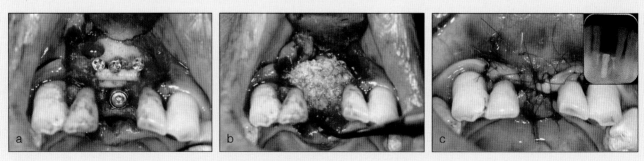

图2-9-4 （a）水平叠放骨柱，使用骨钉固定，骨柱近远中用2枚6mm长骨钉，骨柱中间用1枚长度为12mm骨钉加压固定。（b）将自体骨屑覆盖于骨柱间隙。（c）软组织充分减张，用5-0尼龙线严密缝合。

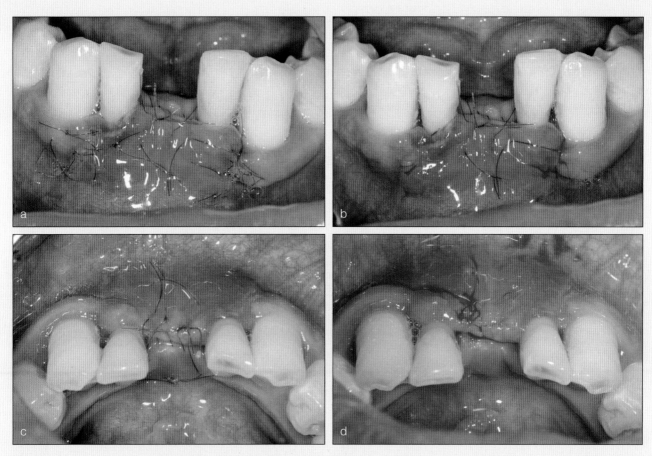

图2-9-5　（a～d）术后7天部分拆线，术后14天完全拆线，可见软组织一期愈合。

● 二期修复（图2-9-6～图2-9-8）

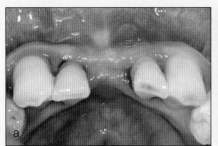 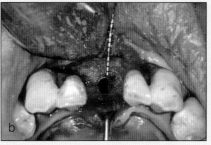 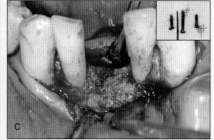

图2-9-6　（a）一期术后3个月，见软组织愈合良好。（b，c）二期手术翻瓣后，取下骨钉，见骨柱成骨效果好，种植体唇侧骨壁宽度约4mm。

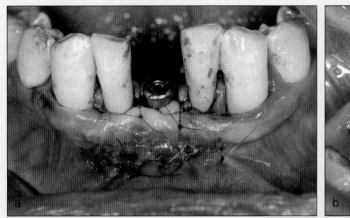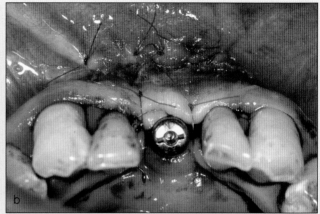

图2-9-7 （a，b）置入愈合基台，修正系带，唇侧做根向复位瓣（APF），用5-0尼龙线间断缝合。

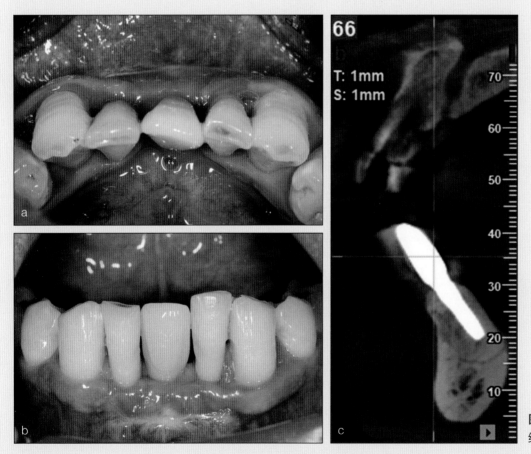

图2-9-8 （a~c）最终修复效果。

病例10 骨柱应用于下颌前牙早期种植（二）

● **病例信息**

患者，男，46岁。下颌前牙缺失、松动。

口内检查显示41、42缺失，骨高度及宽度不足，41拔牙创黏膜未愈合，31、32排列不齐且松动Ⅱ度，牙龈轻度充血，PD～7mm（图2-10-1a，b）。术前影像学检查显示41、42缺牙区牙槽嵴顶低密度影像，31、32牙槽骨吸收至根尖，根尖区无低密度影像（图2-10-1c～e）。

● **治疗计划**

41、42缺牙区骨高度及宽度不足，31、32排列不齐且松动Ⅱ度，牙槽骨吸收至根尖，预后不佳，为达到更好的美学效果及长期功能稳定，拔除31、32后于32-42植入2颗种植体，同样采用种植位点取骨柱，弥补41、42缺牙区的垂直向及水平向骨缺损。

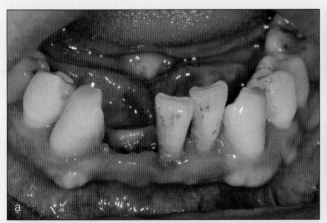
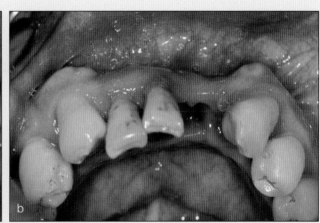
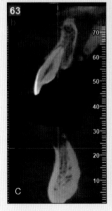
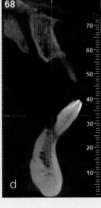
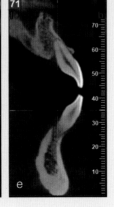

图2-10-1 术前口内及影像学检查。（a）正面观显示41、42缺失，牙槽嵴顶凹陷，31、32松动Ⅱ度。（b）𬌗面观显示41、42缺牙区颊侧骨弓轮廓丰满度不足，31、32排列不齐，骨弓轮廓尚可。（c～e）术前CBCT显示41、42缺牙区牙槽嵴顶低密度影像，31、32牙槽骨吸收至根尖，根尖区无低密度影像。

● 一期手术（图2-10-2～图2-10-7）

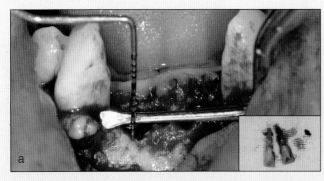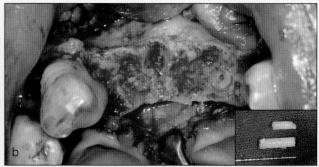

图2-10-2 （a）微创拔除31、32，可见41颊侧及牙槽嵴顶骨缺损。拔除的31、32牙根见大量炎症肉芽组织。（b）于拟种植位点取骨柱，长度分别为6mm和10mm。

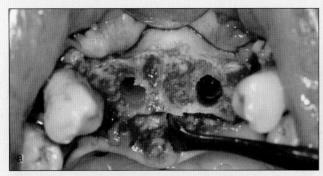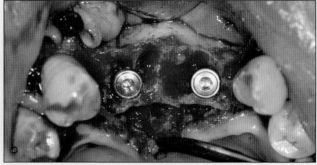

图2-10-3 （a，b）种植窝洞预备后植入2颗3.5mm×10mm的B&B 3P种植体。

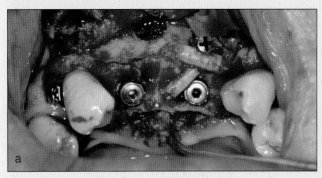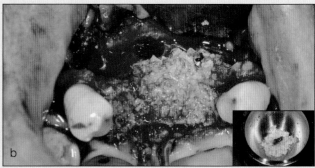

图2-10-4 （a）于唇侧根尖区取自体骨，41骨缺损处跳跃间隙揳入6mm长骨柱，唇侧水平放置10mm长骨柱，直径1.3mm、长度8mm的骨钉加压固定。（b）充分减张，于骨缺损处放置自体骨屑。

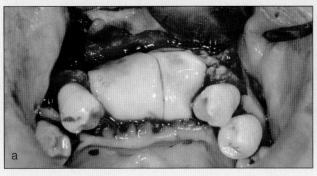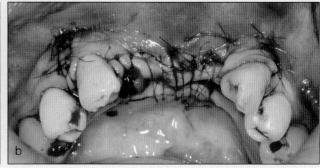

图2-10-5 （a）覆盖PRF膜。（b）严密缝合创口。

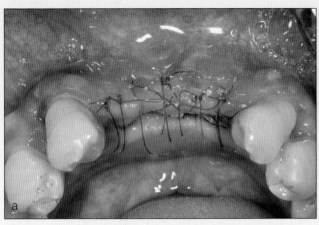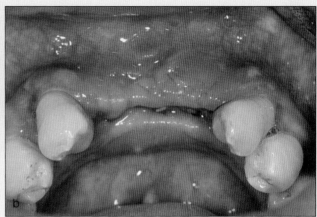

图2-10-6 （a，b）术后2周拆线，黏膜无红肿、渗出，41创口轻度开裂。

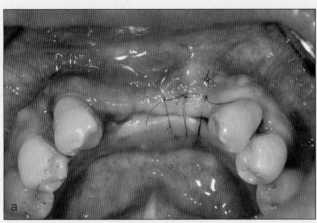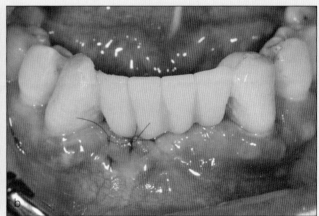

图2-10-7 （a，b）重新缝合41区域黏膜。戴32-42粘接桥行临时修复，桥体组织面无压迫，充分预留清洁通道。

● **二期手术及修复过程**（图2-10-8～图2-10-12）

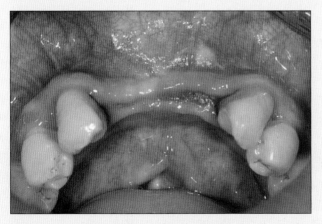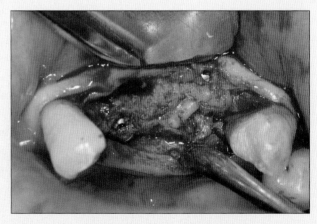

图2-10-8 一期术后4个月，骨弓轮廓维持良好。

图2-10-9 翻瓣后见骨钉稳定，成骨质量较好。

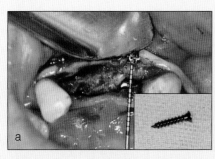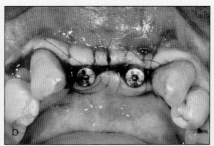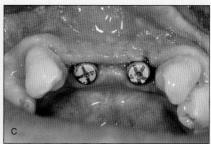

图2-10-10 （a）测量骨增量效果，41种植体颊侧骨宽度为4mm。（b，c）安放高度合适的愈合基台，间断缝合。二期手术后10天拆线，黏膜愈合良好。

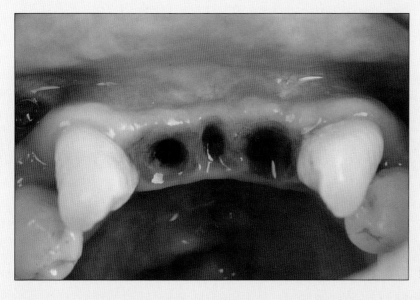

图2-10-11 戴临时修复体后3个月，穿龈轮廓维持良好，骨弓轮廓饱满。

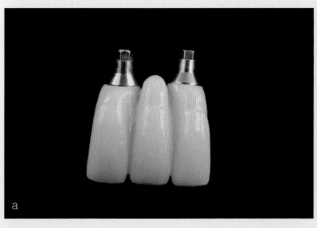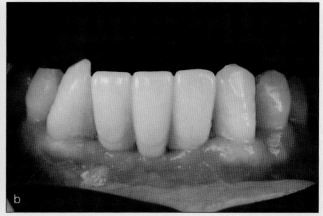

图2-10-12 （a，b）最终修复体，桥体充分预留清洁通道。戴牙后即刻唇侧观，红白美学效果满意。

病例11 骨柱应用于下颌后牙早期种植垂直向及水平向骨增量

● **病例信息**

患者，女，44岁。右下后牙缺失多年就诊，要求种植修复。

口内检查显示46、47缺失，软组织愈合良好，骨弓轮廓凹陷，影像学检查显示缺牙区骨密度

欠佳，骨高度充足。（图2-11-1）。

● **治疗计划**

拟从种植位点及远中游离端取骨柱，用于种植同期骨增量。

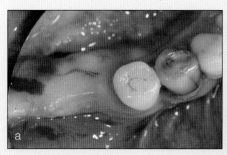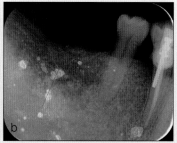

图2-11-1 （a）46、47缺失，骨弓轮廓及附着龈宽度可。（b）术前影像学检查显示骨高度充足，骨密度欠佳。

● **一期手术（图2-11-2~图2-11-7）**

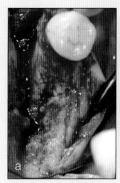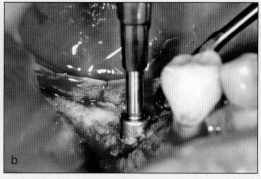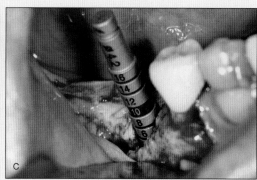

图2-11-2 （a）牙槽嵴顶偏舌侧切口，翻瓣后可见颊侧骨缺损。（b）于46种植位点，使用骨柱定位套装进行骨柱定位。（c）取出骨柱后进一步窝洞预备，测量杆测量深度与方向。

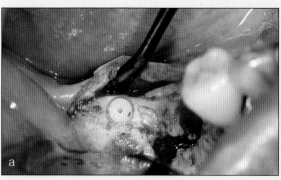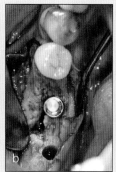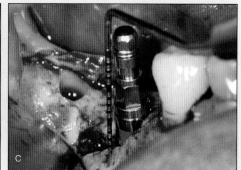

图2-11-3 （a）于47位点再次取2.9mm×6mm的骨柱。（b，c）种植体植入后，见颊侧约4mm垂直向骨缺损。

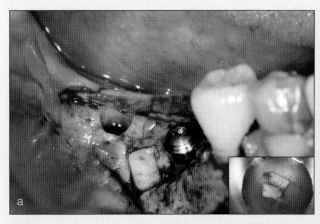
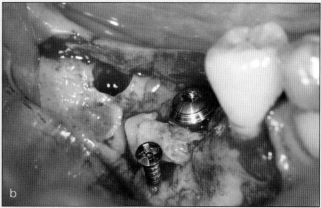

图2-11-4 （a）骨柱就位，揳入远中骨缺损。（b）第二根骨柱就位，使用1.6mm×8mm骨钉固定。

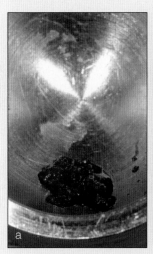
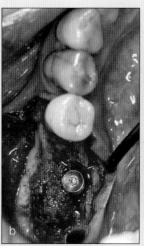
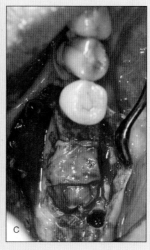

图2-11-5 （a）刮骨器（Stoma）于颊侧刮取自体骨屑。（b）自体骨屑覆盖骨柱间隙。（c）表面覆盖PRF膜。

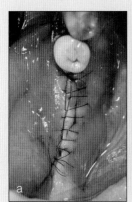
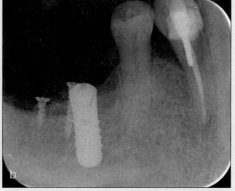
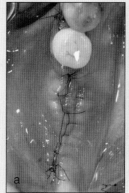
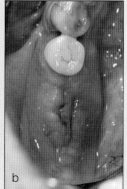

图2-11-6 （a）减张，用5-0尼龙线连续锁边缝合。（b）术后即刻X线片。

图2-11-7 （a，b）术后2周，软组织愈合良好，拆线。

● **二期修复（图2-11-8～图2-11-11）**

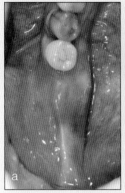
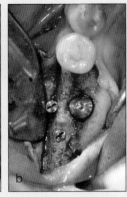
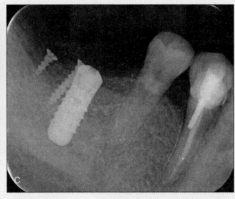

图2-11-8 （a，b）术后3个月，软组织愈合良好，翻瓣后见成骨良好，血管丰富，骨钉稳定。（c）影像学检查显示植骨区骨密度均匀。

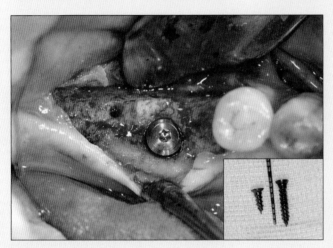

图2-11-9 取下骨钉。

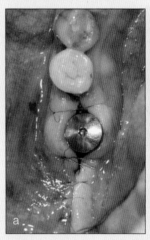
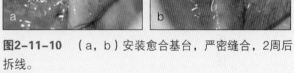

图2-11-10 （a，b）安装愈合基台，严密缝合，2周后拆线。

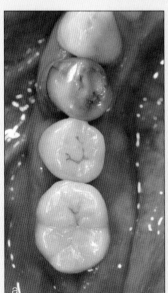
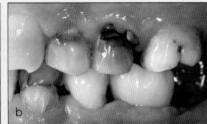
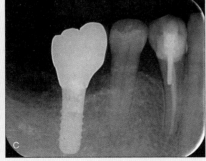

图2-11-11 （a～c）最终冠修复。见软硬组织稳定，咬合良好。

病例12 骨柱应用于下颌后牙水平向骨增量

● **病例信息**

患者，女，63岁。左下颌磨牙咬物不适数月，就诊检查。

口内检查显示36烤瓷冠，破损松动，取下牙冠后见大面积牙体缺损达龈下，颊侧牙龈存在凹陷（图2-12-1，图2-12-2）。

影像学检查显示36牙根折裂，根尖暗影（图

2-12-3）。

● **治疗计划**

36牙根折裂，大面积根尖暗影，拟拔除患牙进行种植修复（图2-12-4）。种植时间拟定于拔除后6～8周，牙槽骨的成骨和愈合潜能都处于较高水平，必要时，于种植同期运用骨柱进行生物导学骨增量。

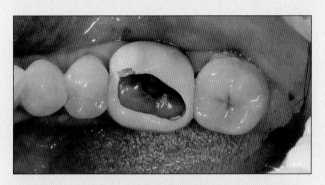

图2-12-1 口内观见36烤瓷冠破损。

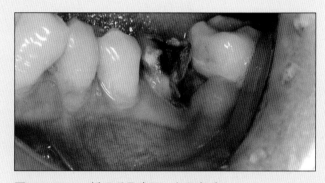

图2-12-2 36拆冠后见残冠，大量腐质。

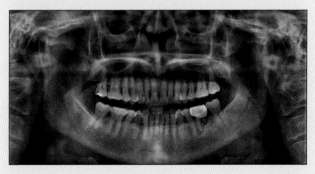

图2-12-3 36术前影像学检查。

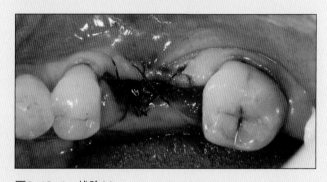

图2-12-4 拔除36。

● **一期手术**（图2-12-5～图2-12-9）

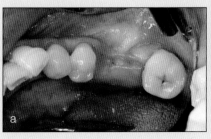
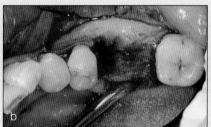

图2-12-5 （a）拔牙术后7周，软组织愈合良好。（b，c）切开翻瓣，见拔牙窝未完全愈合，于种植位点取骨柱。

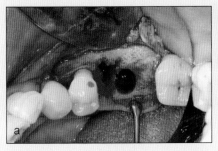
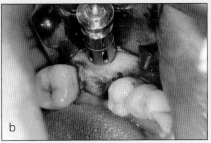
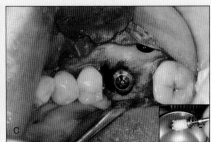

图2-12-6 （a～c）取骨柱后植入种植体，并于种植体远中取骨屑。

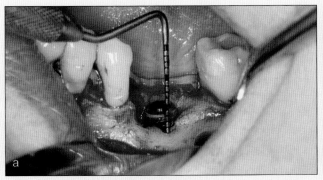
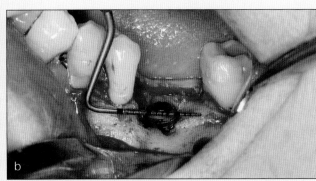

图2-12-7 （a，b）种植体植入后，颈部存在明显骨缺损。

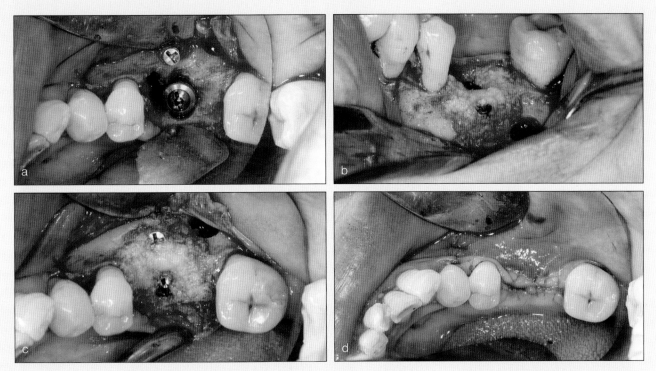

图2-12-8 （a，b）将骨钉倾斜于骨面少量旋入，置入骨柱后进一步旋转固定。（c）自体骨屑覆盖植骨间隙。（d）减张后严密缝合。

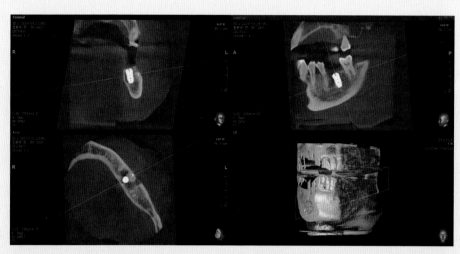

图2-12-9 术后即刻影像学检查。

● **二期修复**（图2-12-10~图2-12-13）

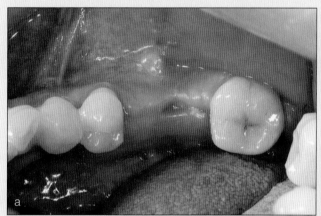
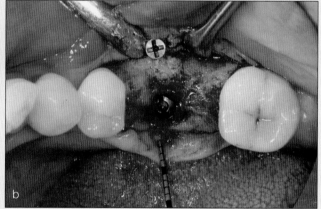

图2-12-10 （a）术后2个月26天进行二期手术，可见牙槽嵴顶处的牙龈有小凹陷，疑似存在局部感染。（b）翻瓣后中央螺丝松动，种植体颈部周围软组织愈合，疑似为中央螺丝松动导致该部位形成肉芽。

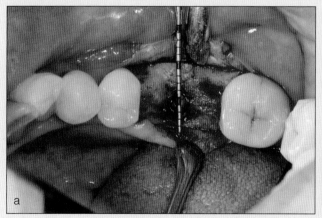
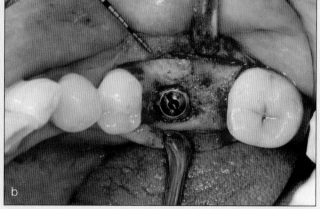

图2-12-11 （a，b）取下骨钉，见颊侧成骨良好，清理愈合螺丝周围的肉芽组织。

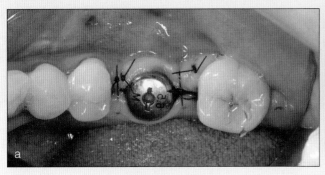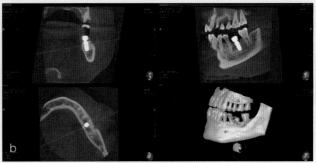

图2-12-12 （a）安装愈合基台，间断缝合。（b）二期手术后影像学检查显示种植体三维位置良好，周围骨量充足。

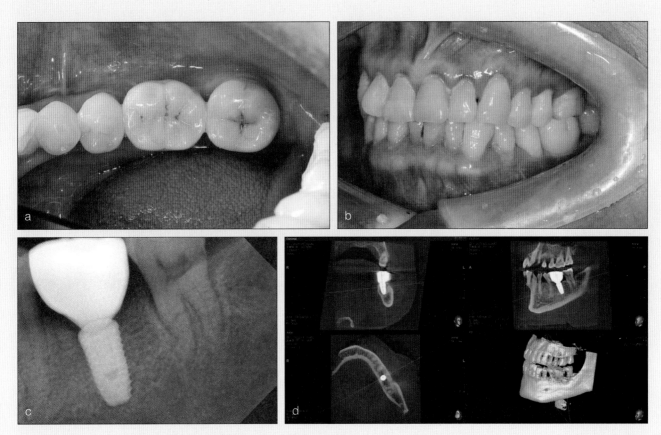

图2-12-13 （a~d）戴入最终修复体后的口内观及影像学检查。

病例13　钛条+骨柱技术解决上颌颊侧骨吸收

● **病例信息**

患者，女，52岁。右上后牙咀嚼无力、不适，为求治疗就诊。

口内检查显示16松动Ⅲ度，叩痛（+）。探诊无出血，牙周袋约10mm，影像学检查显示大面积根尖暗影（图2-13-1）。

● **治疗计划**

拔除16、17，行拔牙创位点保存，放置胶原蛋白后水平交叉褥式缝合。愈合7周后早期种植+骨柱植骨。

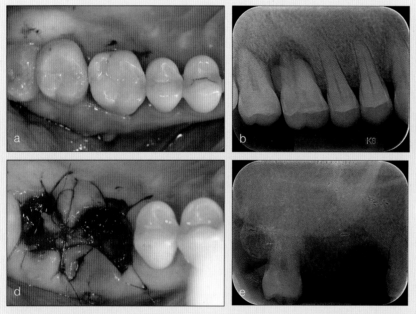
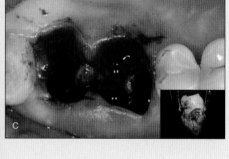

图2-13-1　（a~e）术前患者口内观及影像学检查显示16牙周情况差，波及17近中邻面，骨吸收严重，16松动Ⅲ度，牙周探诊检查牙周袋约10mm，探诊出血。

● **一期手术**（图2-13-2~图2-13-4）

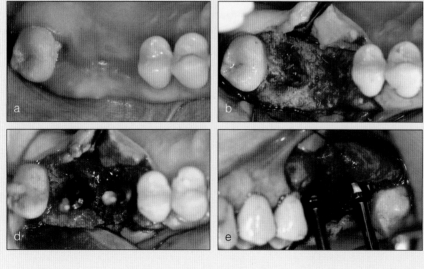
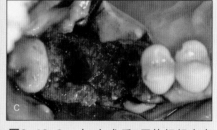

图2-13-2　（a）术后7周软组织愈合良好。（b）牙槽嵴凹陷吸收，设计牙槽嵴顶正中稍偏颊侧切口，14近中做过膜龈联合1~2mm的垂直切口，全厚瓣翻开，术区骨凹陷明显。（c）于种植位点用直径2.9mm/3.9mm的骨柱定位取骨钻提取骨柱。（d，e）16、17植入2颗4.5mm×10mm的登腾种植体，16位点远中及颊舌侧骨高度缺损。

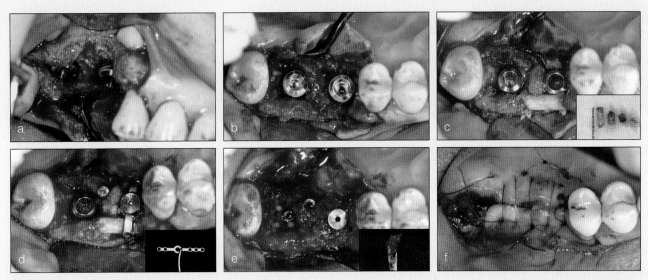

图2-13-3 （a~f）考虑种植生物学宽度，种植体植入深度参考理想修复外形龈缘顶点往下3~4mm，16、17之间颊侧U形骨缺损。以骨柱置于16种植位点颊腭侧及远中顺应颊侧骨弓轮廓，用0.35mm厚度双侧钛条预弯后将固定帽拧入种植体固定，远中骨壁骨柱用直径1.3mm、长度6mm的骨钉固定，用手动刮骨器刮取种植位点颊侧骨屑置入跳跃间隙，为了便于切口关闭，拔除18，同时骨膜减张后用5-0尼龙线间断+水平向褥式无张力缝合。

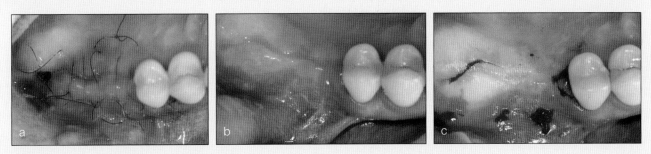

图2-13-4 （a）2周后拆线，创口愈合良好。（b，c）术后3个月软组织愈合情况良好。

● **二期修复**（图2-13-5~图2-13-11）

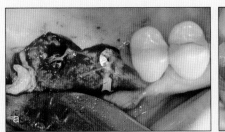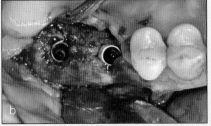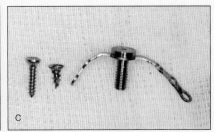

图2-13-5 （a~c）设计牙龈W形弧形切口并翻瓣，见16位点成骨情况饱满，拆卸固定帽及骨钉，更换愈合基台后用5-0尼龙线间断缝合关闭创口。

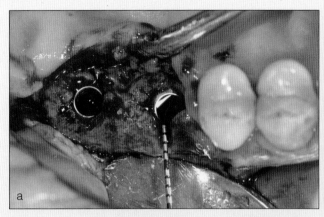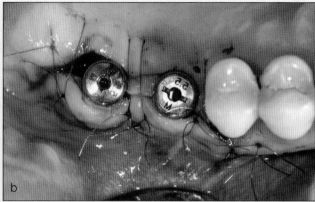

图2-13-6 （a，b）牙周探针测量16颊侧骨宽度为3mm，骨血管化良好，未见明显骨吸收。

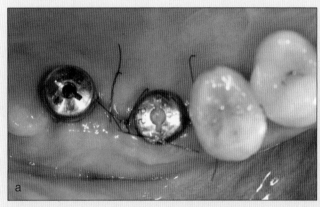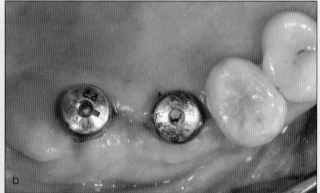

图2-13-7 （a，b）1周拆线，创口愈合良好。

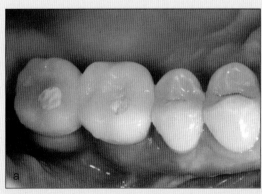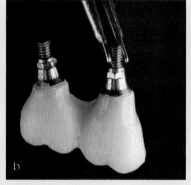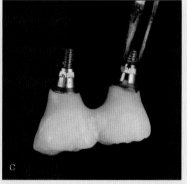

图2-13-8 （a~c）戴入树脂临时修复体塑形，16、17连接体之间打开外展隙。

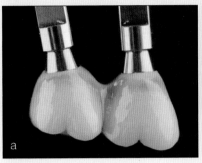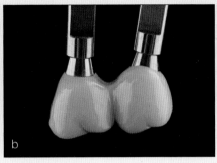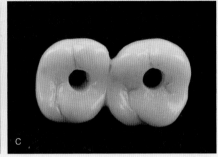

图2-13-9 （a~c）最终16、17非抗旋基台连冠修复。

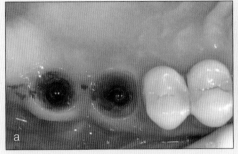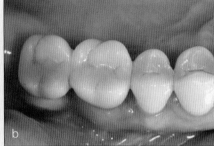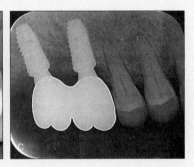

图2-13-10 （a~c）最终氧化锆连冠修复。

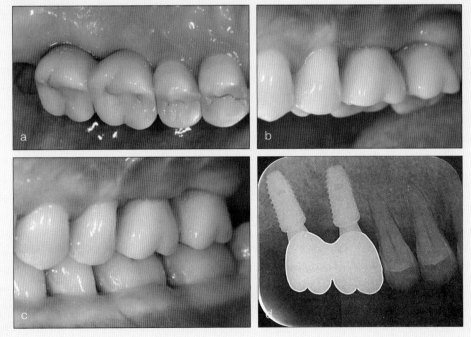

图2-13-11 （a~d）复查软硬组织稳定。

病例14 骨柱应用于上颌后牙早期种植

● **病例信息**

患者，男，60岁。左上颌后牙无法咬物数月就诊，要求检查。

口内检查显示26骀面充填物部分脱落（图2-14-1a），颊侧黏膜处见瘘管口（图2-14-1b），松（－），叩（＋）。影像学检查显示26根管治疗后，大面积根尖暗影，近中颊根折裂（图2-14-1c，d）

● **治疗计划**

拟拔除患牙，愈合6~8周后，在骨愈合能力较强的时期，行26早期种植。

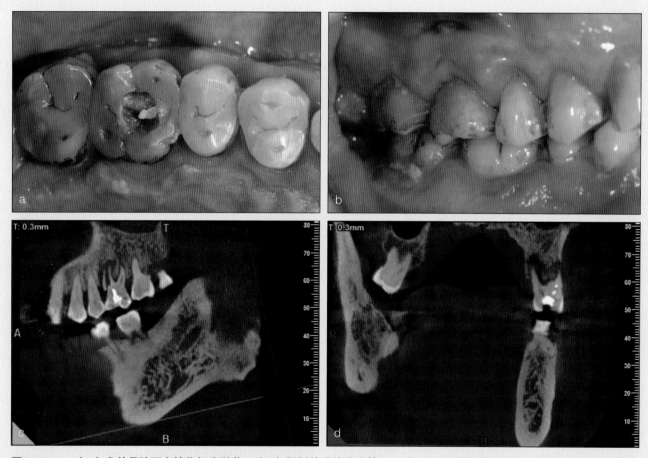

图2-14-1 （a）术前见骀面充填物部分脱落。（b）颊侧黏膜处见瘘管口。（c，d）影像学检查显示充填物达髓腔，不完善根管治疗，近中根折裂，大面积根尖暗影。

● 微创拔牙（图2-14-2，图2-14-3）

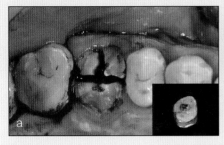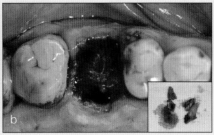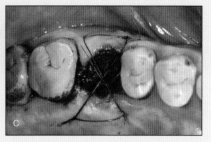

图2-14-2 微创拔牙。（a）将患牙截冠后分牙。（b）微创分根拔除患牙。（c）拔牙窝内填塞胶原蛋白海绵，用5-0尼龙线交叉缝合。

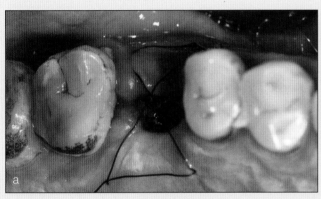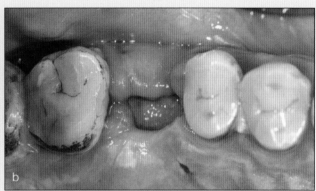

图2-14-3 （a，b）拔牙后2周拆线。

● 一期手术（图2-14-4～图2-14-10）

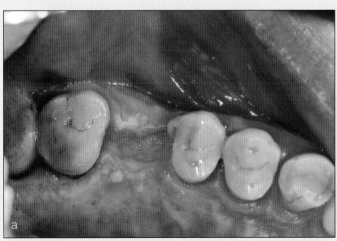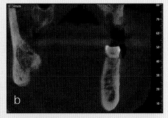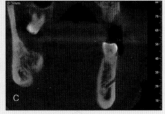

图2-14-4 拔牙术后6周。（a）见软组织愈合，牙槽嵴顶浅凹陷，附着龈宽度足。（b，c）CBCT显示颊腭侧均有骨缺损。

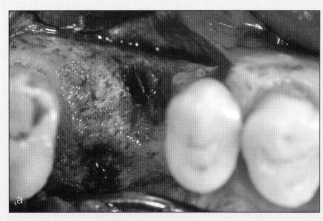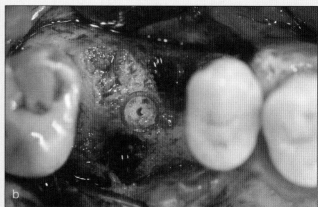

图2-14-5 （a）翻瓣，见颊腭侧均有骨缺损。（b）使用直径2.9mm/3.9mm的定位钻在种植体位点定位。

扫码观看视频2
26早期种植钛条固定骨柱颊
腭侧水平向＋垂直向骨增量

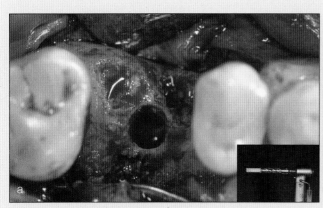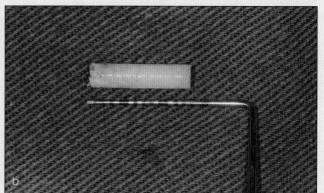

图2-14-6 （a，b）取出骨柱，长约13mm。

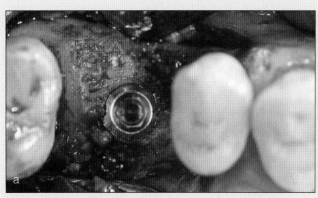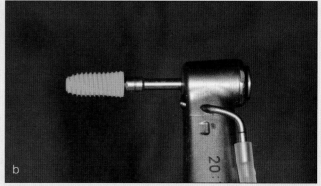

图2-14-7 （a，b）种植体植入。

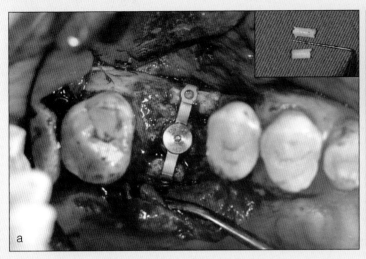
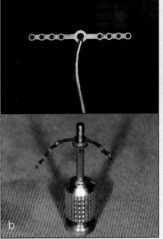

图2-14-8 （a）将骨柱一分为二，使用钛条（厚度1.5mm）固定。（b）提前预弯钛条，使其与骨弓轮廓契合，同时固定颊腭侧两段骨柱。钛条通过固定帽固定于种植体。

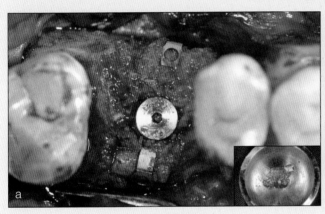
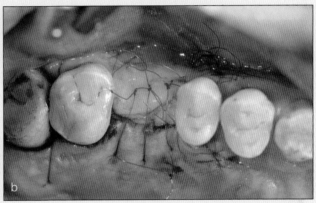

图2-14-9 （a）自体骨屑填塞骨柱空隙。（b）减张，用5-0尼龙线间断+水平向褥式严密缝合。

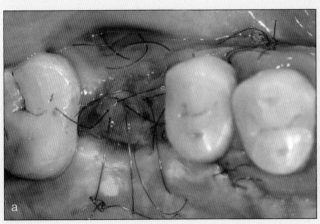
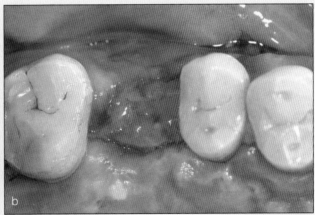

图2-14-10 （a，b）术后2周拆线前后，见创口一期愈合。

● **二期修复**（图2-14-11～图2-14-15）

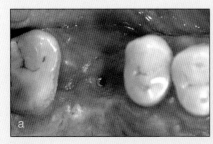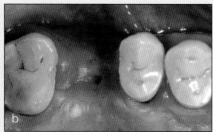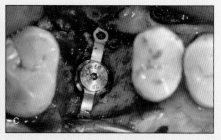

图2-14-11 （a）术后2个月，见钛条固定帽部分暴露，软组织未见炎症，局部消毒清洁，行口腔卫生宣教。（b，c）术后3个月，见基台暴露的范围进一步缩小。翻瓣后见钛条稳定，成骨质量佳。

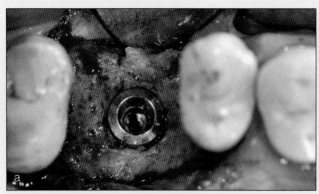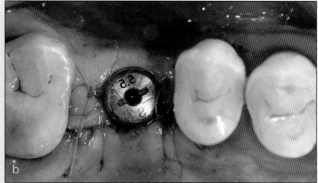

图2-14-12 （a）取下钛条及固定螺丝。（b）置入5.5mm×2mm的愈合基台，用5-0尼龙线间断缝合。

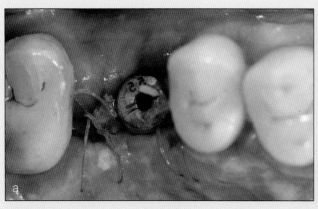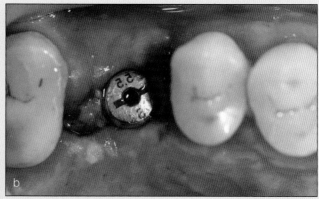

图2-14-13 （a，b）二期手术后2周，拆线前后。

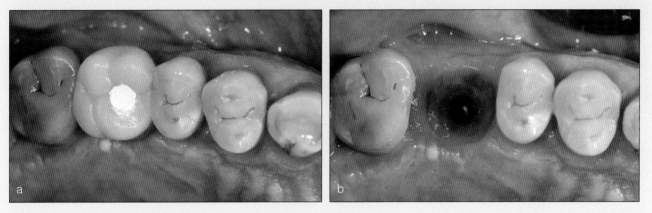

图2-14-14 （a，b）佩戴树脂临时牙1个月，进行穿龈袖口的塑形。

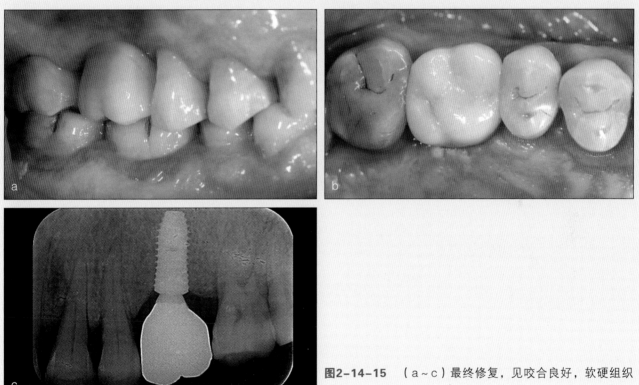

图2-14-15 （a~c）最终修复，见咬合良好，软硬组织稳定。

病例15 骨柱联合帐篷钉行左下颌后牙早期种植骨增量

● **病例信息**

患者，男，左下颌后牙咬合无力就诊。

口内检查显示34-36金属烤瓷桥，松动Ⅲ度，冠边缘不密合。影像学检查显示34、36根管治疗术后，大面积根尖暗影（图2-15-1）。

● **治疗计划**

拔除34、36，拔牙术后6~8周行缺失牙早期种植。

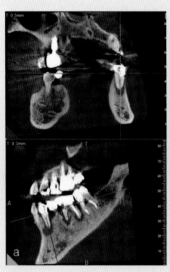
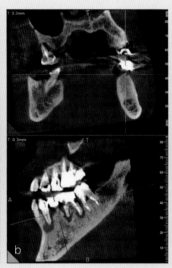
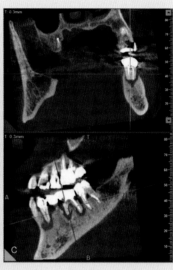

图2-15-1 （a~c）术前影像学检查。

● **一期手术**（图2-15-2~图2-15-6）

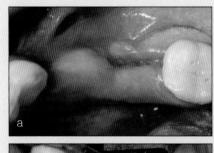
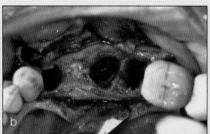
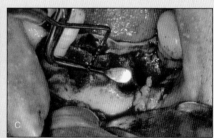
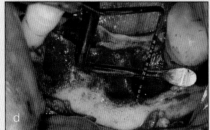
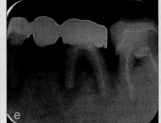
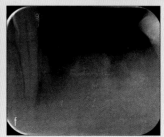

图2-15-2 （a）拔除患牙7周后翻瓣前口内观。（b~f）34位点骨高度缺失约7mm。

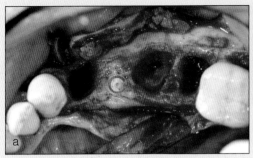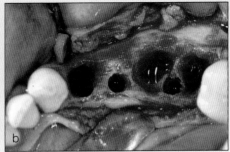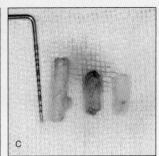

图2-15-3 （a～c）于34-36种植位点制取骨柱。

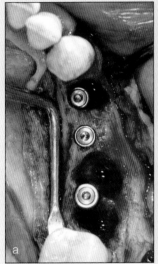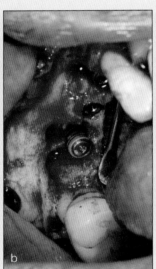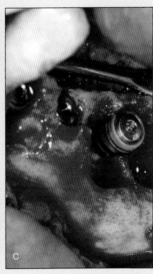

图2-15-4 （a～c）将种植体植入到理想的三维位置，可见种植体周围存在骨缺损。

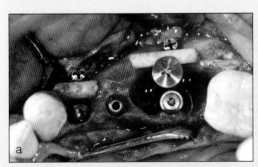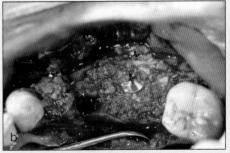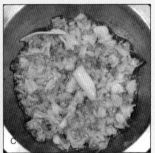

图2-15-5 （a）将所制取的骨柱以帐篷钉、骨钉固定于34、36种植位点颊侧。（b，c）17牙远中收集自体骨屑，覆盖于植骨间隙内。

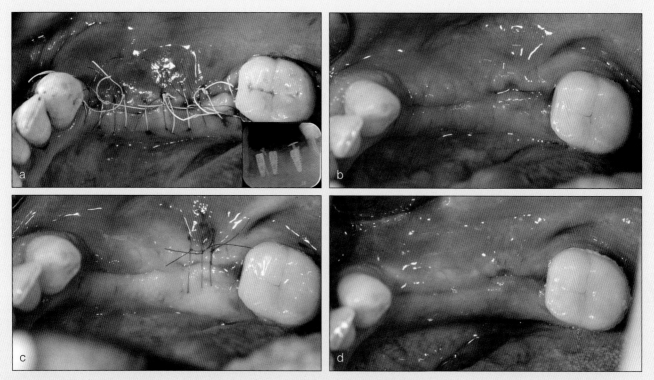

图2-15-6 （a）减张后用4-0 PTFE线和6-0尼龙线间断缝合。（b）术后2周拆线见36种植位点软组织有开裂缝线。（c）局部间断缝合。（d）2周后拆线一期愈合。

● **二期修复**（图2-15-7 ~ 图2-15-11）

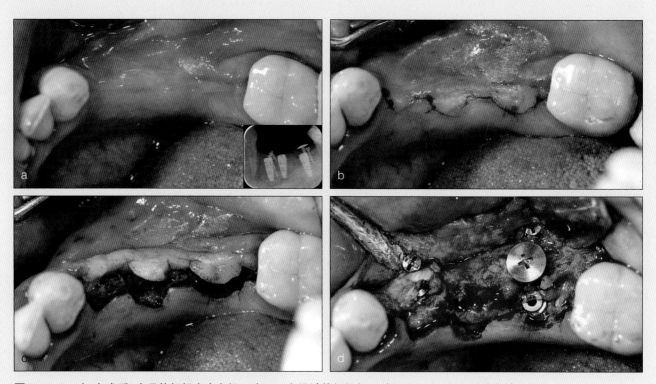

图2-15-7 （a）术后3个月软组织愈合良好。（b，c）设计软组织切口并翻瓣。（d）局部成骨情况良好。

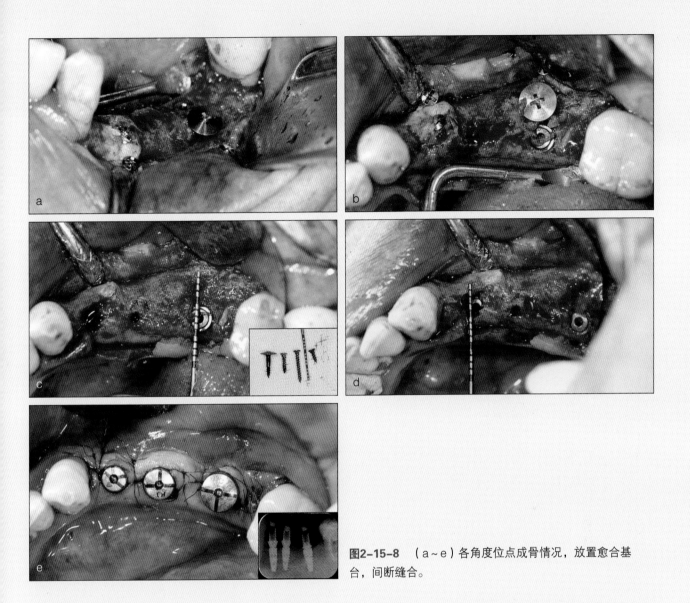

图2-15-8 （a～e）各角度位点成骨情况，放置愈合基台，间断缝合。

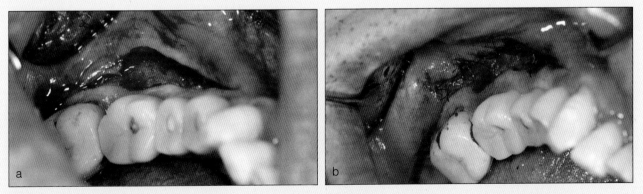

图2-15-9 制取模型戴牙后口内观，颊侧角化龈不足，为保持长期稳定，拟为患者行根向复位瓣角化龈增宽。（a～c）局部根向复位瓣，放置胶原蛋白，间断缝合。（d）表面覆盖胶原基质瓣。

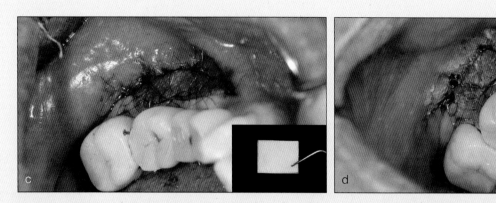

图2-15-9（续）

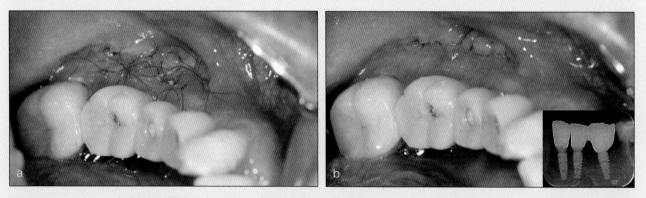

图2-15-10　（a，b）术后2周拆线愈合良好，X线片检查显示种植体稳定。

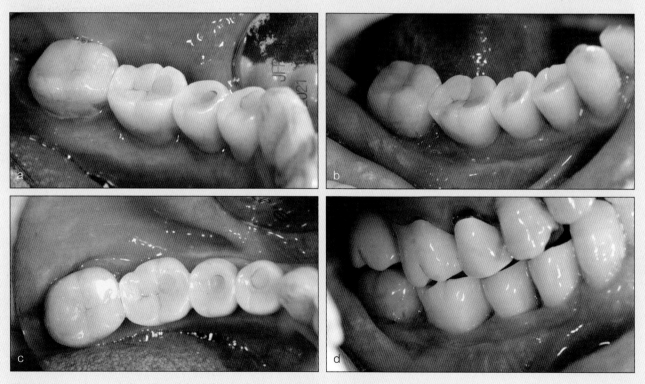

图2-15-11　（a~d）戴入最终修复体后的口内观，颊舌侧附着龈宽度理想，咬合关系良好。

病例16 个性化钛条固定多根骨柱应用于水平向骨增量

● 病例信息

患者，女，36岁。右上颌前牙拔除半年，就诊要求修复。

口内检查显示11、12缺失，唇侧骨弓轮廓凹陷，牙槽嵴顶软组织微红，质地稍软。术前CBCT显示缺牙区唇侧骨缺损，骨高度尚可（图2-16-1）。

● 治疗计划

患者缺牙区存在水平向和垂直向骨缺损，建议患者进行分阶段种植，通过骨片技术进行水平向及垂直向生物导向骨增量，4个月后再植入种植体。患者考虑费用及时间，要求简化治疗，拟采用多条骨柱、钛条固定的方式行种植同期水平向骨增量。

医嘱交代最终牙冠会稍长，患者知情并且签署知情同意书。

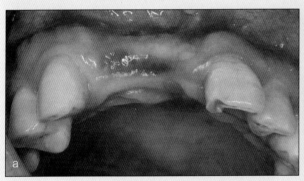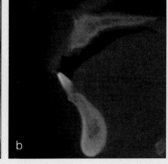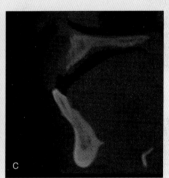

图2-16-1 （a）术前口内观。（b，c）影像学检查。

● 一期手术（图2-16-2~图2-16-8）

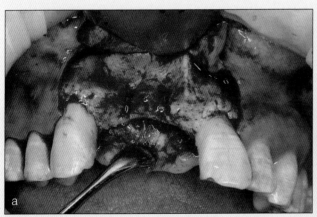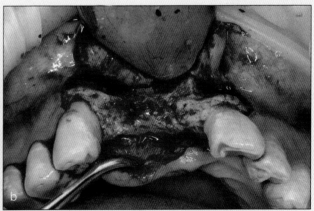

图2-16-2 （a，b）于13-21区域行牙槽嵴正中切开+加远中垂直切口，翻瓣，可见骨缺损。

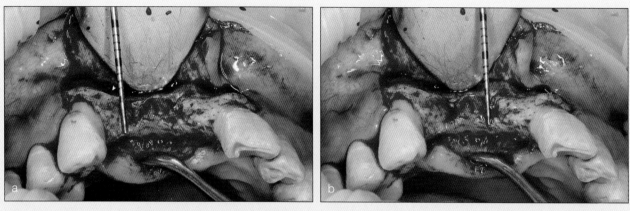

图2-16-3 （a，b）牙周探针测量可用骨宽度，12位点约4mm，11位点约3.5mm。

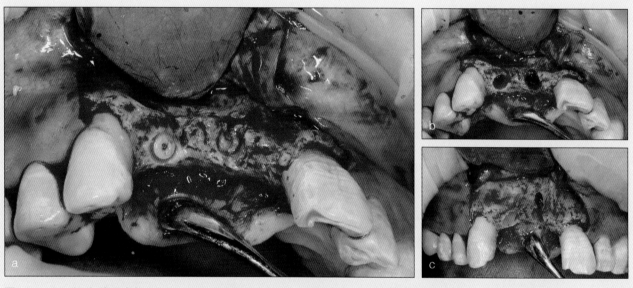

图2-16-4 （a）使用直径2.1mm/3.1mm的骨柱定位钻，分别于11、12拟种植位点进行骨柱定位，定深度为2mm。（b）骨柱取骨钻备洞12mm提取骨柱。（c）11处可见唇侧骨开窗约8mm。

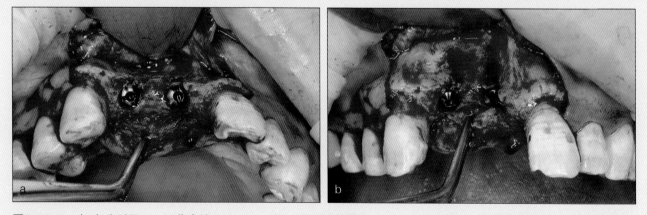

图2-16-5 （a）分别于11、12位点植入3.6mm×12mm的登腾种植体。（b）植入后可见11种植体唇侧约7mm螺纹暴露。

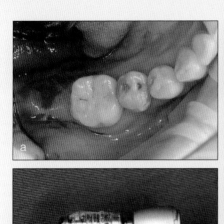
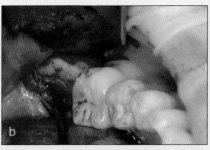
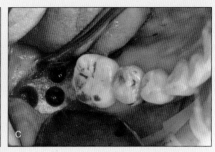
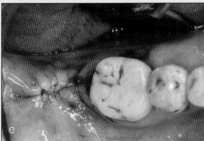

图2-16-6 （a）47缺失，软组愈合良好，拟利用该区域获取更多自体骨。（b）于47牙槽嵴顶切开翻瓣。（c）用直径2.9mm/3.9mm的骨柱定位钻定位，用2.9mm/3.9mm的骨钻取骨柱约8mm。（d）弹簧钻取自体骨屑。（e）用5-0尼龙线连续缝合。

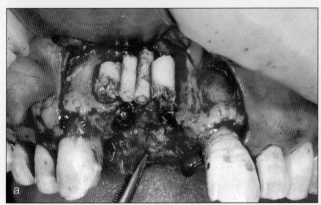
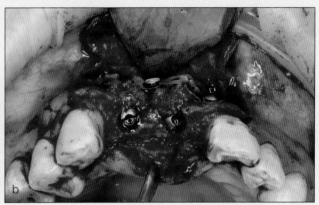

图2-16-7 （a）唇侧竖直并列放置4根骨柱，中间2根直径2.1mm，近远中2根直径为2.9mm。（b）将宽度2mm、厚度0.15mm钛条平行于唇侧放置，11、12唇侧中间通过直径1.3mm、长度6mm骨钉垂直固定，钛条近远中端使用膜钉固定。

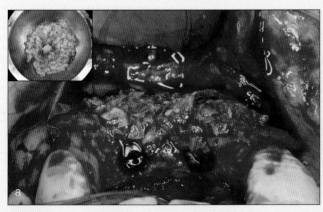
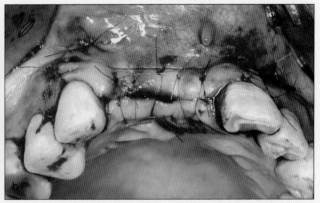

图2-16-8 （a）将收集到的骨屑覆盖于骨柱间隙及表面。（b）用5-0尼龙线间断+水平向褥式缝合。（c，d）术后即刻影像学检查。

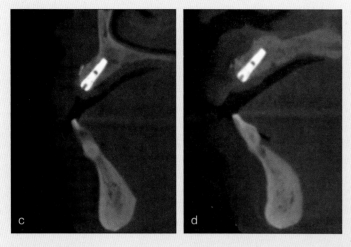

图2-16-8（续）

● **二期修复**（图2-16-9～图2-16-13）

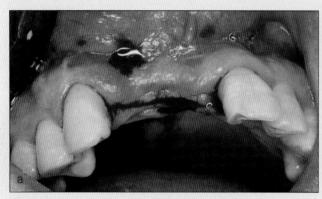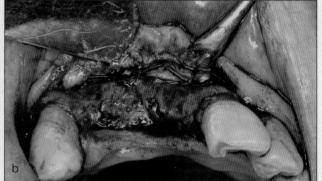

图2-16-9 （a，b）种植术后3个月，软组织愈合良好，骨弓轮廓饱满，行二期手术，正中切开翻瓣，见成骨良好。

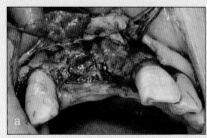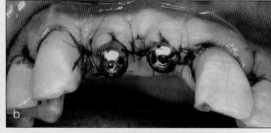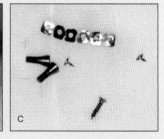

图2-16-10 （a～c）取下钛条、骨钉、膜钉，置入愈合基台，用5-0尼龙线间断缝合。

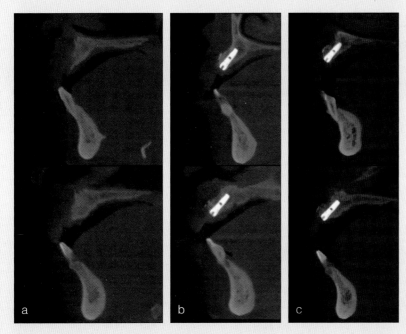

图2-16-11 （a~c）术前、术后即刻、术后3个月的影像学检查对比图。

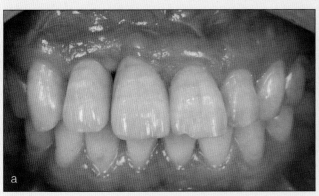

图2-16-12 （a，b）最终修复体戴入后的口内观。

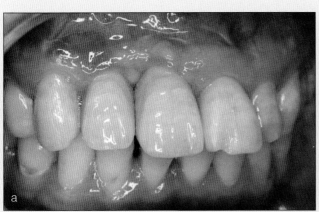

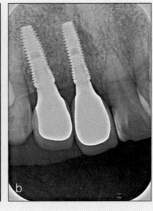

图2-16-13 （a，b）半年复查的口内观及影像学检查，见软硬组织稳定，11、12龈方三角间隙充盈，红白美学协调。

（三）骨柱应用于延期种植

骨柱应用于延期种植具有明显的优势，即充分利用愈合后的种植位点骨量，无须开辟第二术区。并且由于骨愈合良好，可以相对容易地取出理想的骨柱。骨柱不仅可以用于简单的轮廓扩增，还可以用于前牙及后牙的水平向+垂直向骨增量。如前文所述，根据骨增量PASS原则，骨柱的稳定对于成骨质量的影响很大，笔者最初使用骨钉来固定骨柱，效果良好，但是对于初级种植医生来说需要经较长时间的学习和反复练习才能掌握，因此笔者又发明的钛条法骨柱固定，使得技术敏感性大大降低。我们将通过病例17～病例31来阐述骨柱应用于延期种植。

病例17　骨柱应用于上颌前磨牙延期种植的轮廓扩增

● **病例信息**

患者，女，30岁。上颌后牙缺失数年。

口内检查显示14缺失，唇侧骨板明显凹陷，软组织愈合情况良好，附着龈宽度充足（图2-17-1）。

● **治疗计划**

拟进行14种植修复，利用种植位点取自体骨柱修复颊侧骨板的凹陷。

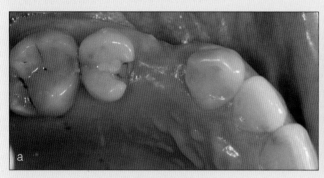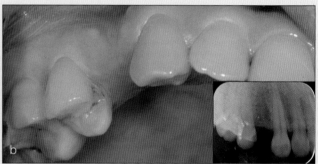

图2-17-1　术前口内观及影像学检查。（a，b）14缺失，软组织愈合情况良好，附着龈宽度充足，近远中修复间隙充足，颊侧骨板凹陷。

● **一期手术**（图2-17-2～图2-17-7）

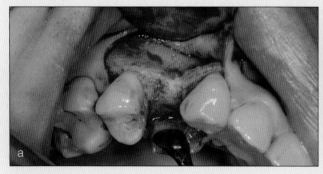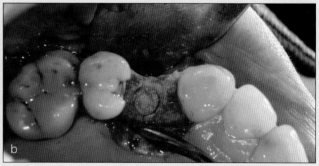

图2-17-2　（a）缺牙区切开翻瓣，见唇侧骨凹陷。（b）种植位点用直径2.5mm/3.5mm的骨柱定位钻进行骨柱定位。

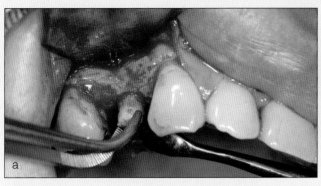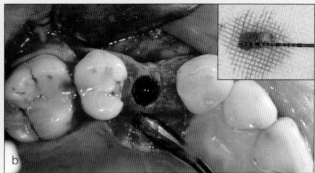

图2-17-3 （a，b）取出完整的骨柱长度约8mm。

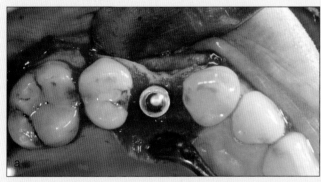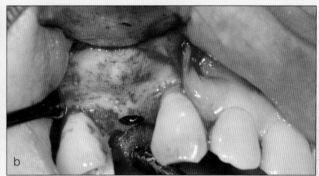

图2-17-4 （a，b）植入4.0mm×10mm的B&B种植体，可见唇侧骨板菲薄，种植体颈中部螺纹暴露。

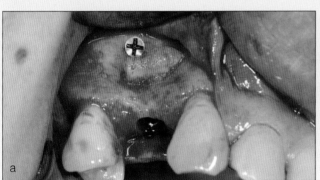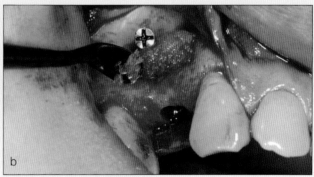

图2-17-5 （a）唇侧骨板凹陷处放置骨柱，用1.3mm×6mm的骨钉固定。（b）刮取少量自体骨屑，填塞间隙。

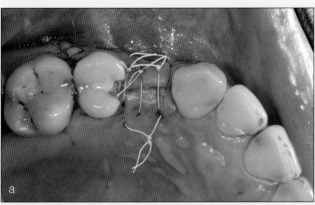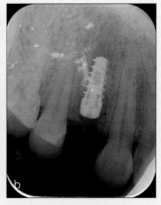

图2-17-6 （a）用4-0 PTFE线和6-0尼龙线，间断+水平向褥式缝合。（b）术后即刻X线片。

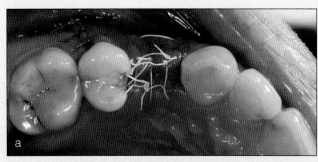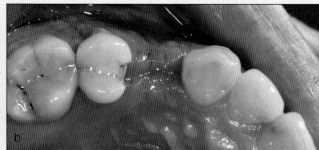

图2-17-7 术后10天拆线，软组织一期愈合。（a）拆线前。（b）拆线后。

● **二期修复**（图2-17-8～图2-17-10）

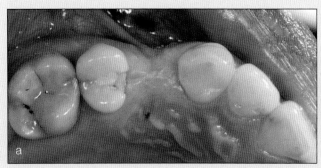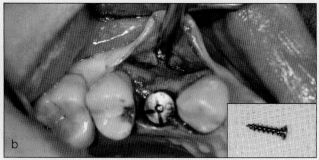

图2-17-8 （a）一期种植术后3个月，软组织愈合良好。（b）切开翻瓣，见钛钉稳定在位，超出骨弓轮廓外的骨柱部分吸收。

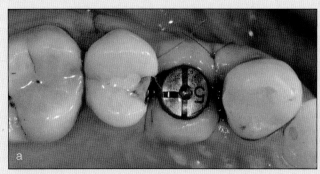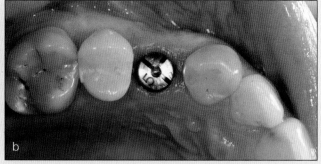

图2-17-9 （a）安放愈合基台，用5-0尼龙线间断缝合。（b）二期术后7天拆线，软组织愈合良好，骨弓轮廓饱满。

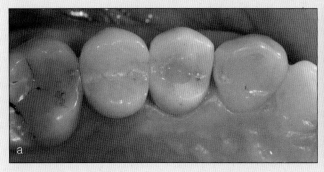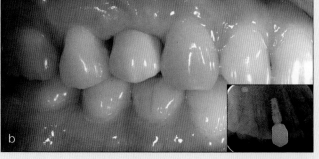

图2-17-10 正式修复体戴入后效果，软硬组织轮廓良好，咬合关系良好。（a）戴牙后𬌗面观。（b）戴牙后颊侧观及即刻X线片。

病例18 骨柱应用于上颌前牙延期种植（一）

● 病例信息

患者，女，41岁。上下颌多颗牙缺失数年。

口内检查显示22、24、36缺失。影像学检查显示22唇侧骨板明显凹陷，骨宽度不足（图2-18-1）。

● 治疗计划

本病例22、24、36缺失，其中22缺牙区唇侧骨板凹陷，利用22、24、36种植位点取骨柱。术式高效、微创，同时也获取了充足的自体骨。

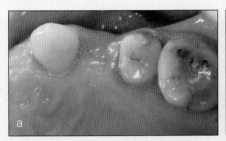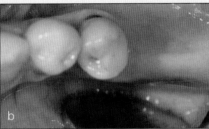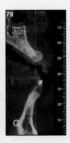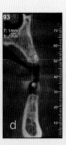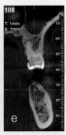

图2-18-1 （a，b）术前检查殆面观。（c~e）影像学检查。

● 一期手术（图2-18-2~图2-18-8）

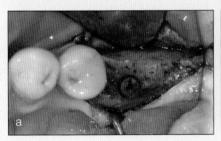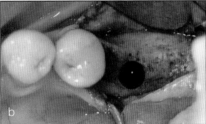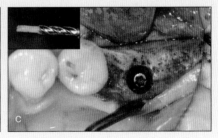

图2-18-2 （a，b）36缺牙区牙槽嵴顶切开翻瓣，于种植位点定位后取骨柱。（c）植入种植体。

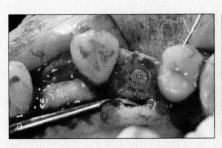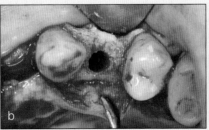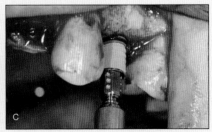

图2-18-3 （a，b）24常规备洞。（c）植入种植体。

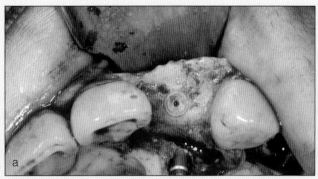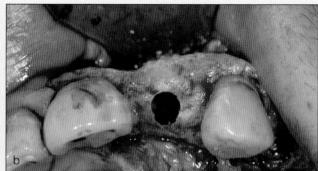

图2-18-4　（a，b）22种植位点取骨柱。

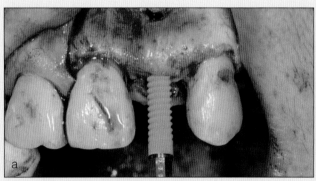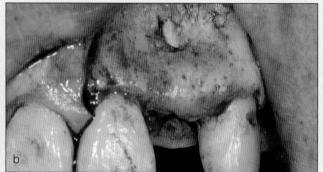

图2-18-5　（a，b）植入种植体后见唇侧骨缺损。

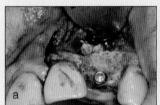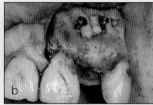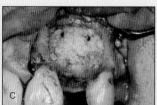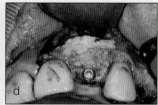

图2-18-6　（a～d）将26及22种植位点所取出的骨柱竖直并排放置骨开裂位置，用直径1.3mm、长度4mm的骨钉近远中加压固，覆盖自体骨屑。

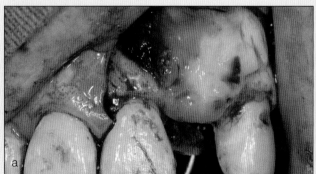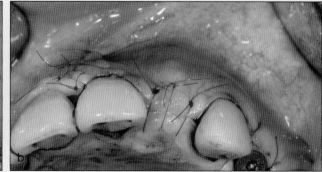

图2-18-7　（a，b）覆盖PRF膜，无张力严密缝合。

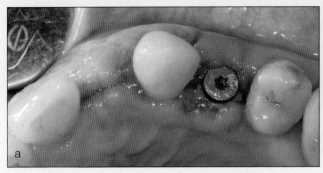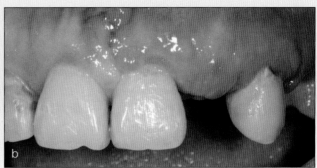

图2-18-8　（a，b）术后2周拆线，创口一期愈合。

● **二期修复**（图2-18-9～图2-18-13）

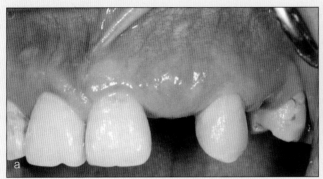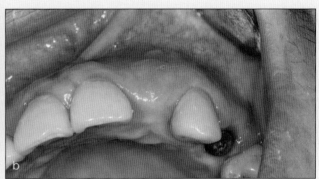

图2-18-9　（a，b）术后4个月，骨弓轮廓饱满。

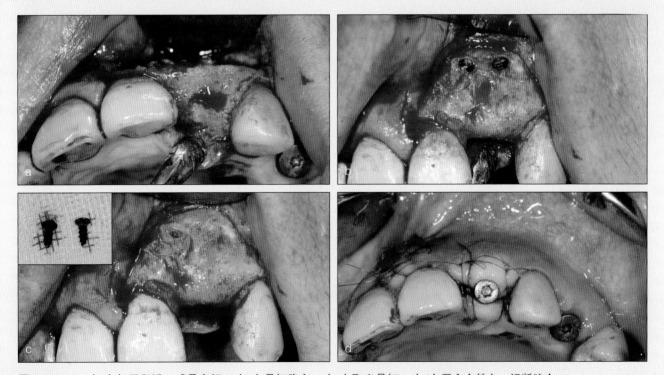

图2-18-10　（a）切开翻瓣，成骨良好。（b）骨钉稳定。（c）取出骨钉。（d）置愈合基台，间断缝合。

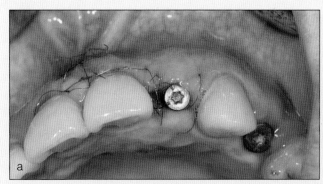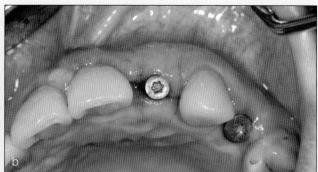

图2-18-11 （a，b）二期术后2周拆线。

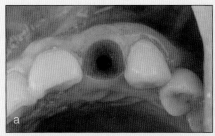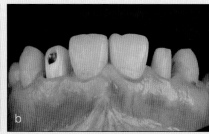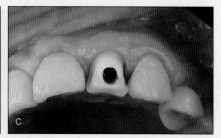

图2-18-12 （a）穿龈袖口塑形完成。（b，c）试戴个性化氧化锆基台，12全冠预备。

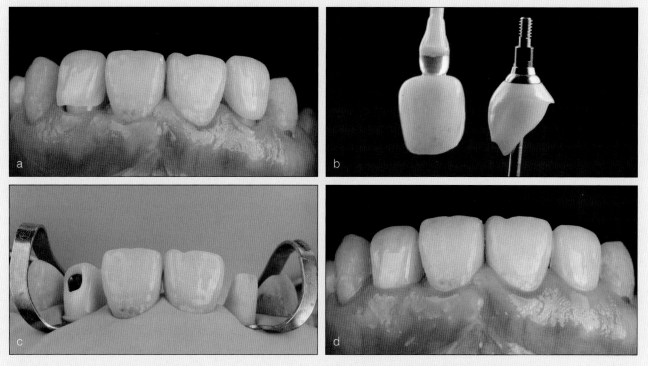

图2-18-13 （a~d）戴入最终修复体，获得良好的红白美学效果（感谢北京佳依美皓医疗器械有限公司）。

病例19 骨柱应用于前牙水平向骨增量

● **病例信息**

患者，女，43岁。前牙缺失，影响美观，要求种植修复。

口内检查显示31、41缺失，骨弓轮廓塌陷，附着龈宽度可（图2-19-1）。

● **治疗计划**

拟在种植位点取骨柱，于种植同期利用骨柱进行水平向的骨增量。

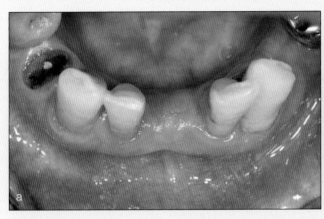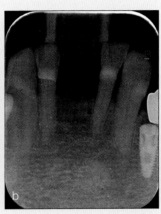

图2-19-1 （a，b）术前口内观及影像学检查。

● **一期手术**（图2-19-2～图2-19-5）

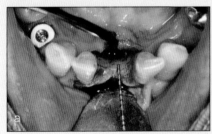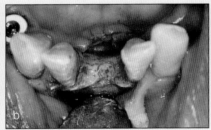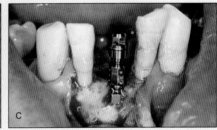

图2-19-2 （a，b）翻瓣后见水平向骨缺损，种植位点牙槽嵴顶骨宽度约3mm，用直径2.1mm/3.1mm的骨柱定位钻进行骨柱定位。（c）植入3.3mm×12mm的Straumann骨水平种植体后见螺纹部分暴露。

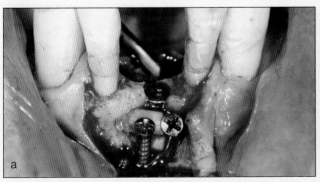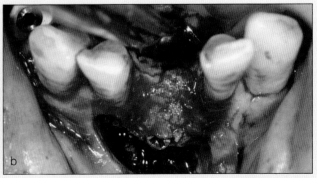

图2-19-3 （a，b）将种植位点提取的骨柱拆分成两段，并列水平放置于颊侧骨缺损区，用直径1.3mm、长度8mm的骨钉正中颊侧偏根方加压固定，另用直径1.3mm、长度4mm的骨钉在骨柱侧面辅助固定。

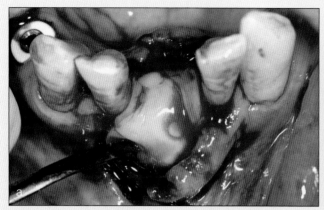
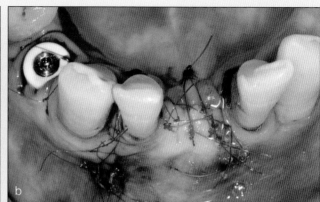

图2-19-4 （a）覆盖PRF膜。（b）减张后严密缝合。

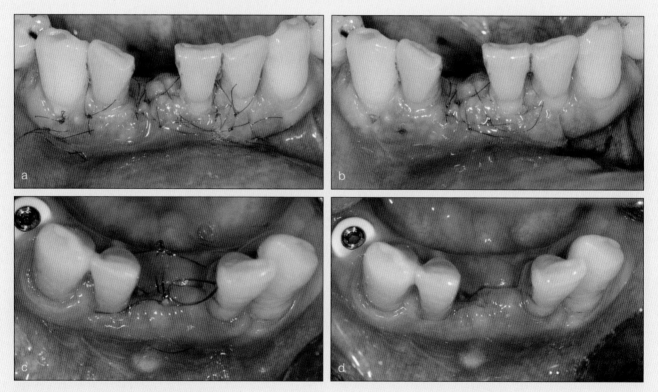

图2-19-5 （a~d）7~10天分阶段拆线。

● 二期修复（图2-19-6～图2-19-8）

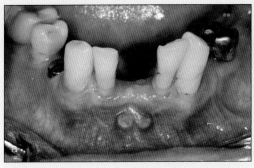
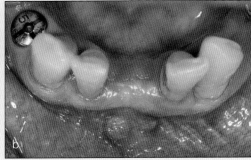
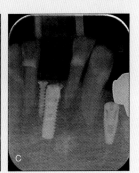

图2-19-6 （a～c）下前牙种植术后3个月。

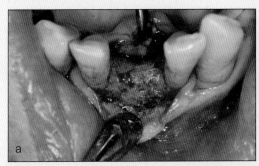
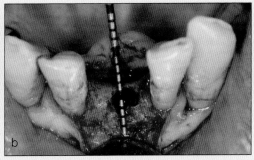
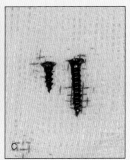

图2-19-7 （a～c）翻瓣，见成骨质量佳、骨钉稳定，取下骨钉，种植体颊侧骨量充足。

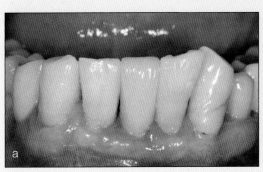
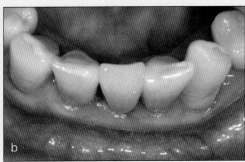
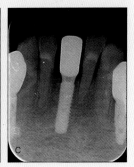

图2-19-8 （a～c）戴入最终修复体，软硬组织健康，轮廓饱满。

病例20　骨柱应用于上颌前牙延期种植（二）

● **病例信息**

患者，女，33岁。正畸治疗，因左上颌前牙缺失就诊。

口内检查显示23缺失，近远中间隙较宽，CBCT显示23骨高度充足，骨宽度不足约4mm（图2-20-1）。

● **治疗计划**

41、42缺牙区牙槽骨宽度不足，唇侧骨板低于腭侧骨板，在水平向和垂直向均有骨缺损，对于此类斜坡状的牙槽嵴顶，可以采用种植体骨下种植来避免种植体的暴露，然而这也会造成临床冠根比失调，在骨高度不足的情况下也不适用。该病例使用骨柱固定于唇侧骨缺损处，更好地维持了成骨空间，加上自体骨屑的使用，弥补了唇侧水平向和垂直向骨量的不足，最终实现较饱满的骨弓轮廓和良好的修复效果。

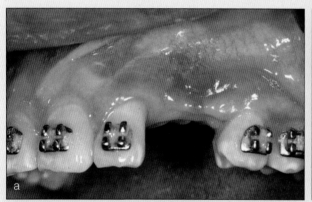
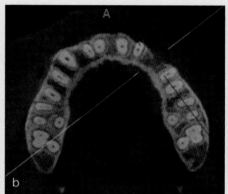
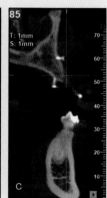
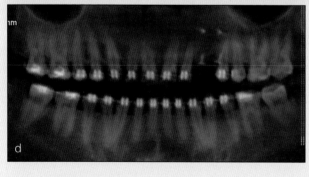

图2-20-1 （a～d）术前口内观及影像学检查，23缺失，近远中间隙较宽，骨弓轮廓欠佳；术前CBCT显示可用骨量不足。

● 一期手术（图2-20-2～图2-20-10）

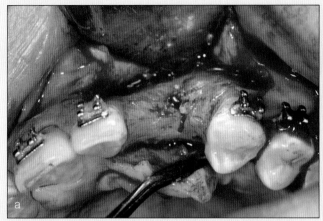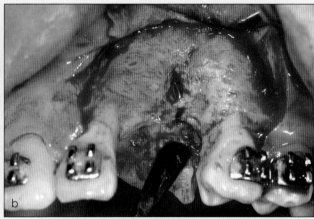

图2-20-2 （a，b）于23缺牙区牙槽嵴顶切开，22近中及24远中颊侧垂直切口，切开翻瓣后唇侧观，颊侧明显骨缺损。

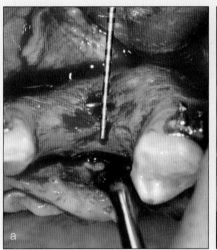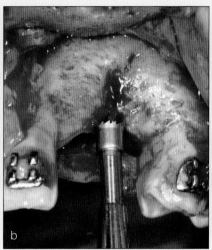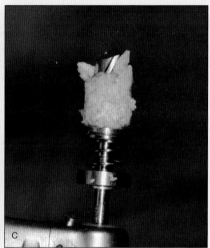

图2-20-3 （a～c）测量23骨宽度5mm，于种植位点取骨柱。

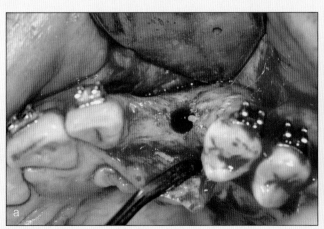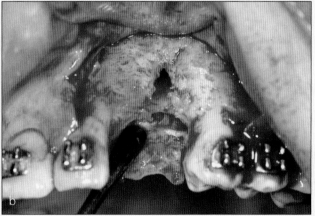

图2-20-4 （a，b）取出骨柱行种植窝洞预备。种植窝洞预备后，唇侧见骨缺损。

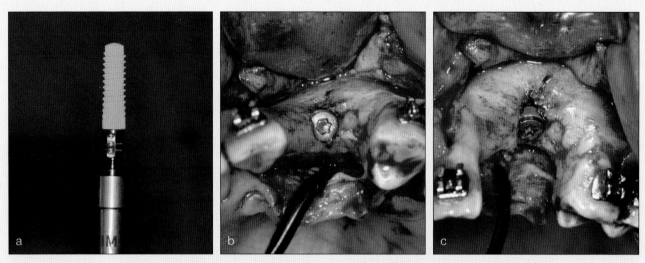

图2-20-5 （a~c）植入3.3mm×12mm的Straumann BL种植体，种植体唇侧部分暴露。

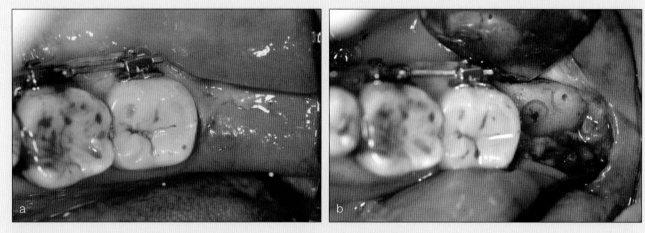

图2-20-6 （a）拟于下颌第三磨牙区取骨柱。（b）下颌第三磨牙区骨柱预备。

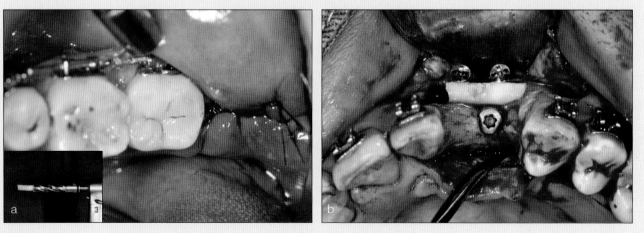

图2-20-7 （a）取出的骨柱，供区严密缝合。（b）于23唇侧骨缺损处固定骨柱。

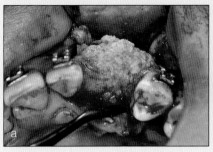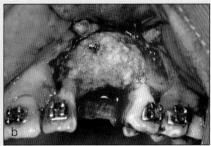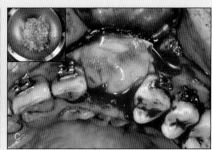

图2-20-8 （a~c）覆盖自体骨屑及PRF膜。

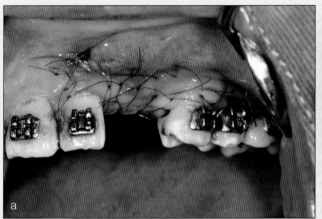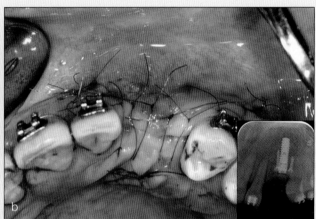

图2-20-9 （a，b）无张力严密缝合。

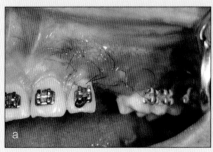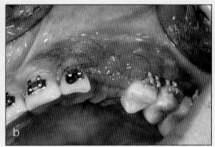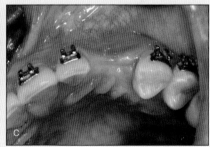

图2-20-10 （a，b）术后10天拆线。（c）术后3个月，23骨弓轮廓维持良好。

● **二期修复**（图2-20-11～图2-20-16）

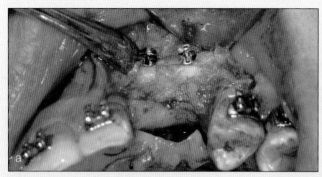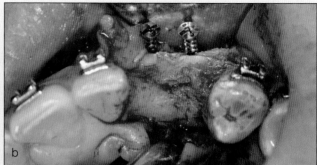

图2-20-11 （a，b）切开翻瓣，钛钉固定良好，种植体唇侧成骨良好。

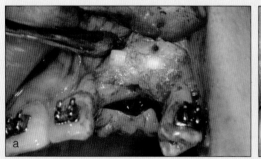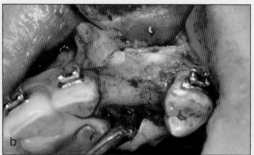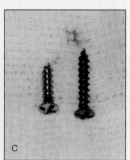

图2-20-12 （a～c）取出2枚钛钉。

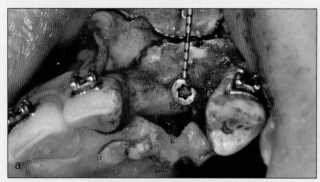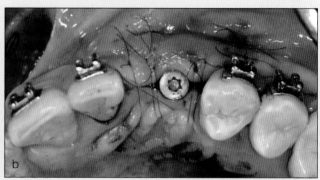

图2-20-13 （a）放置愈合基台。（b）缝合。

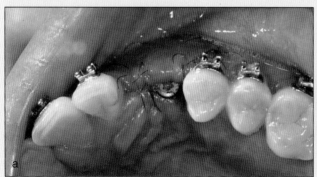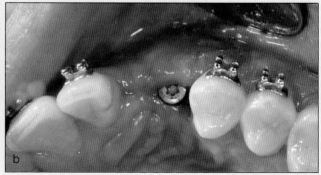

图2-20-14 （a，b）术后10天拆线。

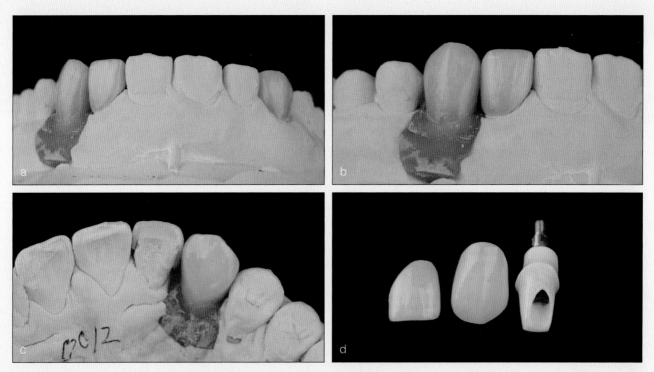

图2-20-15 （a~d）22、23、13最终修复体。23使用个性化全瓷基台行粘接固位，为更好地分配23近远中间隙，22选择微创瓷贴面修复。

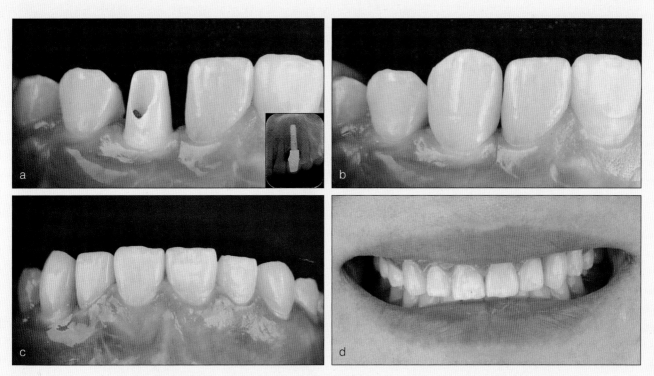

图2-20-16 （a~d）戴入最终修复体，红白美学效果良好，软硬组织丰满（感谢北京佳依美皓医疗器械有限公司）。

病例21　骨柱应用于水平向骨缺损

● **病例信息**

患者，男，30岁。右上颌后牙缺失4个月，要求种植修复。

术前检查示16缺失，牙槽嵴欠丰满，颊侧轮廓凹陷，窦底剩余骨量充足，缺牙间隙、咬合间隙尚可（图2-21-1）。

● **治疗计划**

患者16缺失，颊侧存在骨缺损，剩余骨量满足种植体植入的需要，可以在种植位点取出骨柱与自体骨，用于颊侧骨缺损的重建，并且同期完成种植，提高治疗可预期性的同时减少了患者的手术次数。

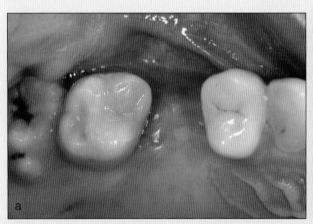
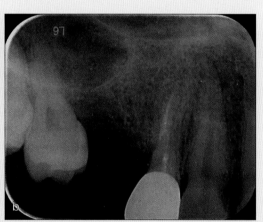

图2-21-1 （a）术前口内观。（b）影像学检查。

● **一期手术**（图2-21-2～图2-21-7）

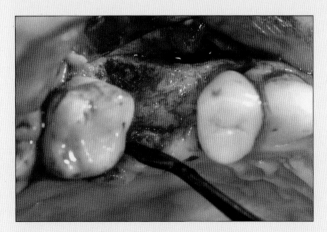
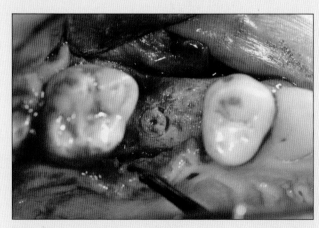

图2-21-2 翻瓣后，可见颊侧水平向骨缺损。

图2-21-3 于种植位点，用直径2.9mm/3.9mm的骨柱定位钻进行骨柱定位。

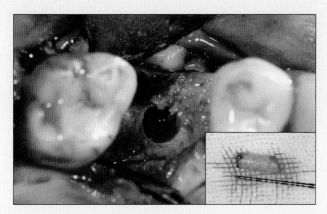

图2-21-4　取下1根8mm骨柱。

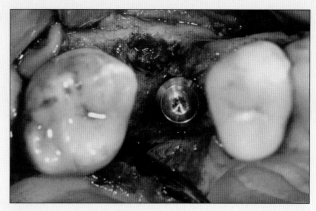

图2-21-5　植入4.8mm×10mm的Straumann软组织水平种植体。

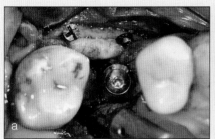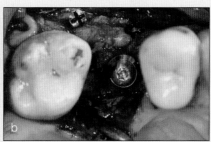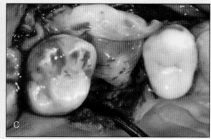

图2-21-6　（a）使用1.6mm×4mm骨钉2枚，于骨缺损处固定骨柱。（b）间隙填塞自体骨屑，共进行4mm水平向骨增量。（c）覆盖PRF膜。

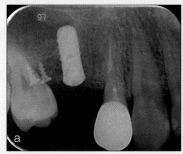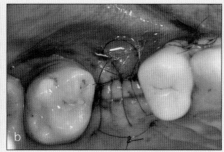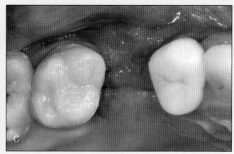

图2-21-7　（a）术后即刻X线片。（b）术区充分减张后一期关闭创口（用5-0及6-0尼龙线，间断+水平向褥式缝合）。（c）2周后拆线，可见创口一期愈合。

● **二期修复**（图2-21-8～图2-21-17）

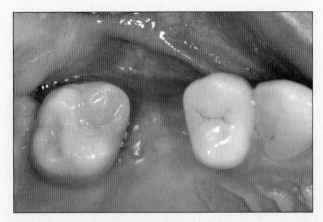

图2-21-8　术后3个月，愈合良好。

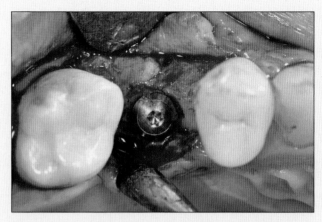

图2-21-9　二期术中，术区成骨质量好，骨钉稳定。

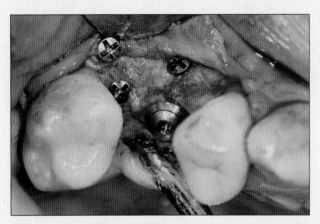

图2-21-10　二期术中，翻瓣后颊侧观。

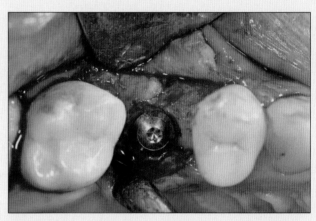

图2-21-11　去除骨钉后，成骨质量好，骨缺损区域的重建效果理想。

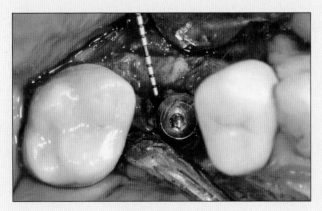

图2-21-12　骨柱几乎无吸收（与术后即刻比，仍为4mm颊侧骨增量）。

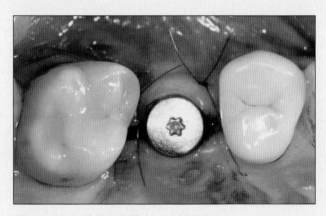

图2-21-13　放置愈合基台，间断缝合。

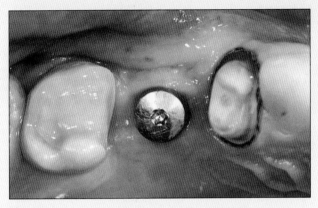

图2-21-14 二期手术后1个月取模，软组织愈合良好，16嵌体预备，14桩核冠预备后即刻。

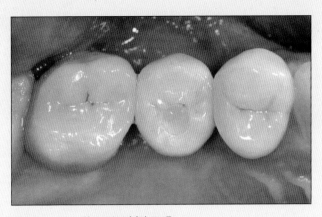

图2-21-15 戴牙后即刻骀面观。

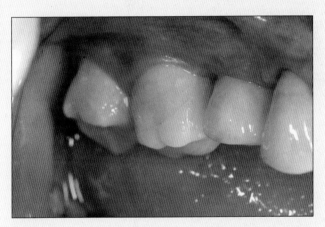

图2-21-16 戴牙后即刻颊侧观，软组织轮廓饱满，红白美学协调。

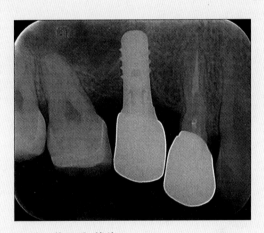

图2-21-17 戴牙后X线片。

● 讨论

　　本病例使用骨柱技术在种植体植入即刻重建颊侧的骨组织缺损，不开辟第二术区，不使用额外的生物材料。完全使用患者的自体骨，血管化快、成骨质量好；在骨弓轮廓内使用自体骨重建骨缺损，骨吸收率极低、可预期性强，同时降低了患者的治疗时间、成本。

病例22　骨柱应用于下颌后牙水平向骨增量（一）

● **病例信息**

患者，女，70岁。左下颌后牙缺失要求种植修复。

口内检查显示35、36缺失，颊侧骨凹陷吸收，附着龈宽度3~4mm，术前CBCT显示35可用骨宽度约3.5mm，36可用骨宽度4mm（图2-22-1）。

● **治疗计划**

35、36种植修复，同期使用骨柱技术行水平骨增量。

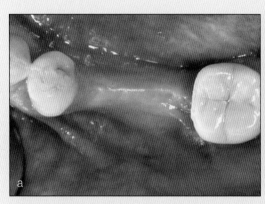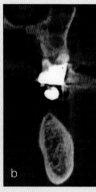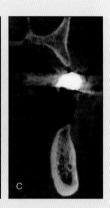

图2-22-1　（a）术前口内观。（b，c）影像学检查。

● **一期手术**（图2-22-2~图2-22-5）

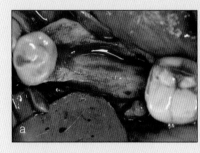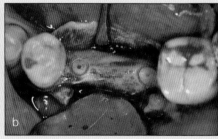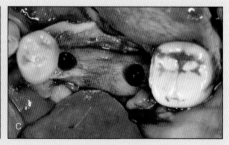

图2-22-2　（a）切开翻瓣。（b，c）35种植位点用2.1mm/3.1mm的骨柱定位钻定位，2.1mm/3.1mm的骨柱取骨钻取骨柱；36种植位点用2.9mm/3.9mm的骨柱定位钻定位，2.9mm/3.9mm的骨柱取骨钻取骨柱。

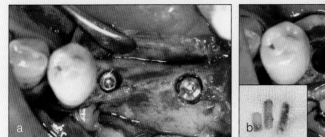
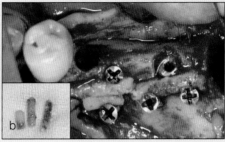
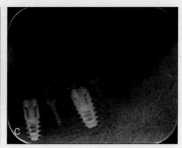

图2-22-3 （a~c）35植入3.8mm×9mm的西泰克种植体，用6mm、4mm的骨钉交替固定。36植入4.3mm×9mm的种植体，用6mm、4mm的骨钉颊侧固定。

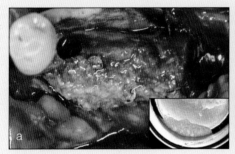
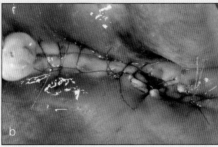
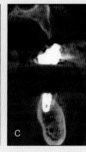
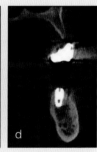

图2-22-4 （a）骨柱与种植体间隙填塞自体骨屑。（b）用5-0尼龙线连续锁边缝合，近中间断缝合。（c，d）术后即刻影像学检查。

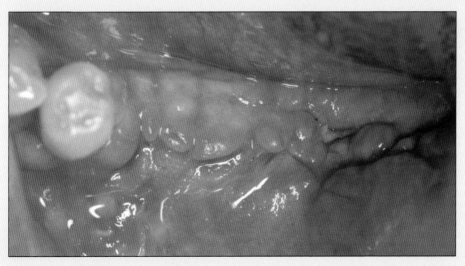

图2-22-5 2周拆线，创口一期愈合。

● **二期修复**（图2-22-6～图2-22-16）

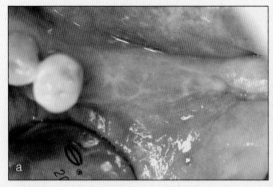
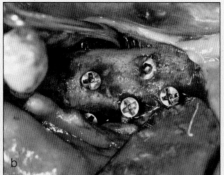
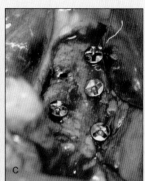

图2-22-6 （a～c）3个月后种植二期，35、36颊侧成骨良好。

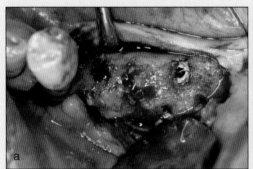
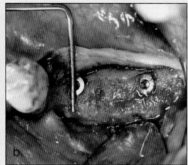
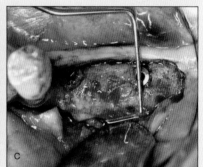

图2-22-7 （a～c）翻瓣，取下骨钉，见35、36颊侧平均宽度增加3mm。

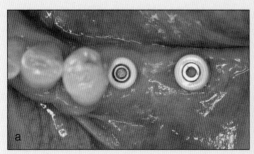
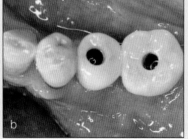
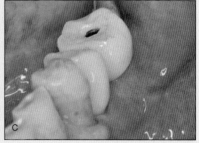

图2-22-8 （a～c）戴临时冠，牙龈塑形，颊侧附着龈宽度不足。

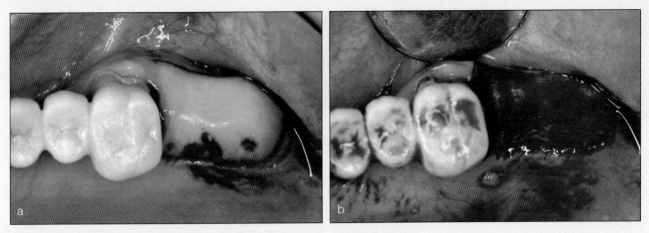

图2-22-9　（a）于27、28牙槽嵴顶取游离龈瓣。（b）行35、36附着龈增宽。

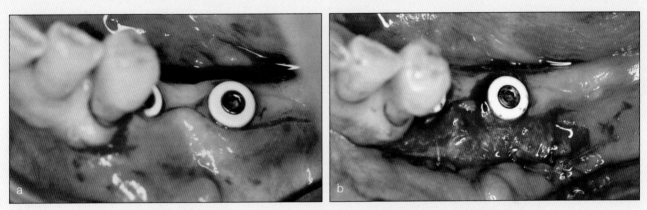

图2-22-10　（a，b）35、36颊侧翻半厚瓣，根向复位，用5-0可吸收缝线垂直向+水平向褥式缝合固定。

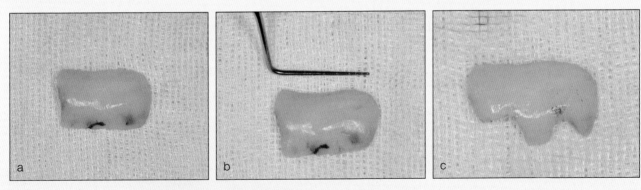

图2-22-11　（a~c）修剪游离龈瓣外形，吻合临时冠。

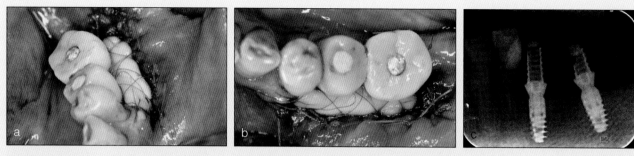

图2-22-12　（a～c）用6-0尼龙线间断+水平交叉褥式缝合固定游离龈瓣，戴入临时冠。

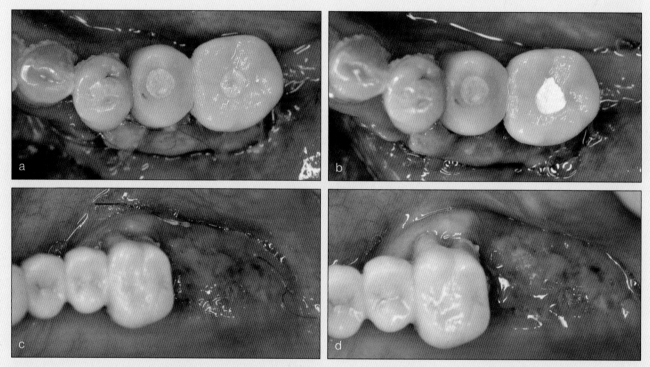

图2-22-13　（a～d）术后2周拆线，供区及术区愈合良好。

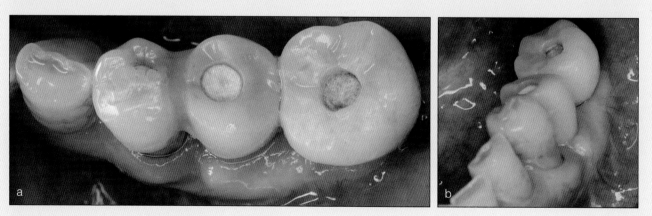

图2-22-14　（a，b）1个月后附着龈稳定，质地坚韧。

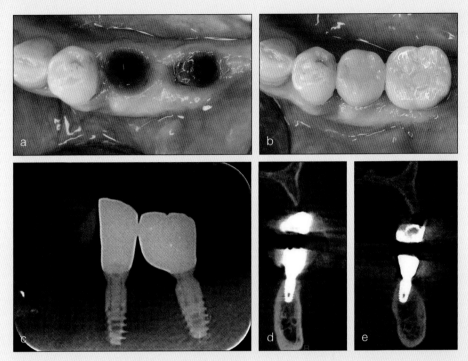

图2-22-15 （a~e）戴入最终修复体。

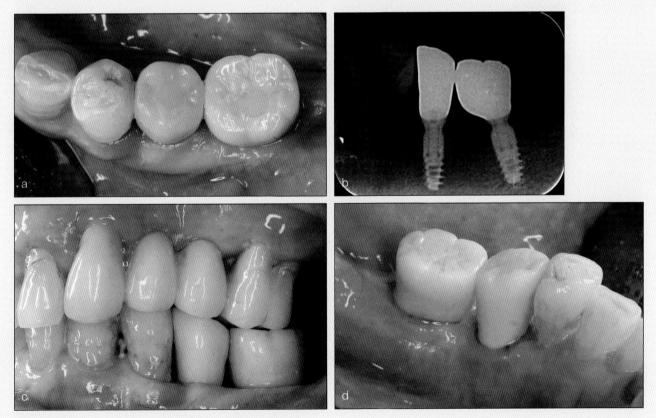

图2-22-16 （a~d）戴入后半年复诊，软硬组织稳定。

病例23　骨柱应用于下颌后牙水平向骨增量（二）

● **病例信息**

　　患者，女，65岁。后牙烤瓷桥修复多年，桥体松动、脱落就诊，要求重新修复。

　　口内检查显示44、45、47冠桥脱落，46缺失，颊侧软组织及骨弓轮廓凹陷（图2-23-1）。

● **治疗计划**

　　拟进行44、45、47单冠修复，46种植修复，手术同期利用颊侧骨柱进行水平向骨增量。

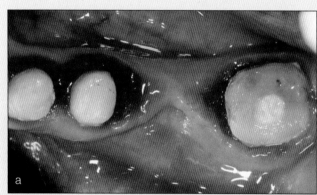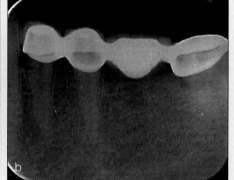

图2-23-1 （a）术前口内观。（b）影像学检查。

● **一期手术**（图2-23-2～图2-23-6）

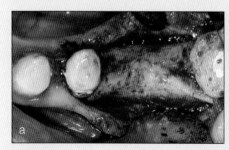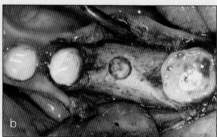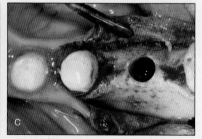

图2-23-2 （a）切开翻瓣。（b，c）于46种植位点用直径2.9mm/3.9mm的骨柱定位钻定位，直径2.9mm/3.9mm的骨柱取骨钻取骨柱，由于此处骨质疏松，没有取出完整骨柱。

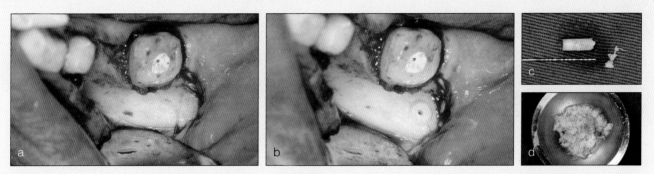

图2-23-3 （a~d）于47颊侧远中，用直径2.9mm/3.9mm的骨柱定位钻定位，用2.9mm/3.9mm的取骨钻取骨柱约8mm，弹簧钻取骨屑。

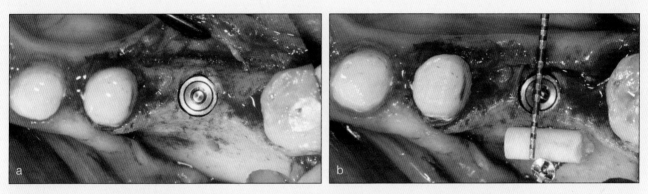

图2-23-4 （a，b）种植体植入后，用直径1.3mm、长度6mm的骨钉颊侧加压固定骨柱，颊侧水平增宽约4mm。

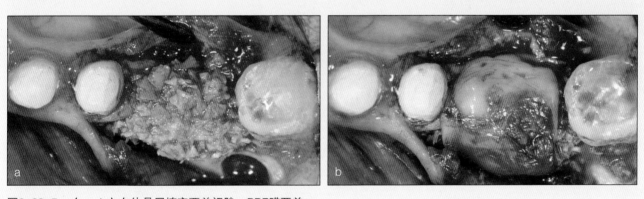

图2-23-5 （a，b）自体骨屑填塞覆盖间隙，PRF膜覆盖。

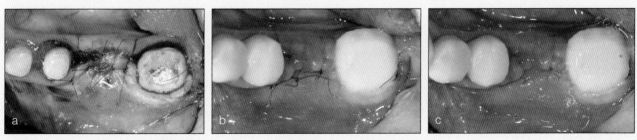

图2-23-6 （a）用5-0尼龙线缝合固定。（b，c）2周拆线，创口一期愈合。

● 二期修复（图2-23-7 ~ 图2-23-12）

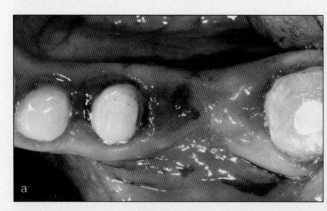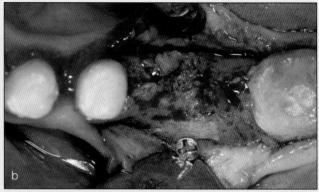

图2-23-7 （a，b）一期术后3个月，行二期手术，翻瓣见超出骨弓轮廓的骨柱，出现超出部分的部分吸收。

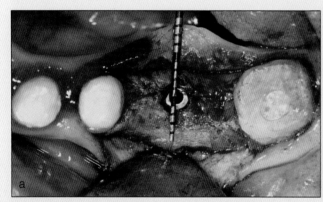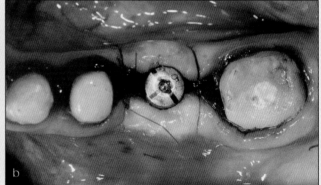

图2-23-8 （a）取出骨钉后，种植体颊侧骨壁大于3mm。（b）置愈合基台，间断缝合。

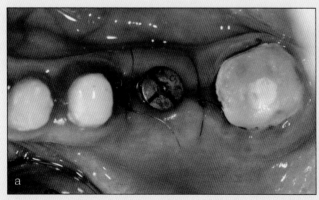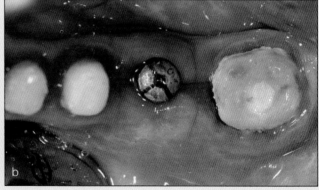

图2-23-9 （a，b）2周后，软组织愈合良好，拆线。

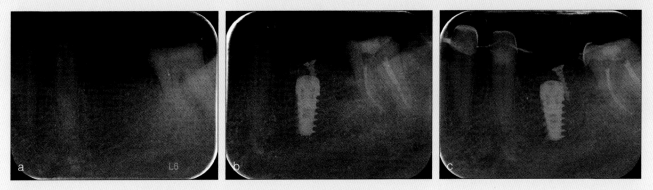

图2-23-10 （a~c）种植术前、术后即刻以及术后3个月影像学检查。

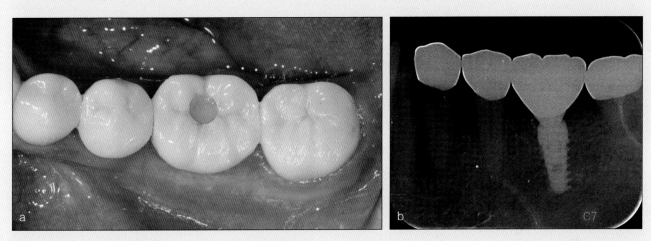

图2-23-11 （a）最终戴牙后口内观。（b）影像学检查。

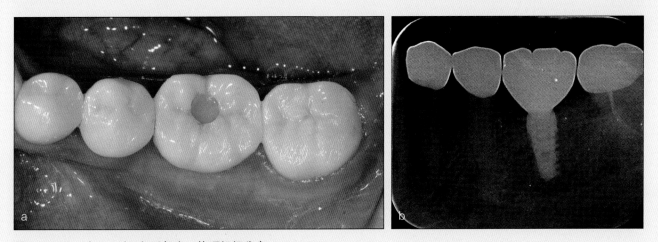

图2-23-12 （a，b）1年后复查，软硬组织稳定。

病例24　骨柱应用于下颌后牙水平向骨增量（三）

● **病例信息**

患者，男，38岁。后牙缺失多年未修复，现要求种植修复。

口内检查显示47缺失，缺牙区牙龈愈合良好，附着牙龈宽度约7mm，颌间距离中等（图2-24-1a，c）。影像学检查显示可用骨高度约14mm（图2-24-1b）。

● **治疗计划**

拟在种植位点提取骨柱，用于同期牙槽嵴水平向骨增量。

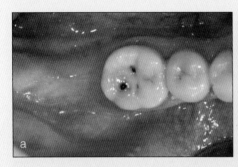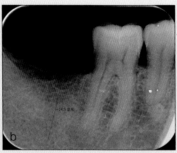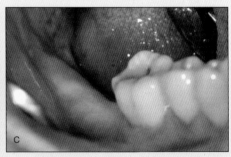

图2-24-1　术前检查。（a，c）47缺失，缺牙区牙龈愈合良好，附着牙龈宽度尚可。（b）影像学检查显示可用骨高度约14mm。

● **一期手术**（图2-24-2～图2-24-13）

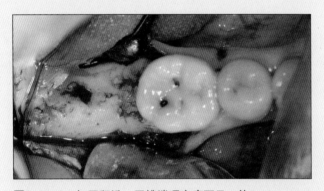

图2-24-2　切开翻瓣，牙槽嵴顶宽度不足，约5mm。

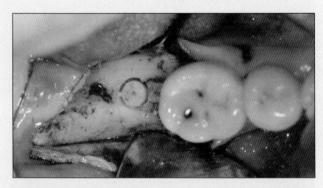

图2-24-3　舌侧保留约1.5mm骨量，用直径2.9mm/3.9mm的骨柱定位钻确定种植位点。

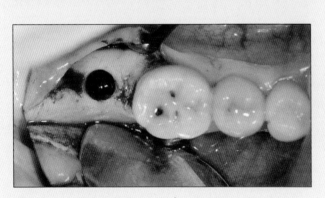

图2-24-4　用直径2.9mm/3.9mm的骨柱取骨钻取骨柱。

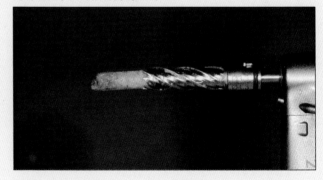

图2-24-5　取出2.9mm×8mm的骨柱。

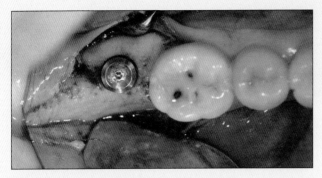

图2-24-6 植入1颗4.8mm×10mm的Straumann软组织水平美学种植体，显示种植体颈部颊侧骨宽度不足。

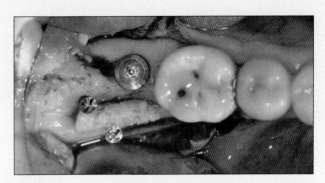

图2-24-7 骨柱用直径1.6mm×4mm和1.6mm×6mm的骨钉固定。

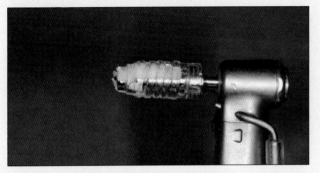

图2-24-8 磨牙后区用取骨钻取自体骨屑。

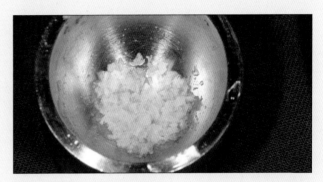

图2-24-9 取出的自体骨屑。

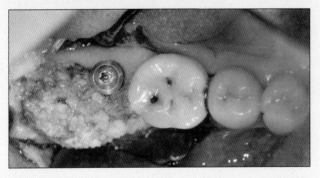

图2-24-10 自体骨屑覆盖骨柱和骨钉填塞间隙，塑造颊侧骨弓轮廓。

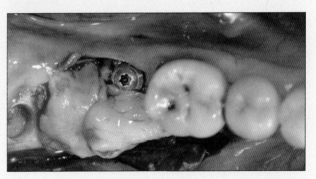

图2-24-11 PRF膜覆盖骨柱和骨屑（远中可见取骨屑的窝洞）。

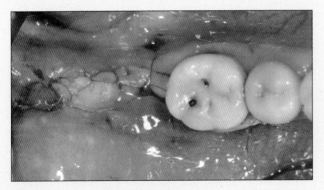

图2-24-12 充分减张严密缝合。

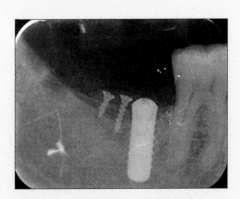

图2-24-13 术后即刻X线片显示种植位置良好。

● 二期修复（图2-24-14～图2-24-19）

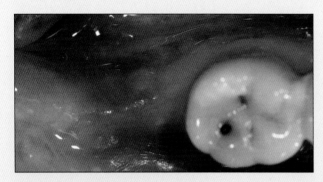

图2-24-14 术后3个月软组织愈合良好。

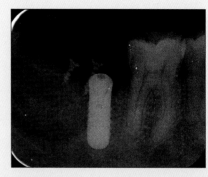

图2-24-15 术后3个月X线片显示骨愈合良好，无明显种植体周透射区。

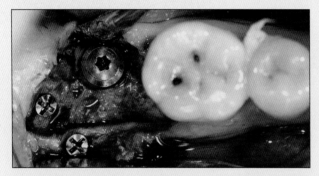

图2-24-16 切开翻瓣，可见骨柱愈合良好，矿化及血管化良好。

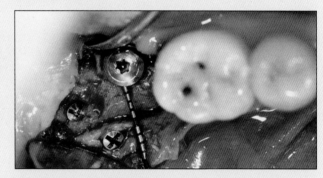

图2-24-17 种植体颊侧有约3mm骨宽度增量。

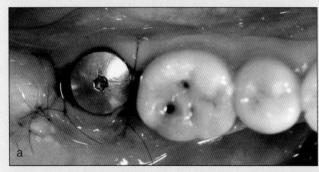

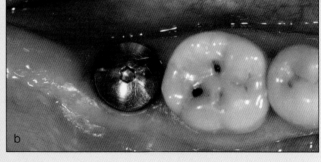

图2-24-18 （a）安放愈合基台，缝合。（b）2周后拆线，愈合良好。

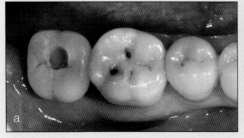

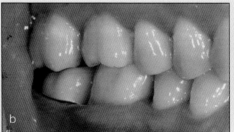

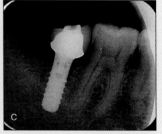

图2-24-19 （a）二期术后6周戴牙𬌗面观，位置良好，颊侧附着牙龈宽度3～4mm。（b）颊侧观显示咬合良好。（c）术后X线片显示骨结合良好，修复体就位良好。

病例25 骨柱应用于下颌后牙水平向骨增量（四）

● **病例信息**

患者，女，22岁。左下颌后牙缺失数年，要求种植修复。否认有系统性疾病史。

口内检查显示46缺失，颊侧牙龈存在凹陷，咬合高度充足，影像学检查显示46牙槽嵴顶宽度不足（图2-25-1）。

● **治疗计划**

46种植同期进行骨柱法进行水平向骨增量。

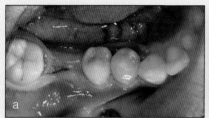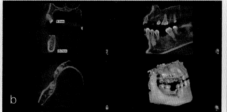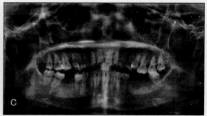

图2-25-1 （a）术前口内观。（b，c）影像学检查。

● **一期手术**（图2-25-2~图2-25-9）

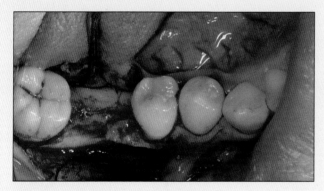

图2-25-2 切开翻瓣，可见骨宽度欠佳。

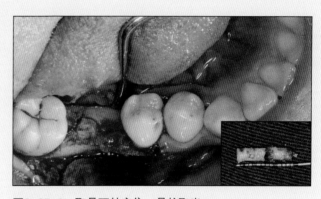

图2-25-3 取骨环钻定位，骨柱取出。

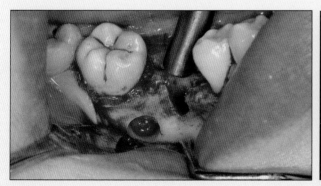

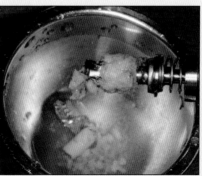

图2-25-4 （a，b）46远中取自体骨屑。

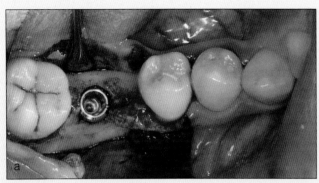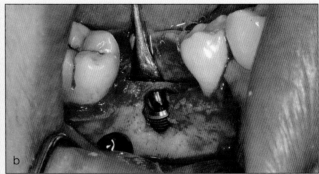

图2-25-5 （a，b）种植体植入，颊侧部分种植体螺纹暴露。

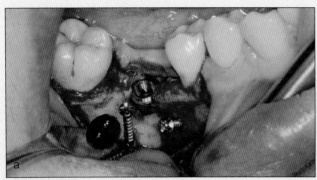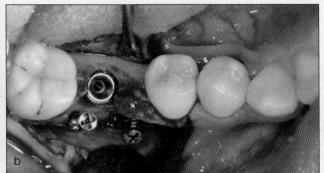

图2-25-6 （a，b）46颊侧正中偏根方用直径1.3mm、长度12mm的骨钉，近中颊侧用直径1.3mm、长度8mm的骨钉倾斜植入。两钉形成一个上下交替角度，稳定两段骨柱。

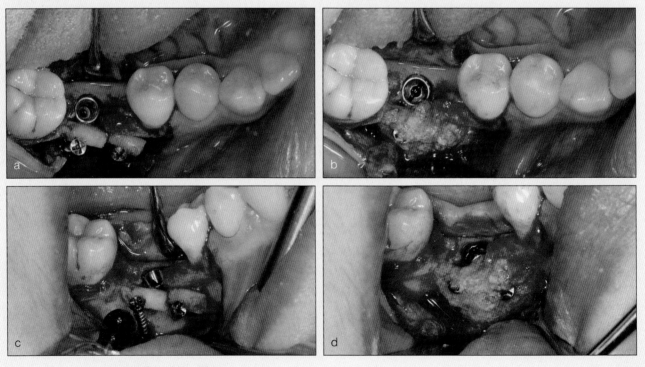

图2-25-7 （a~d）固定骨柱并放入骨屑。

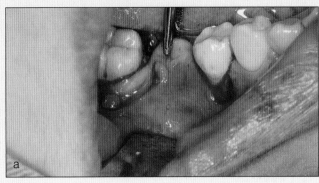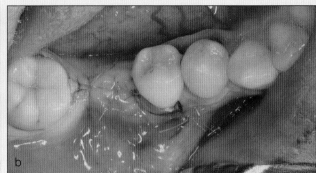

图2-25-8 （a，b）减张、缝合。

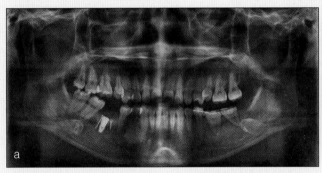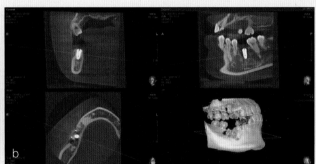

图2-25-9 （a）术后全景片。（b）术后影像学检查。

● **二期修复**（图2-25-10，图2-25-11）

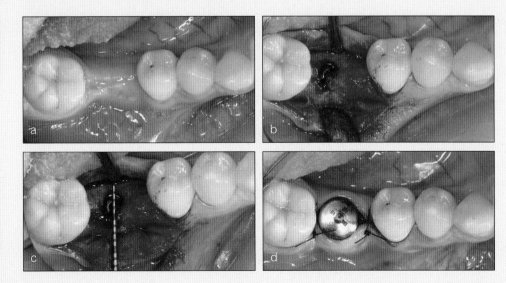

图2-25-10 （a~d）术后3个月进行二期种植，如图所示成骨良好。

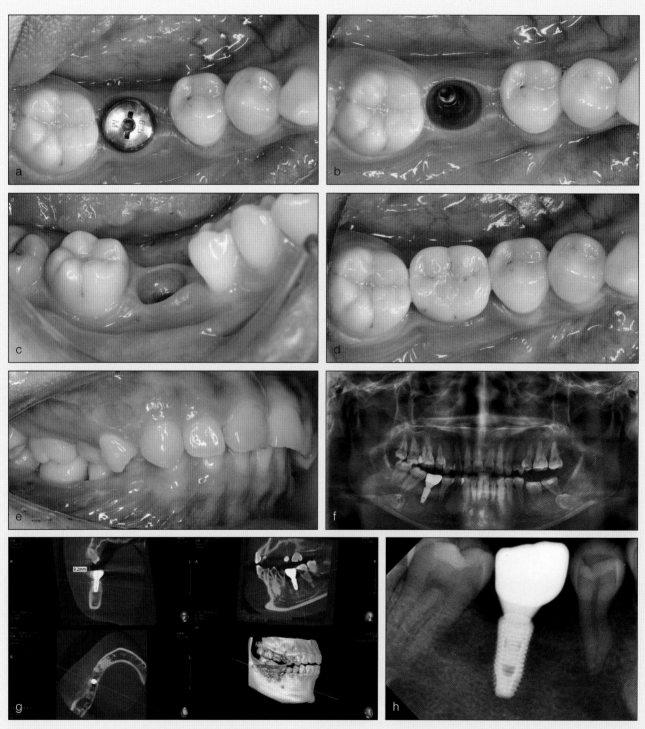

图2-25-11 （a~h）二期种植1个月后进行最终修复。

病例26 骨柱应用于下颌多颗后牙水平向骨增量

● **病例信息**

患者，男，50岁。左下颌后牙拔除4个月就诊，要求种植修复。否认系统性疾病和药物过敏史。

口内检查显示34-37缺失，牙槽嵴丰满度不足，尖圆形牙槽嵴，软组织愈合佳（图2-26-1）。影像学检查显示34-37缺牙区可用骨宽度约5.5mm，骨高度均大于12mm（图2-26-2）。

● **治疗计划**

拟应用骨柱技术水平向骨增量，同期植入种植体。

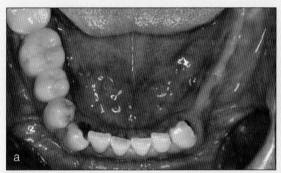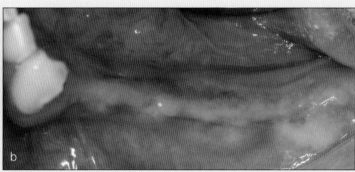

图2-26-1 （a，b）34-37缺失的口内骀面观，软组织愈合，牙槽嵴宽度不足。

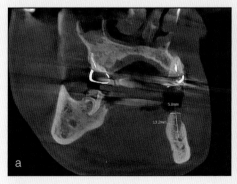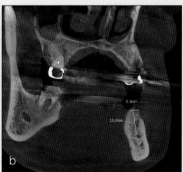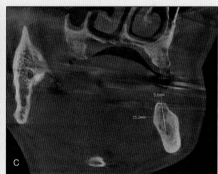

图2-26-2 术前影像学检查。（a）34可用骨宽度及高度测量。（b）35可用骨宽度及高度测量。（c）36可用骨宽度及高度测量。

● 一期手术（图2-26-3 ~ 图2-26-9）

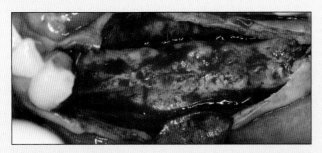

图2-26-3 牙槽嵴顶正中切开翻瓣，可见牙槽嵴骨宽度不足。

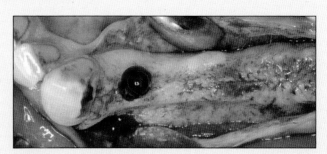

图2-26-4 34种植位点用直径2.5mm/3.5mm的骨柱工具制取骨柱。

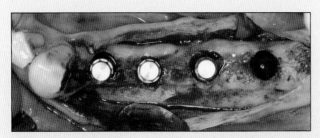

图2-26-5 同样制取35、36骨柱后逐步完成种植。

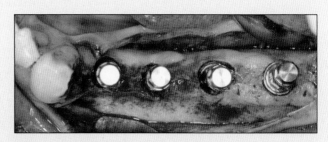

图2-26-6 种植体植入后颊侧骨厚度不足1mm。

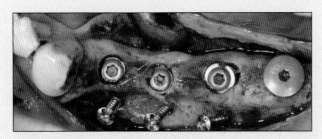

图2-26-7 部分旋入骨钉，与颊侧骨壁成夹角。

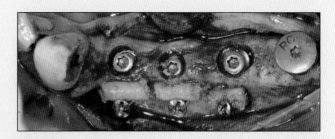

图2-26-8 继续旋入骨钉，确认骨柱固定。

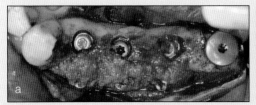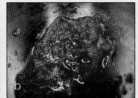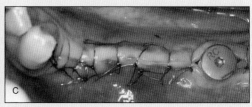

图2-26-9 （a）骨柱周围间隙填塞自体骨屑。（b）收集的自体骨屑。（c）牙龈瓣无张力缝合。

● **二期修复**（图2-26-10～图2-26-19）

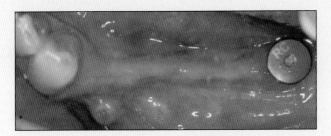

图2-26-10　种植术后3.5个月，牙槽嵴𬌗面观。

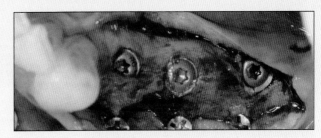

图2-26-11　翻瓣露出种植体及颊侧骨钉。

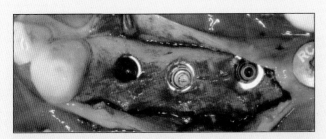

图2-26-12　拆除骨钉后见种植体颊侧成骨，骨宽度＞2mm。

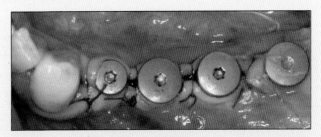

图2-26-13　置愈合基台，间断缝合。

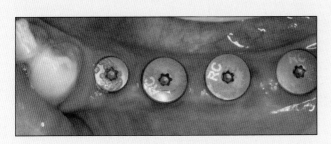

图2-26-14　二期手术后6周，牙龈愈合良好。

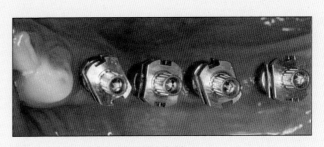

图2-26-15　开窗印模杆制取印模。

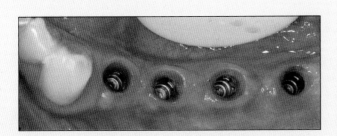

图2-26-16　穿龈轮廓良好，周围附着龈宽度2mm。

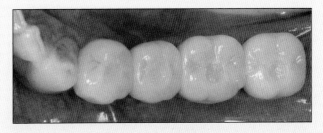

图2-26-17　戴入最终种植体，𬌗面观。

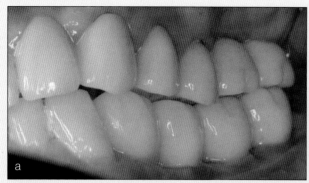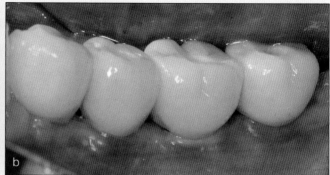

图2-26-18 种植修复体咬合情况（a）及颊侧观（b）。

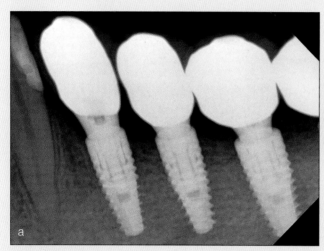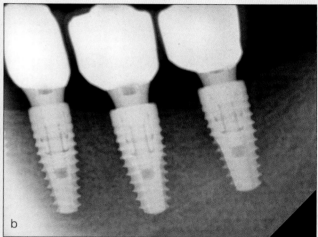

图2-26-19 （a，b）X线显示基台就位良好，种植体周围骨健康。

病例27 骨柱应用于下颌后牙水平向骨增量（五）

● **病例信息**

患者，女，28岁。右下颌磨牙缺失数年，要求种植修复。否认系统性疾病。

口内检查显示36缺失，颊侧牙龈存在凹陷，咬合高度充足。影像学检查显示36牙槽嵴顶宽度不足（图2-27-1）。

● **治疗计划**

拟在36牙种植位点提取骨柱，用于同期水平向骨增量。

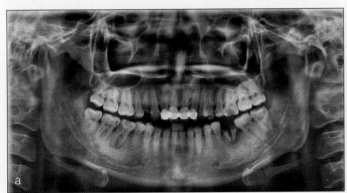 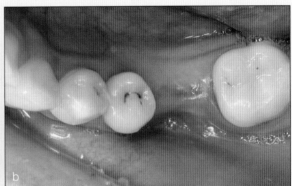

图2-27-1 （a）36术前全景片（曲面断层片）。（b）术前口内观。

● **一期手术**（图2-27-2，图2-27-3）

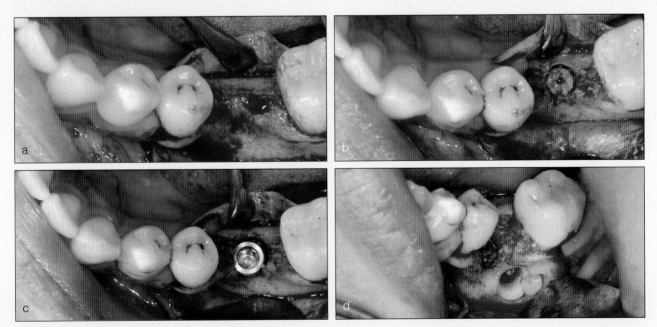

图2-27-2 （a）切开翻瓣，牙槽嵴顶颊侧骨弓轮廓凹陷。（b）使用骨柱定位钻进行定位，原位制取骨柱。（c）在理想的三维位置植入种植体，见种植体颊侧骨量不足。（d~f）于种植位点的远中颊侧取自体骨屑。（g，h）预先旋入部分骨钉，放置骨柱后进一步旋紧骨钉以固定骨柱。（i，j）自体骨屑覆盖植骨间隙，减张缝合。

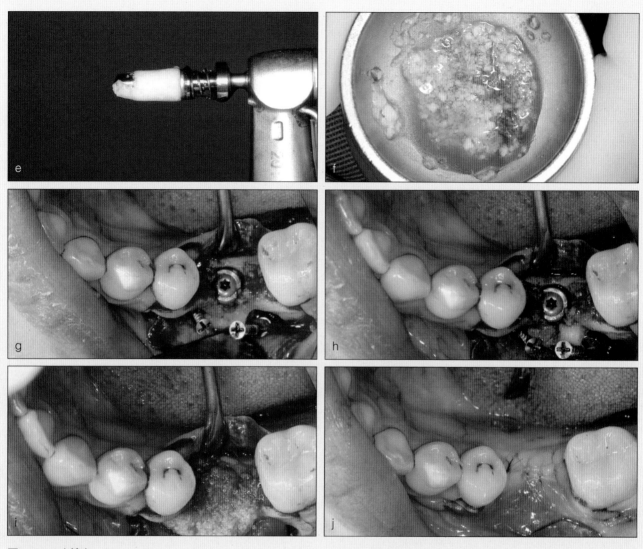

图2-27-2（续）

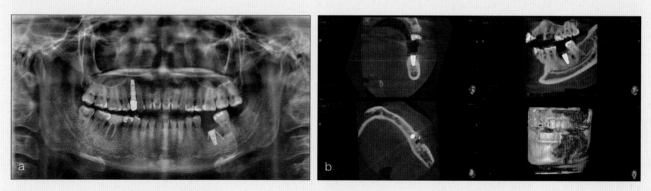

图2-27-3 （a，b）手术后影像学检查。

● 二期修复（图2-27-4，图2-27-5）

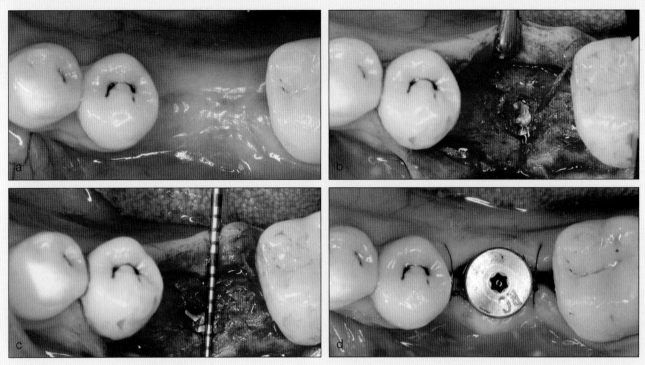

图2-27-4　（a~d）成骨效果非好。

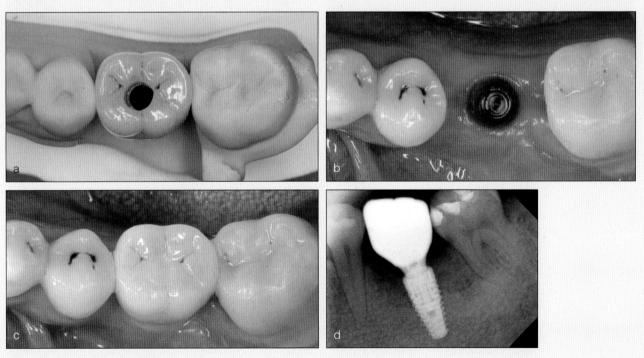

图2-27-5　（a~d）修复完成。

病例28　骨柱应用于下颌后牙水平向骨增量（六）

● **病例信息**

患者，女，50岁。左下颌后牙拔牙多年，要求种植修复。既往体健，否认系统性疾病。

口内检查显示36、37缺失，角化龈量少，修复空间足。影像学检查显示36、37牙槽嵴顶骨宽度不足（图2-28-1，图2-28-2）。

● **治疗计划**

36、37种植同期进行骨柱法水平向骨增量。

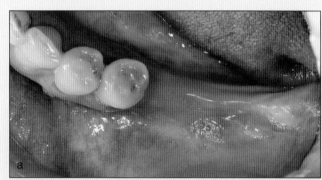

图2-28-1　（a）术前𬌗面观。（b）影像学检查。

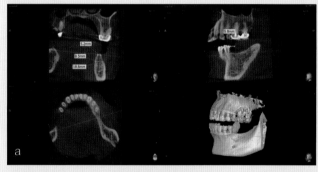
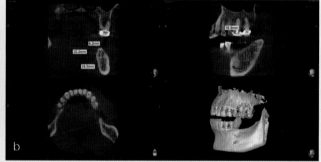

图2-28-2　（a，b）术前CBCT。

● **一期手术**（图2-28-3~图2-28-6）

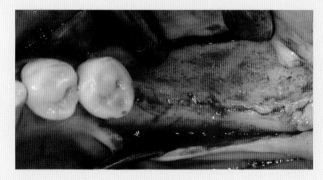

图2-28-3　翻瓣，牙槽嵴顶宽度不足。

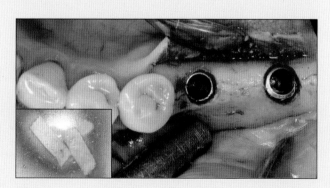

图2-28-4　于种植位点使用骨柱专用工具，取2根骨柱。

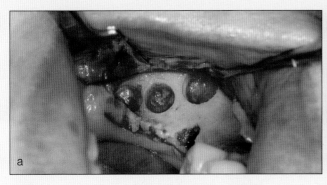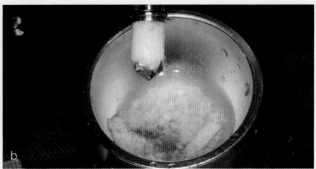

图2-28-5 （a，b）于磨牙后区颊侧取自体骨屑。

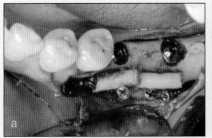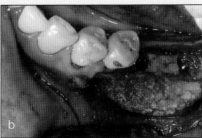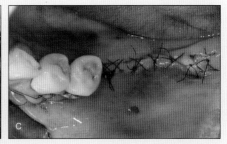

图2-28-6 （a，b）将骨柱固定，同时间隙填塞自体骨屑。（c）减张后严密缝合。

● **二期修复**（图2-28-7～图2-28-12）

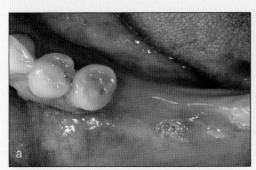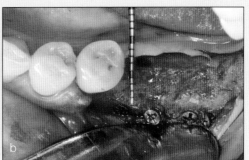

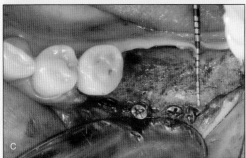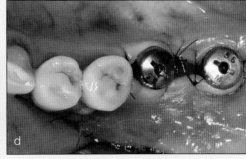

图2-28-7 （a～d）一期手术后3个月，软硬组织愈合良好，骨柱成骨质量高，2个种植体位点均获得充足的骨宽度。暴露种植体，置愈合基台，间断缝合。

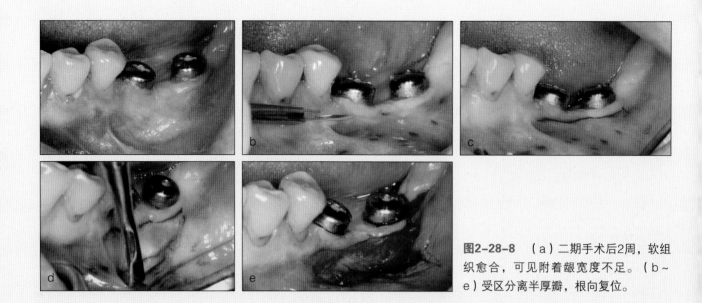

图2-28-8 （a）二期手术后2周，软组织愈合，可见附着龈宽度不足。（b~e）受区分离半厚瓣，根向复位。

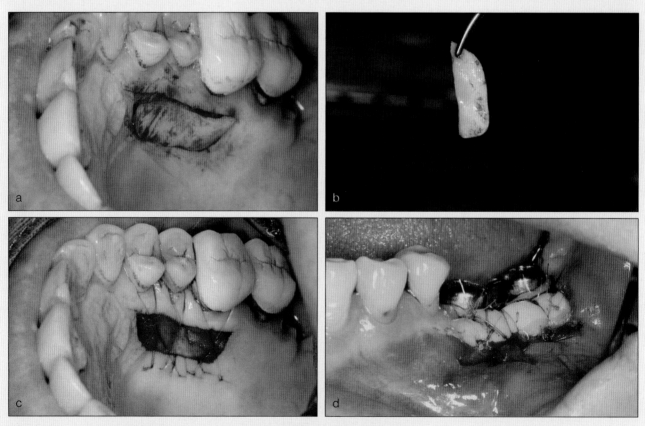

图2-28-9 （a~d）从腭区取带上皮的结缔组织瓣，严密缝合固定于下颌受区。

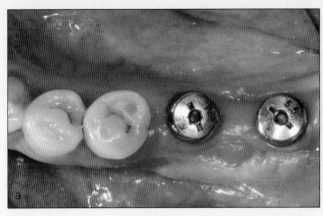
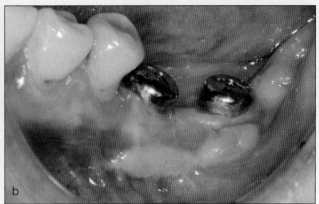

图2-28-10　（a，b）游离龈瓣移植手术后2个月，移植瓣稳定。

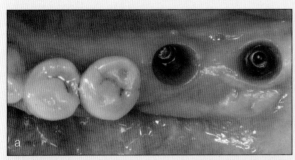
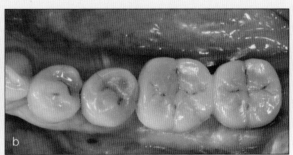

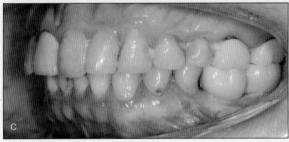

图2-28-11　（a，b）穿龈轮廓健康，戴入最终修复体。（c）最终修复体咬合情况。

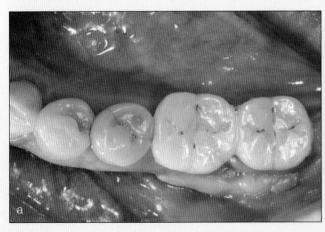
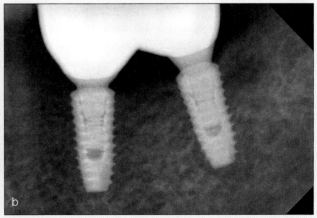

图2-28-12　（a，b）1年后复查，软硬组织稳定。

病例29　下颌前牙个性化钛条固定骨柱

● **病例信息**

患者，女，19岁。左下前牙先天性缺失，正畸治疗后，要求种植。

口内检查显示32缺失，缺牙间隙狭窄，唇侧凹陷，附着龈宽度及质地良好（图2-29-1a，b）。

影像学检查显示骨宽度5mm，缺牙间隙骨宽度5.5mm（图2-29-1c，d）。

● **治疗计划**

种植位点取骨柱，唇侧凹陷填塞骨柱，个性化钛条固定。

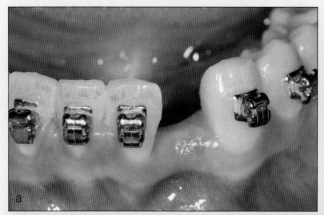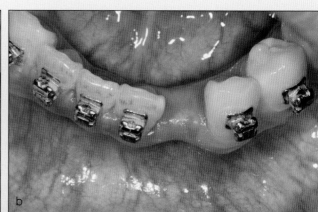
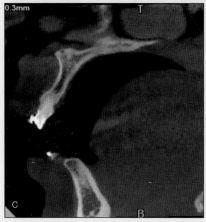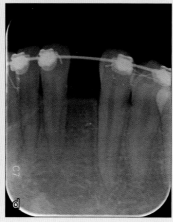

图2-29-1　（a~d）术前口内观及影像学检查。

● 一期手术（图2-29-2 ~ 图2-29-7）

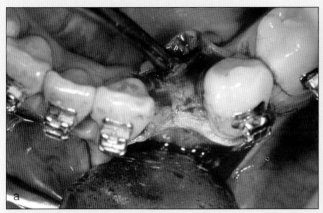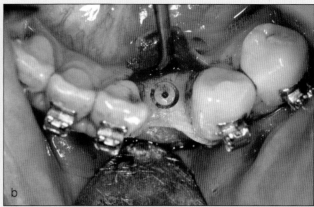

图2-29-2 （a，b）牙槽嵴顶偏唇侧正中切口，33远中垂直切口，31保留龈乳头3mm水平切口，全厚瓣翻开见唇侧凹陷，2.1mm/3.1mm的骨柱定位钻定位。

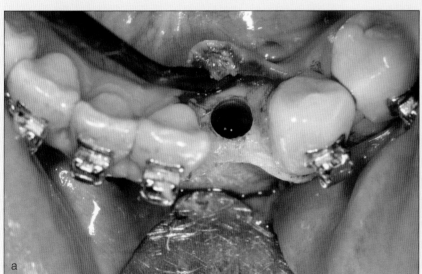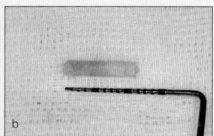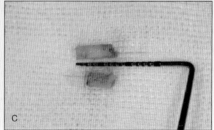

图2-29-3 （a~c）用2.1mm/3.1mm骨柱取骨钻取骨柱11mm，骨柱剪裁成2段利于放置唇侧凹陷处。

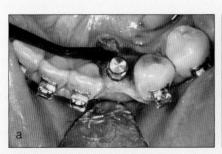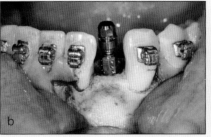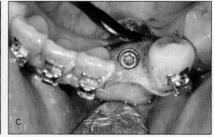

图2-29-4 （a~c）植入3.3mm×12mm的ITI Roxolid SLActive BLT种植体。

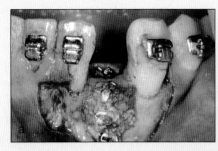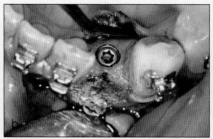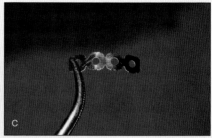

图2-29-5 （a~c）颊侧凹陷骨宽度狭窄且距离邻牙牙根较近，不利于长的骨钉加压固定，选择个性化钛条，牙槽嵴顶膜钉，底部用长度3mm、直径1.3mm的骨钉固定，取骨钻慢速反钻带出的自体骨屑填塞间隙。

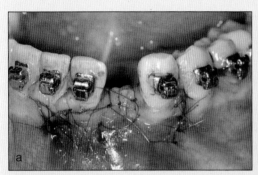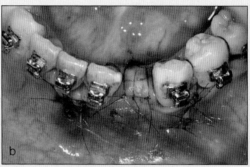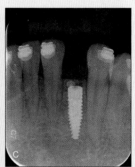

图2-29-6 （a~c）骨膜充分减张后牙槽嵴顶用5-0尼龙线、垂直切口用6-0尼龙线，间断+水平向褥式无张力缝合。

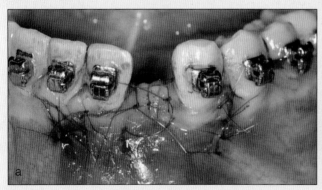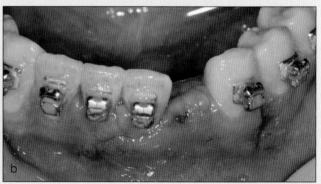

图2-29-7 （a，b）14天拆线，创口一期愈合。

● **二期修复**（图2-29-8~图2-29-17）

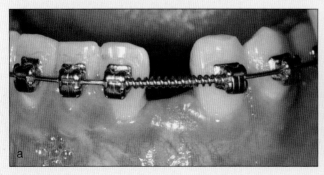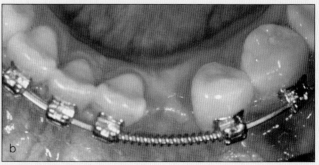

图2-29-8 （a，b）3个月后进行种植二期手术。唇侧代偿吸收后隐约透出钛条，软组织薄。

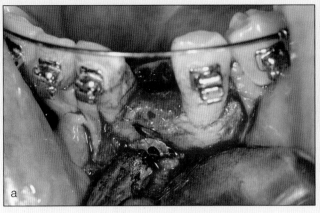
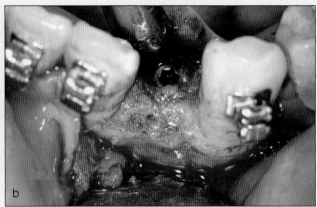

图2-29-9 （a，b）切开翻瓣，唇侧成骨质量佳。

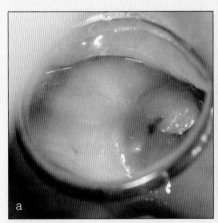
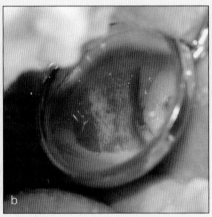
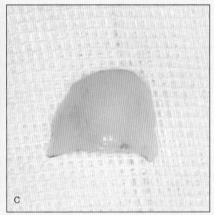

图2-29-10 （a~c）左上颌结节处取游离龈瓣，由于此处的结缔组织比较致密，有自我生长力，比较适合用CTG增厚。

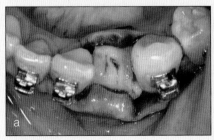
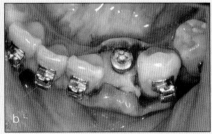
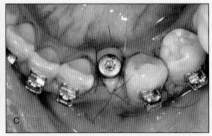

图2-29-11 （a~c）游离龈瓣去上皮后，塞入唇舌侧皮瓣下方，并在游离瓣上打孔，使愈合基台固定时，从游离龈瓣的孔洞中穿出。

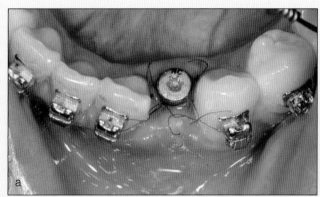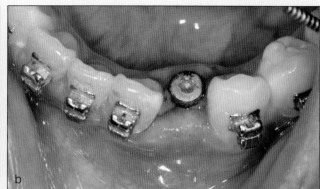

图2-29-12　（a，b）1周拆线，创口愈合良好。

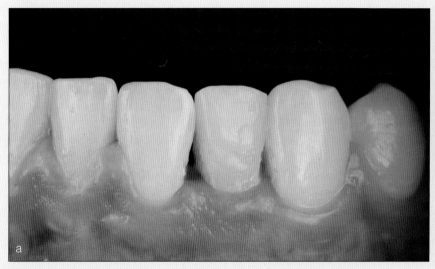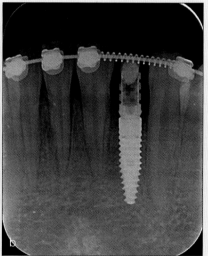

图2-29-13　（a，b）等待CTG成熟3个月后，进行临时修复挤压塑形。

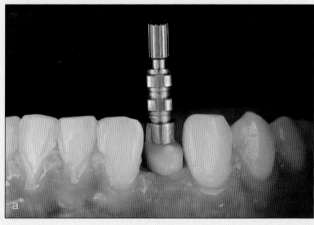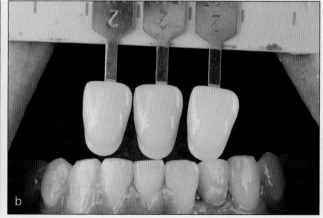

图2-29-14　（a，b）种植临时修复塑形1.5个月后，个性化转移杆取模，比色。

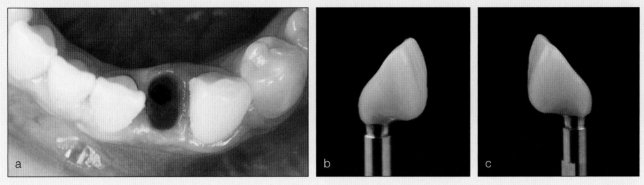

图2-29-15 （a～c）种植修复外形位于龈缘下1mm的部分，支撑龈缘形态凸形。

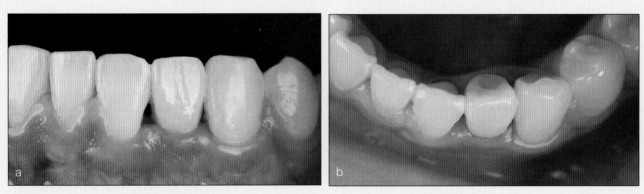

图2-29-16 （a，b）戴入最终种植修复体。

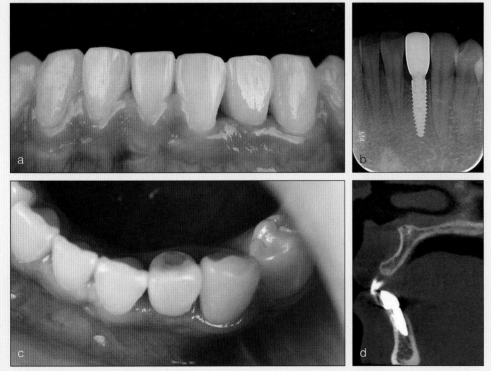

图2-29-17 （a～d）半年复查，软硬组织稳定。

病例30   下颌前牙区骨增量伴术后软组织开裂

● **病例信息**

患者，男，42岁。下颌前牙缺失数月，为求治疗就诊。

口内检查显示31、41缺失，软组织愈合良好，附着龈宽度理想，骨弓轮廓略凹陷。影像学检查显示骨质及骨高度情况佳（图2-30-1）。

● **治疗计划**

31、41种植同期使用骨柱进行生物导向骨增量。

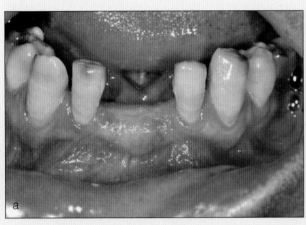
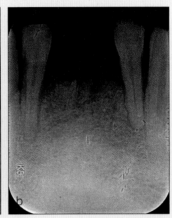

图2-30-1（a）术前口内观。（b）影像学检查。

● **一期手术**（图2-30-2 ~ 图2-30-5）

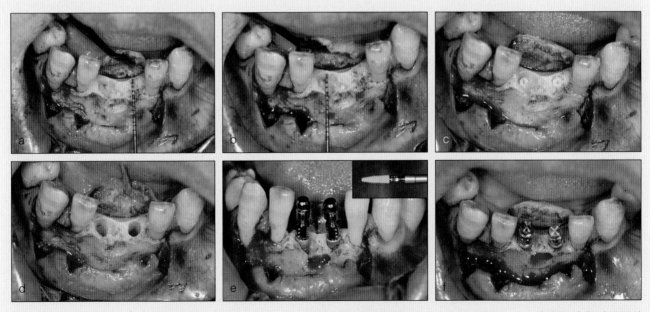

图2-30-2（a~f）31、41牙槽嵴顶正中偏颊侧切口，32颊侧远中做过膜龈联合1~2mm的垂直切口，43颊侧远中做过膜龈联合1~2mm的垂直切口，全厚瓣翻开，刮匙清理干净肉芽组织，牙周探针测量骨宽度，偏舌侧位点，用直径2.1mm/3.1mm的骨柱定位取骨钻提取骨柱，分别植入3.3mm×12mm的ITI BLT种植体，植入后唇侧观及切面观，植入三维位置良好。

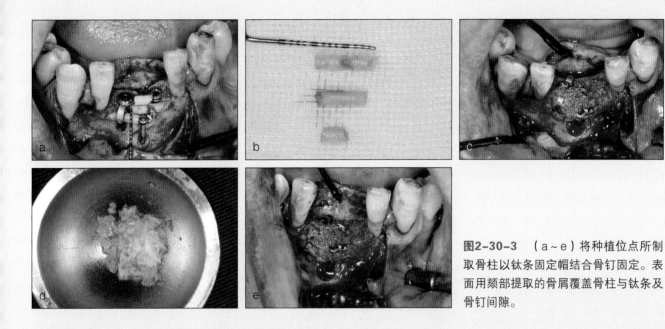

图2-30-3 （a～e）将种植位点所制取骨柱以钛条固定帽结合骨钉固定。表面用颏部提取的骨屑覆盖骨柱与钛条及骨钉间隙。

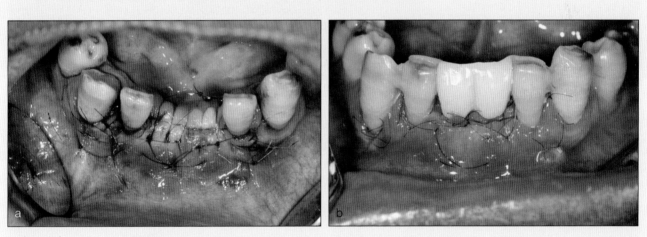

图2-30-4 （a，b）表面覆盖PRF膜，骨膜减张后用5-0尼龙线分层间断+水平向褥式缝合，两侧的垂直切口用6-0尼龙线间断缝合。

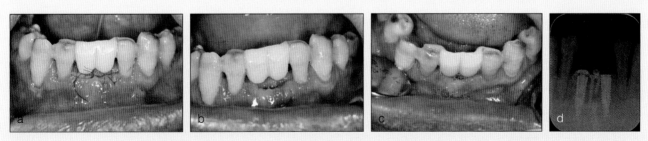

图2-30-5 （a）术后14天术区愈合良好。（b，c）拆除垂直切口缝线，拆除牙槽嵴顶缝线，可见骨钉部分暴露，创口二期愈合，但局部无明显感染迹象。（d）局部X线片可见种植体情况及骨钉情况。

● 二期修复（图2-30-6 ~ 图2-30-10）

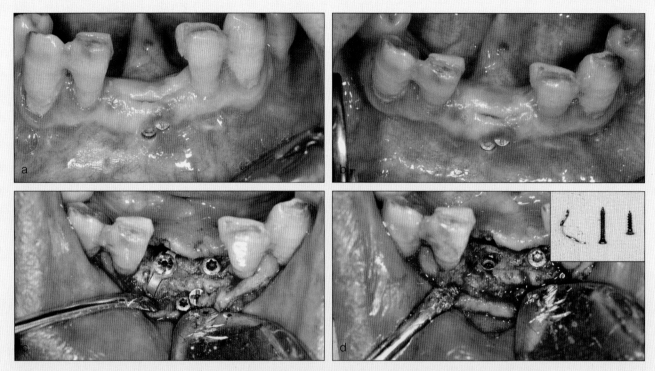

图2-30-6 （a~d）术后3个月，骨钉部分外露但骨宽度较前增量明显，切开翻瓣去除骨钉更换愈合基台。

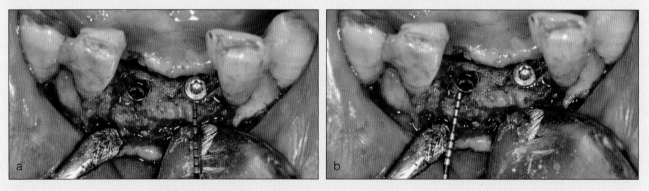

图2-30-7 （a，b）31、41唇侧牙周探针测量均达到3mm骨宽度，并没有因为创口早期开裂影响最终成骨效果。

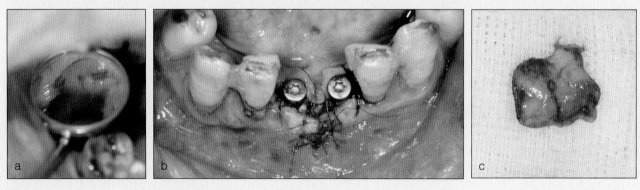

图2-30-8 （a~e）上颌结节制取游离龈瓣，去尽上皮层后放置于术区，用6-0尼龙线缝合，术后拆线，创口愈合情况尚可。

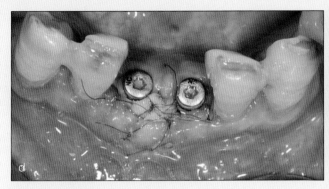

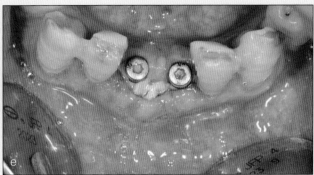

图2-30-8（续）

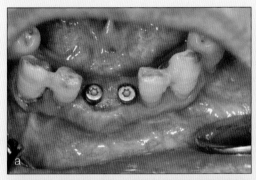

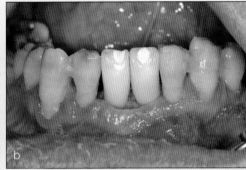

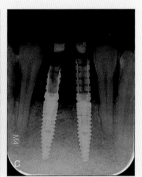

图2-30-9（a~e）拆线后2周取模，戴临时冠，见31、41近中邻外展隙大，龈乳头低平，通过多次将树脂添加到临时冠上，逐步调整临时冠的穿龈轮廓，对牙龈进行挤压塑形。3个月塑形稳定，进行最终修复。

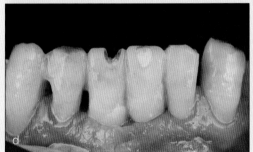

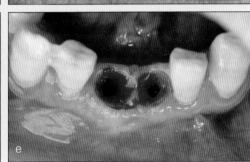

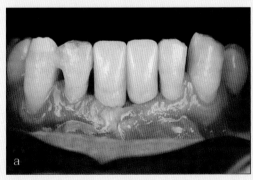

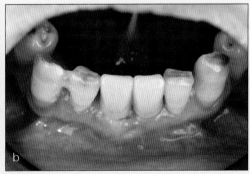

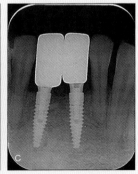

图2-30-10（a~c）最终修复戴牙，由于31、41近远中间隙较大，最终修复体形态稍宽。

　　该病例主要展示了PASS原则的重要性，局部减张不充分、血运较差可能导致术区的二期愈合。所幸外露的骨钉处无明显感染，成骨效果也较为良好。

病例31　钛条+骨柱行水平向骨增量

● **病例信息**

患者，男，35岁。左下颌后牙缺失数年，为求修复就诊。

口内检查显示36缺失（图2-31-1a）。影像

学检查显示颊侧骨吸收（图2-31-1b）。

● **治疗计划**

种植同期钛条固定骨柱水平向骨增量。

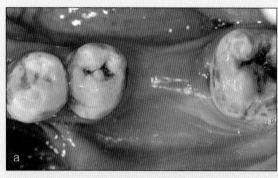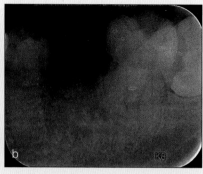

图2-31-1 （a，b）术前患者口内观及影像学检查显示缺失牙颊侧骨吸收，牙槽嵴高度情况良好。

● **一期手术**（图2-31-2，图2-31-3）

扫码观看视频3
46钛条固定骨柱水平向骨增量

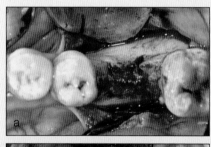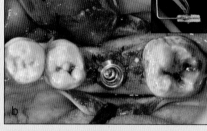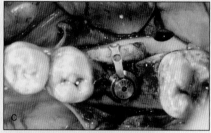

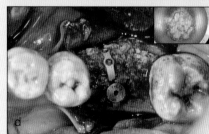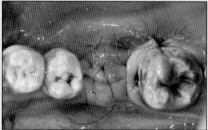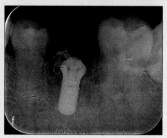

图2-31-2 （a~d）36牙槽嵴正中偏颊侧切开翻全厚瓣，用直径2.9mm/3.9mm的骨柱定位钻定位，于种植位点制取骨柱，植入1颗4.8mm×10mm的龈水平Straumann种植体。在37颊侧偏根方位点用直径5.1mm自体骨屑提取钻提取骨屑，用0.35mm厚度三孔钛条预弯。用钛条固定帽拧在种植体上，固定颊侧骨柱，将提取的自体骨屑置于颊侧，覆盖骨柱与钛条的间隙。（e）骨膜减张后用5-0尼龙线间断+水平向褥式缝合，37偏远中的垂直切口用6-0尼龙线间断缝合。（f）术后影像学检查显示植入位点良好。

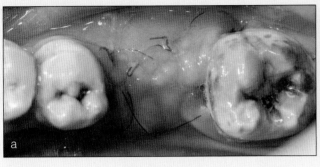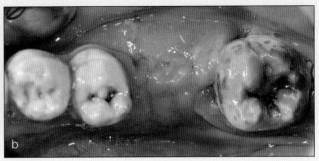

图2-31-3 （a，b）2周拆线，创口愈合良好，一期愈合。

● **二期修复**（图2-31-4～图2-31-6）

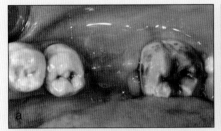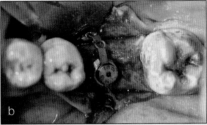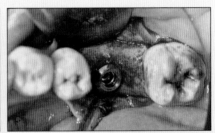

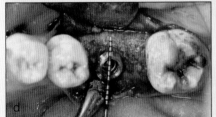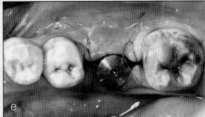

图2-31-4 （a～e）术后3个月复诊，切开翻瓣超过骨弓轮廓的骨柱部分吸收，但宽度维持结果较为满意，牙周探针测量有3mm骨宽度，无须再行软组织修复。常规置入愈合基台，用5-0尼龙线间断缝合。

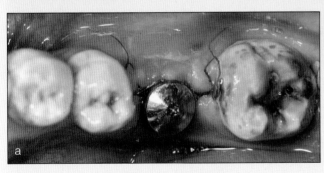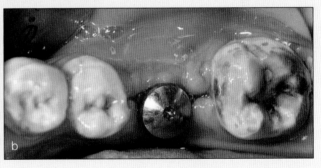

图2-31-5 （a，b）7天拆线，创口愈合良好。

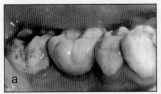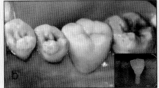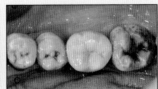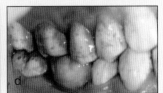

图2-31-6 （a～d）考虑宽度恢复情况满意，为患者常规取模，行永久修复，殆面观可见颊侧缺失骨组织恢复情况明显，咬合关系良好。

（四）骨柱应用于上颌窦内提升

有系统评价证实，经牙槽嵴的上颌窦内提升更微创、更有效。在上颌后牙区，牙槽间隔高度≥4mm时，即刻经牙槽嵴上颌窦内提升并植入种植体被认为是缩短治疗时间的有效方法[29]。2002年，Fugazzotto[30]首先提出将上颌窦底的自体骨一同提升到上颌窦内，此后便出现了方法和设备上的不断改进[31-32]。

骨柱技术应用于上颌窦内提升时，不仅操作安全、便利，骨柱还能发挥更好的支撑作用，带入更多的自体细胞成分。于种植位点或者即刻种植时牙槽间隔先提取骨柱，保留上颌窦底3mm骨高度，取骨环钻再深入至距离上颌窦底1mm，通过敲击可将2mm骨柱及1mm剩余窦底骨板进行提升（图2-27，图2-28）。我们将通过病例32~病例39来阐述骨柱应用于上颌窦内提升。

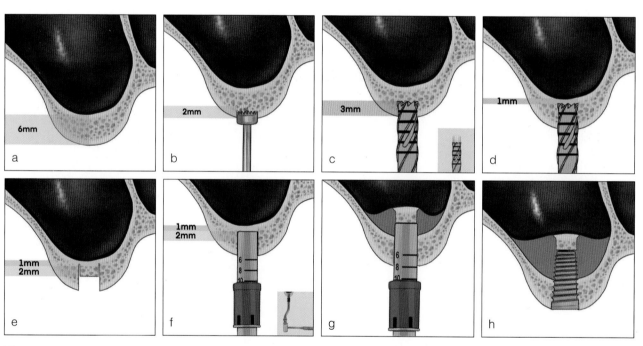

图2-27 （a~h）骨柱上颌窦内提升模式图。当窦嵴距为4~7mm时，骨柱提升后可以不填塞植骨材料，利用窦底血凝块机化成骨。

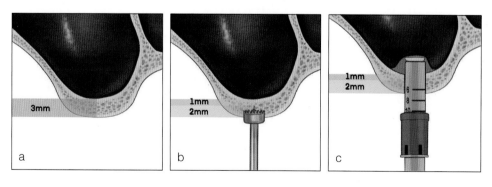

图2-28 （a~f）骨柱上颌窦提升模式图。当窦嵴距＜4mm时，需要剥离、松解窦膜，骨柱提升后，根据窦膜剥离的范围，酌情植骨或不植骨。

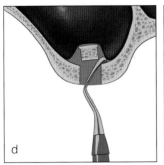
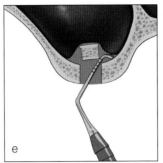
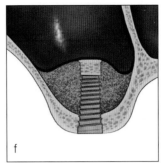

图2-28（续）

病例32 骨柱应用于后牙即刻种植中的上颌窦内提升

● **病例信息**

患者，男，51岁。左上颌后牙疼痛不适数月。

口内检查显示27缺失，26𬌗面大面积牙体缺损，继发龋坏，叩（+），松（+）。术前影像学检查显示根管治疗后，大面积根尖低密度影（图2-32-1）。

● **治疗计划**

拟进行拔牙后即刻种植，利用根分叉区的牙槽分隔处进行上颌窦内提升。

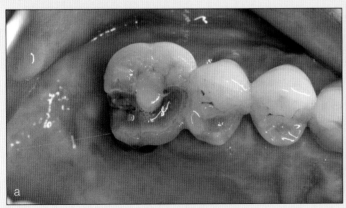
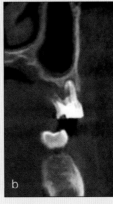

图2-32-1 （a）术前口内照。27缺失，软组织愈合；26大面积牙体缺损，远中见龋坏。（b）影像学检查显示根管治疗后，根尖低密度影，可用骨高度约3mm。

● 一期手术（图2-32-2～图2-32-6）

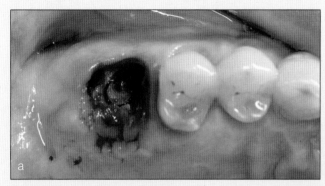
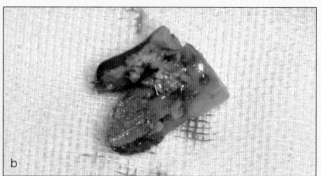

图2-32-2 （a，b）微创拔除26，用2.9mm/3.9mm的骨柱定位。

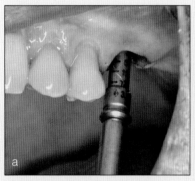
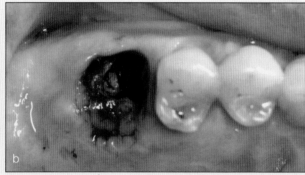

图2-32-3 （a，b）将窦底1mm骨柱敲击进行上颌窦内提升。

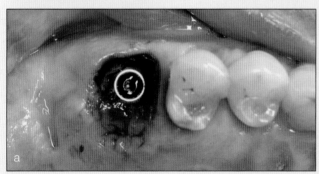
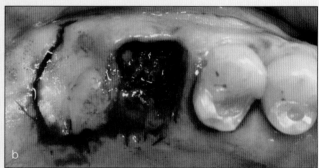

图2-32-4 （a，b）植入4.5mm×8mm的登腾种植体，跳跃间隙填Purgo骨粉。由于植体初期稳定性不足，创口关闭选择27位置转移瓣。

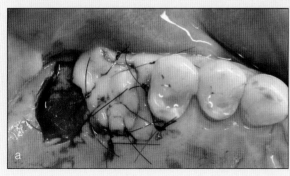
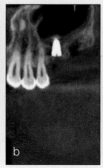
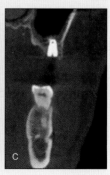

图2-32-5 （a～c）将远中带蒂半厚瓣转向近中种植位点，用5-0尼龙线间断缝合。术后即刻影像学显示内提升效果明显，种植体三维位置良好。

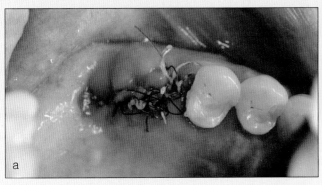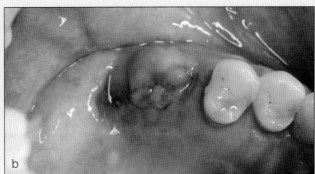

图2-32-6 （a，b）术后2周拆线前后，见软组织一期愈合。

● **二期修复（图2-32-7）**

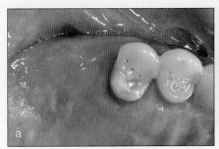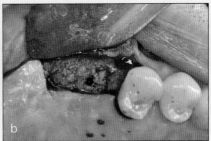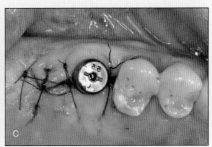

图2-32-7 （a）术后5个月，愈合良好，骨弓轮廓饱满。（b）翻瓣见成骨良好。（c）置愈合基台，用5-0尼龙线间断缝合。

● **最终修复（图2-32-8）**

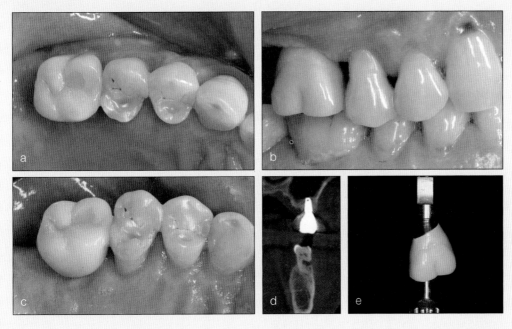

图2-32-8 （a～e）最终修复效果。

病例33　后牙即刻种植+骨柱上颌窦内提升

● **病例信息**

患者，男，43岁。右上颌后牙咬合不适数月。

口内检查显示16𬌗面充填物，近远中向隐裂，叩（＋），松（－）。术前影像学检查显示充填物及髓腔，未见根充影像，未见根尖低密度影像（图

2-33-1）。

● **治疗计划**

拟进行拔牙后即刻种植，利用根分叉区的牙槽分隔处进行上颌窦内提升。

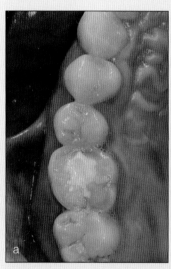
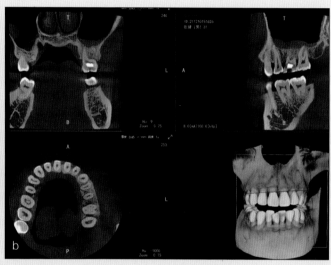

图2-33-1　（a）术前口内观。（b）影像学检查。

● **一期手术**（图2-33-2～图2-33-7）

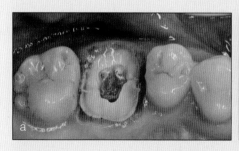
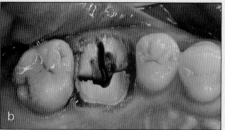
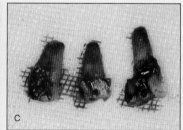

图2-33-2　（a～c）将牙冠齐龈截断后备用。分根微创拔除患牙。

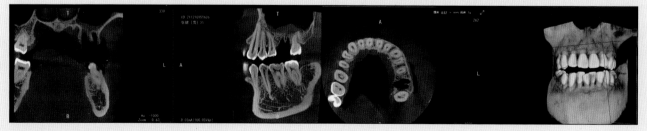

图2-33-3　微创拔牙后CBCT牙槽分割完整。

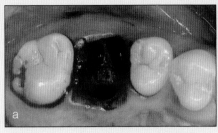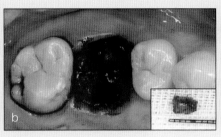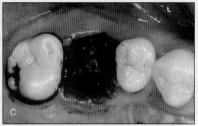

图2-33-4 （a，b）用直径2.9mm/3.9mm的骨柱定位钻，于牙槽间隔处进行骨柱定位，预留上颌窦底约3mm骨量，取出约4mm的骨柱。（c）在上颌窦底预留的约3mm骨内，继续钻孔2mm，形成2mm骨柱，并保留窦底1mm骨量。

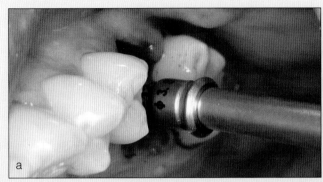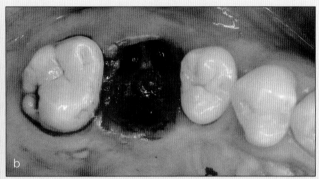

图2-33-5 （a，b）将窦底保留的2mm骨柱以及窦底1mm的骨组织敲击提升。

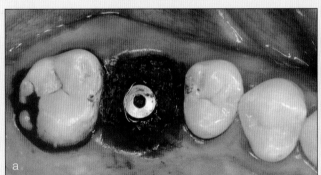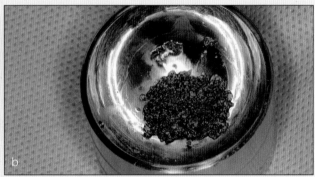

图2-33-6 （a，b）将种植体植入到良好的三维位置，骨柱填塞跳跃间隙，Purgo骨粉填塞剩余间隙。

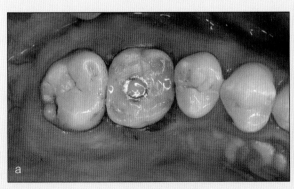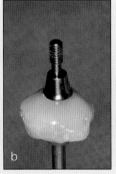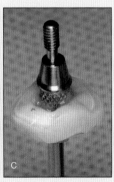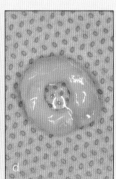

图2-33-7 （a~d）将原牙冠齐龈截断，流体树脂重衬穿龈轮廓，使其良好的封闭创口并维持软组织轮廓。

● 二期修复（图2-33-8～图2-33-10）

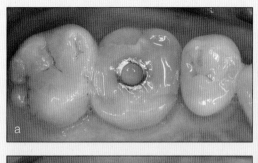
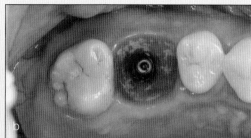

图2-33-8 （a，b）种植术后5个月，软硬组织轮廓维持良好。

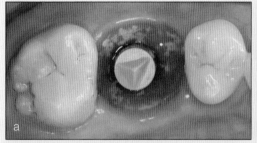
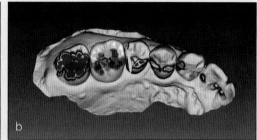

图2-33-9 （a，b）安装扫描杆，使用CEREC口扫仪口扫，CAD/CAM制作种植牙冠。

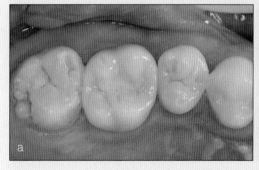
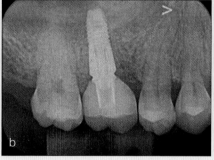
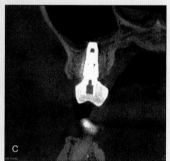

图2-33-10 （a～c）戴牙后口内观及影像学检查。

● 随访（图2-33-11）

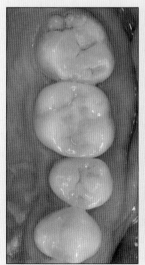
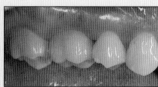
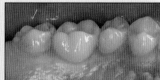
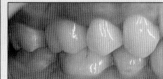

图2-33-11 （a～d）1年后复查，软硬组织稳定。

病例34　骨柱应用于早期种植上颌窦内提升

● **病例信息**

患者，男，48岁。因右上后牙松动就诊。

口内检查显示16冠修复，伸长，松动Ⅱ度，颊侧牙根暴露至根中份，菌斑及牙石堆积。46缺失多年，软组织愈合（图2-34-1）。术前影像学检查显示16牙不完善根管治疗后，根尖小范围暗影，腭根距离上颌窦底较近（图2-34-2）。

● **治疗计划**

拟进行16拔除，早期种植（拔牙后6～8周）。种植同期使用骨柱法进行上颌窦内提升。

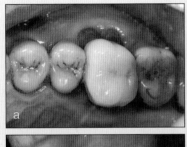
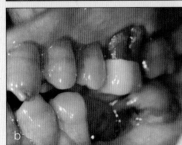
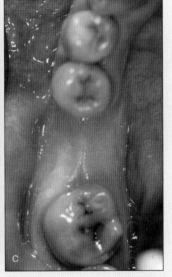
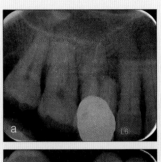
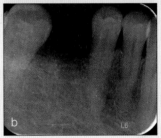

图2-34-1　（a～c）术前口内照。16冠修复，牙龈退缩，由于对颌牙缺失多年，16已伸长。46缺失，软组织愈合良好，颊侧骨弓轮廓略凹陷。

图2-34-2　（a，b）术前影像学检查。

● **微创拔牙**（图2-34-3，图2-34-4）

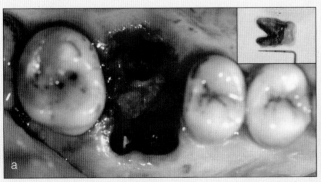
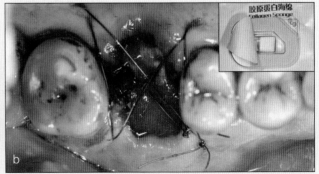

图2-34-3　（a，b）微创拔牙，于拔牙窝内放置胶原蛋白海绵，用5-0尼龙线交叉缝合。

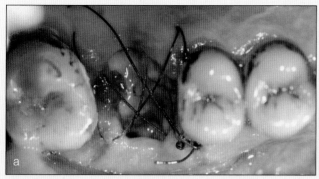
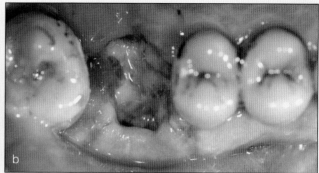

图2-34-4 （a，b）拔牙术后2周，拆线前后。

● **一期手术**（图2-34-5～图2-34-13）

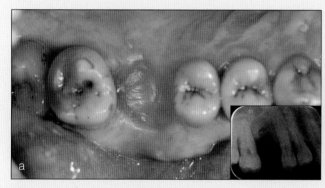
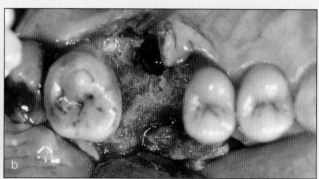

图2-34-5 （a）上颌术前。16拔牙后7周，牙槽嵴顶软组织凹陷。15颊侧见骨隆突（术前影像学检查，可用骨高度约6mm）。（b）翻瓣，见颊腭侧骨缺损。用直径2.9mm/3.9mm的骨柱定位钻定位，保留窦底约3mm骨高度。由于该位点骨质较疏松，取出的骨柱不完整。

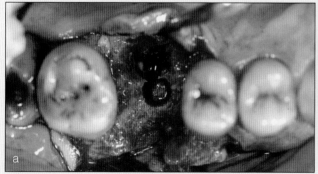
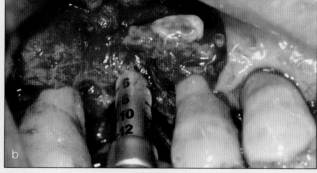

图2-34-6 （a）继续使用骨柱取骨钻向窦底钻孔约2mm，保留1mm。（b）骨凿敲击提升上颌窦。

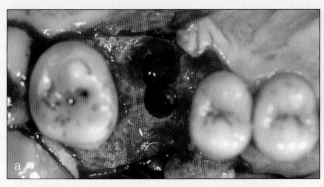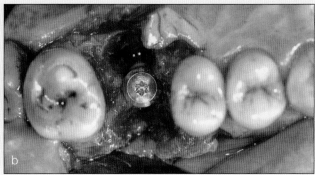

图2-34-7 （a）将预留骨柱通过敲击突破上颌窦底。（b）植入4.8mm×8mm的Straumann SLA软组织水平种植体。可见颊腭侧明显骨缺损。

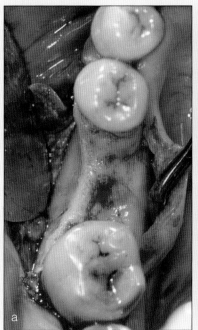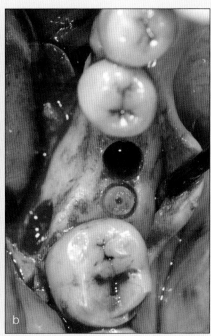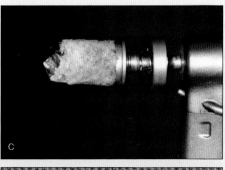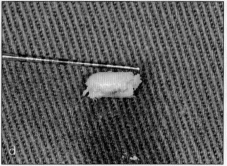

图2-34-8 （a）46翻瓣后见皮质骨连续、骨量较充足。（b~d）计划于下颌种植位点取骨柱，骨质较软，不能取出完整骨柱，于种植位点远中取出2.9mm×6mm的完整骨柱备用，拟用于上颌腭侧骨增量。47牙近中颊侧使用弹簧钻取自体骨屑。

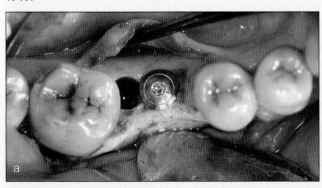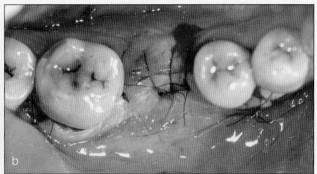

图2-34-9 （a）下颌植入4.8mm×10mm的软组织水平种植体。远中取骨柱区域无须特殊处理。（b）用5-0尼龙线间断缝合。

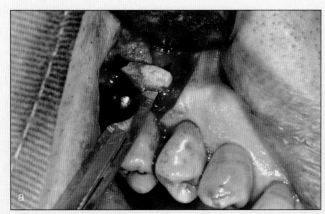

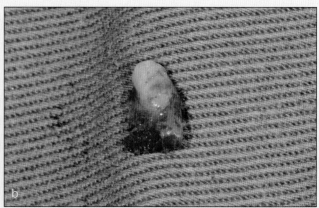

图2-34-10 （a，b）用15C号刀片将骨劈开，然后完整取下15颊侧骨隆突，备用，拟填充16颊侧骨缺损区域。

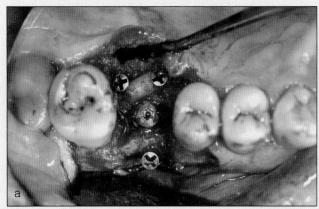

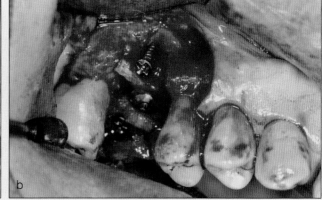

图2-34-11 将下颌种植位点所获取的骨柱及15修整的骨隆突，分别通过骨钉固定于16种植体颊腭侧的骨缺损。（a）殆面观。（b）颊侧观。

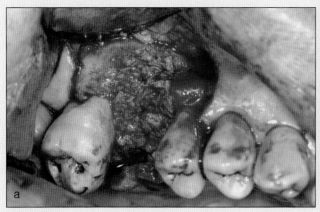

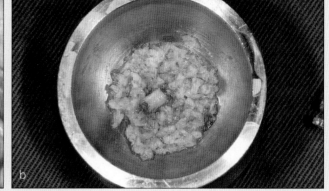

图2-34-12 （a，b）将收集的自体骨屑填塞于植骨间隙内。

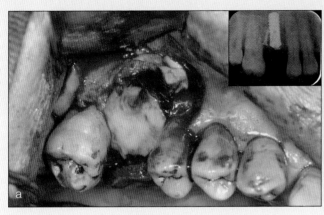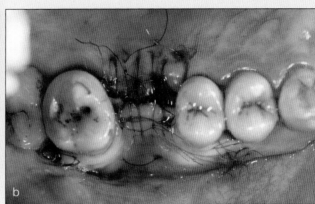

图2-34-13 （a，b）覆盖PRF膜，严密缝合。

● 二期修复（图2-34-14～图2-34-18）

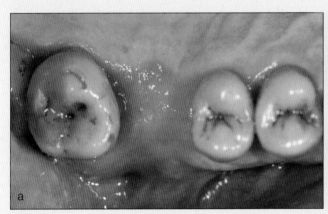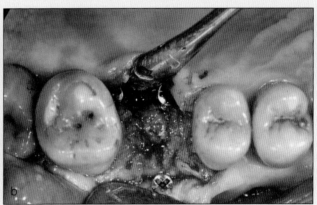

图2-34-14 （a）种植术后3个月，黏膜愈合良好。（b）翻瓣后见骨钉松动，腭侧骨柱部分吸收。

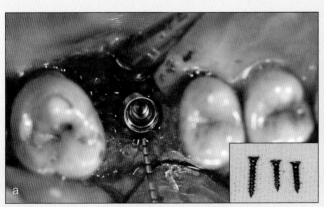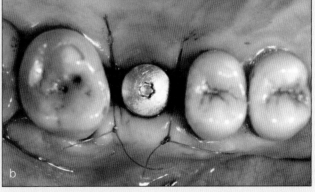

图2-34-15 （a）二期小翻瓣，见种植体周围骨量充足。（b）安放愈合基台，间断缝合。

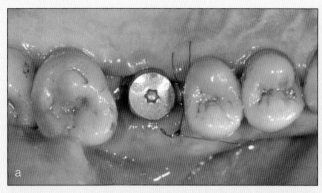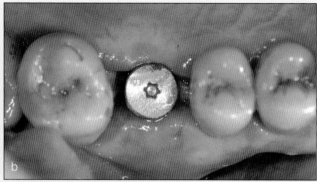

图2-34-16　（a，b）上颌二期术后2周，拆线一期愈合。

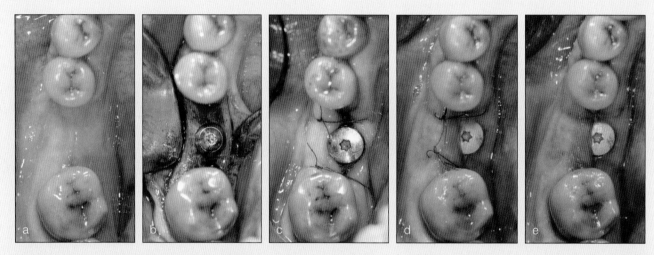

图2-34-17　（a~c）下颌术后3个月，软硬组织愈合良好，置愈合基台，间断缝合。（d，e）下颌二期术后2周，软组织愈合良好，拆线。

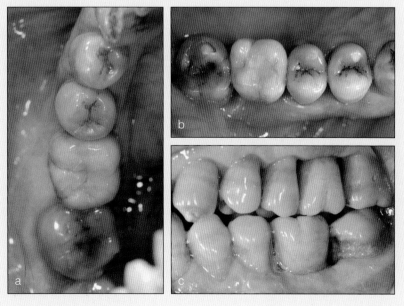

图2-34-18　（a，b）上颌及下颌种植修复后𬌗面观及（c）咬合观。

病例35 利用延期种植位点骨柱填塞早期种植闭合型骨缺损间隙

● **病例信息**

患者，女，55岁。右上后牙缺失1个月。

1个月前拔除26，拔牙创还未愈合完，27拔牙创恢复良好，余留牙牙面软垢，牙石（++），28松动Ⅰ～Ⅱ度。影像学检查显示26拔牙窝有骨凹陷，27骨质正常（图2-35-1）。

● **治疗计划**

垂直向骨缺损凹陷区依靠骨柱填满，可阻止成纤维细胞长入骨缺损区干扰成骨效果，取自体骨柱，促进植骨区骨组织再生，使生长因子的骨基质蛋白、血管内皮细胞生长因子及富血小板纤维蛋白用于植骨技术中。让成骨细胞有足够的时间增殖，重建骨组织，可确保缺损区成功的骨组织再生具有很高的预见性，维持长期功能稳定性，也可降低并发症，避免多次手术及缩短愈合时间。自体骨柱的优势在于不会产生排异问题及排异反应，自体骨的骨结合速度更快、效果更好，通过在术区取骨柱，可减少额外取骨创口，大大减低术后反应。

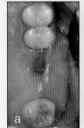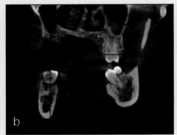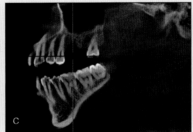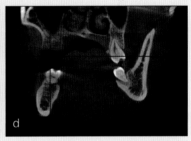

图2-35-1 术前检查。（a）𬌗面观显示26、27颊舌侧骨宽度丰满，骨弓轮廓佳。（b～d）术前影像学检查显示26区骨垂直向凹陷约5mm，但颊舌侧均有骨板存在，27垂直向及水平向骨量均大于10mm。

● **一期手术**（图2-35-2～图2-35-4）

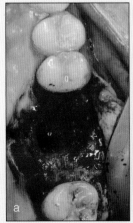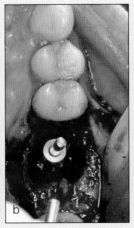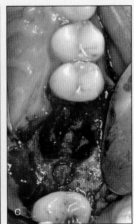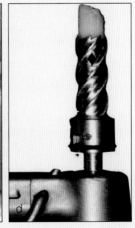

图2-35-2 （a）翻瓣后可见内含大量炎性肉芽组织。不管任何植骨方式，彻底清除术区炎性肉芽组织是关键，避免感染骨柱及周围骨组织，影响种植体稳定性。（b）确定种植位点，保证颊舌侧骨宽度。（c，d）使用骨柱定位钻，确定27种植位点。

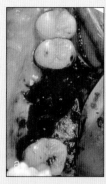 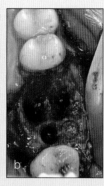 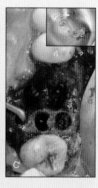

图2-35-3 （a）用直径2.9mm/3.9mm取骨钻取出27种植位点的骨柱。（b）可见27种植位点处颊侧骨量较厚，用直径2.9mm/3.9mm定位钻，于27种植位点偏颊侧定位。（c）用直径2.9mm/3.9mm取骨钻提取种植位点骨柱。

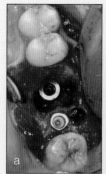 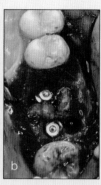 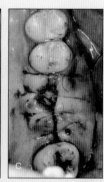

图2-35-4 （a）植入种植体到种植位点内，保证种植体初期稳定性，可见26间隙过大。（b）使用取出的骨柱填满颊侧跳跃间隙，可见创口内血运丰富。（c）严密缝合创口。

● **二期手术（图2-35-5～图2-35-7）**

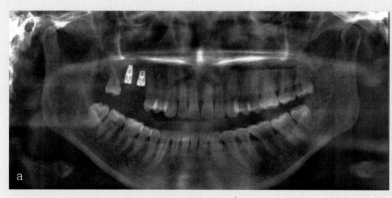 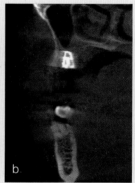 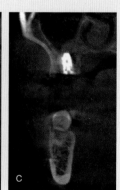

图2-35-5 （a~c）术后影像学检查。

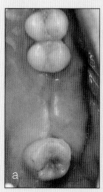 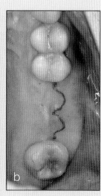 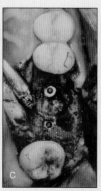 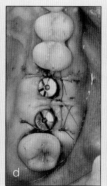 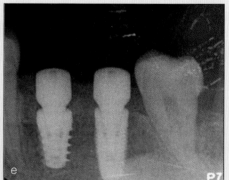

图2-35-6 （a）可见颊舌侧牙槽骨丰满，牙龈恢复良好。（b）设计W型龈乳头再生切口，利于安放愈合基台的创口关闭。（c）切开后可见26颊舌骨丰满，骨头未见明显缺损，植入骨柱与牙槽骨融为一体，成骨效果佳。（d，e）旋入愈合基台后，严密缝合创口。

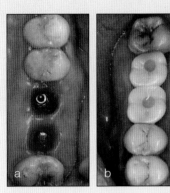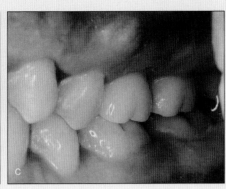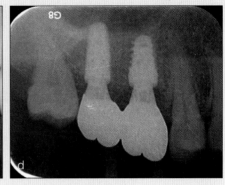

图2-35-7 46、47种植二期修复。（a）牙龈塑形良好。（b）戴种植氧化锆连冠修复，颊舌软硬组织饱满。（c）颊侧咬合理想。（d）X线片显示种植连冠就位理想。

● **讨论**

在该病例的两个种植位点中，26为早期种植位点，拔牙窝闭合型骨缺损，27则是延期种植位点，骨量充足。笔者在术式选择时，充分利用延期种植位点的骨量，提取骨柱，填塞到早期种植位点的骨间隙内，种植术区自体骨"自给自足"，大道至简！

病例36　骨柱应用于上颌窦内提升

● **病例信息**

患者，女，42岁。后牙拔除后多年就诊，要求种植修复。

否认系统性疾病和药物过敏史。

口内检查显示26缺失，软组织愈合良好，修复空间充足（图2-36-1a）。术前影像学检查显示窦嵴距约8mm（图2-36-1b）。

● **治疗计划**

拟应用骨柱技术上颌窦内提升，同期植入种植体。

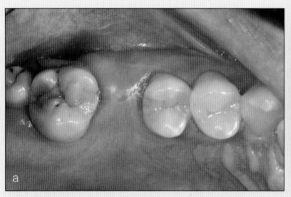
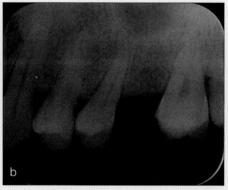

图2-36-1 （a）26缺失口内𬌗面观，软组织愈合良好，附着龈宽度充足，修复空间充足。（b）术前影像学检查显示窦嵴距约8mm。

● **一期手术**（图2-36-2～图2-36-9）

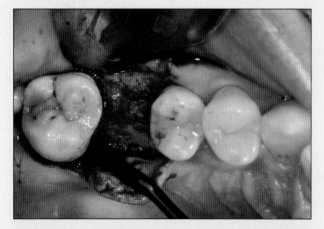

图2-36-2 牙槽嵴顶正中切口，翻瓣，见缺牙区骨宽度佳。

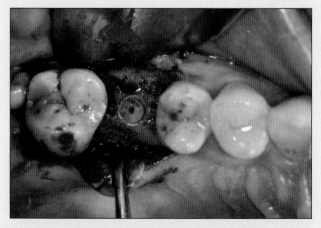

图2-36-3 骨柱定位。于种植位点，使用直径2.9mm/3.9mm的骨柱定位钻进行定位，定位深度1.5～2mm。

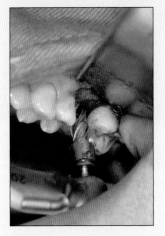

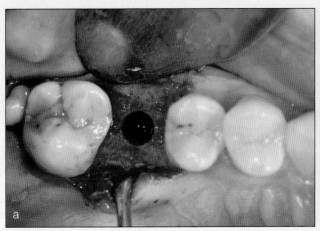

图2-36-4 使用取骨柱专用钻针取骨柱。

图2-36-5 （a，b）留窦底3mm骨高度，取出2.9mm×5mm的骨柱。

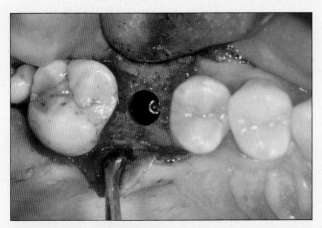

图2-36-6 骨柱取骨钻继续向窦底钻孔约2mm，保留窦底约1mm骨高度，骨凿敲击提升。

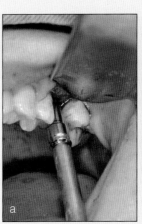

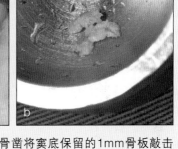

图2-36-7 （a）使用骨凿将窦底保留的1mm骨板敲击提升。（b）将取出的骨柱使用咬骨钳压成骨屑并回填至窦底。

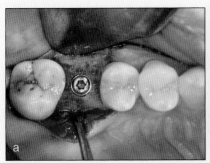

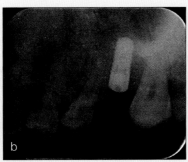

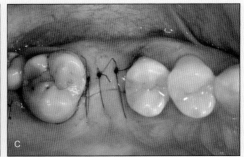

图2-36-8 （a）植入4.8mm×10mm的Straumann SLA BL种植体，置入RC愈合螺丝。（b）术后即刻X线片显示窦底提升效果良好。（c）用5-0尼龙线无张力间断缝合。

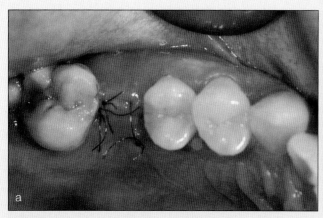
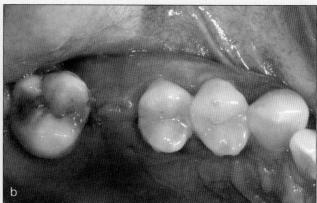

图2-36-9 （a，b）2周拆线，见软组织一期愈合。

● **二期修复**（图2-36-10～图2-36-12）

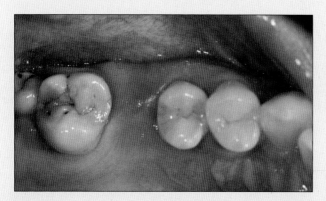
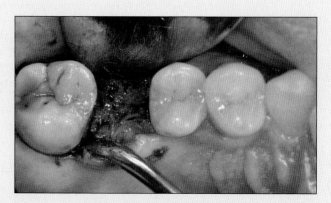

图2-36-10 一期手术后3个月，软组织愈合良好，骨弓轮廓饱满。

图2-36-11 翻瓣见骨愈合良好。

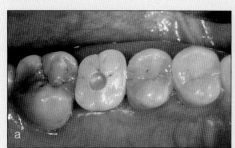
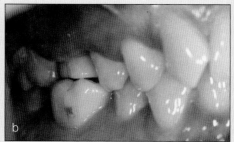
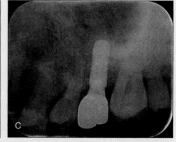

图2-36-12 （a，b）戴牙后𬌗面观及咬合观。（c）戴牙后X线片。

病例37 利用骨柱进行早期内外提升+延期内提升，同期种植

● 病例信息

患者，男，50岁。右上后牙缺失多年，8余年前因右上后牙松动于院外拔除。就诊要求种植修复。

口内检查显示16、17缺失，牙槽嵴宽度情况适中，15松动Ⅲ度，叩诊无不适，咬合疼痛，牙髓活力正常，牙龈及口腔黏膜颜色正常（图2-37-1）。

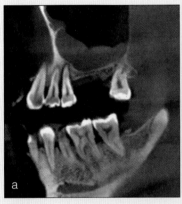 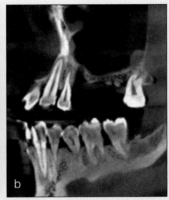 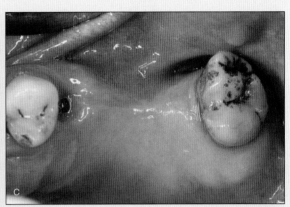

图2-37-1 术前影像学及15拔除3周后影像学检查及口内观。（a）术前影像学检查。15咬合创伤，牙周膜间隙增宽、上颌窦膜增宽。（b）25拔除3周后的CBCT影像。上颌窦膜恢复正常，17位点院外未拔净残根。（c）拔牙3周后口内观，牙龈黏膜形态、色泽正常。

● 治疗计划

患者上颌窦气化严重，窦嵴距高度不足。15咬合创伤严重，上颌窦膜增宽，经牙槽嵴顶或侧壁开窗手术风险较大。故而，在手术前考虑优先拔除15，解决上颌窦膜问题的同时也让软组织得到一定程度的恢复，从而降低缝合难度。然后，可以对植入方式进行选择：

方案A：拔除15，15位点侧壁提升，17位点采取骨柱技术经牙槽嵴顶提升，根据骨情况决定是否同期植入种植体。

方案B：拔除15，于16、17位点行侧壁提升，根据具体情况决定是否同期植入种植体，单端桥修复。

方案C：拔除15，于16、17位点行牙槽嵴顶提升，窦嵴距较低，由于不可直视，操作难度较大。

最终选择方案A，考虑要点：

（1）上颌窦黏膜炎性改变可能使手术不确定因素增多。

（2）15位点对应上颌窦底为斜坡状，侧壁提升所能提升范围更广。

（3）17位点可以考虑行骨柱技术+牙槽嵴顶提升。

● **一期手术（图2-37-2～图2-37-8）**

于牙槽嵴顶做切口，14近中做垂直切口，翻全

厚瓣，暴露上颌窦外侧壁，使用骨柱定位钻切透皮质骨，作为侧壁开窗。

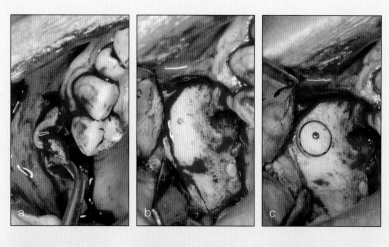

图2-37-2 （a～c）切开翻瓣+侧壁提升。

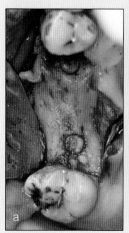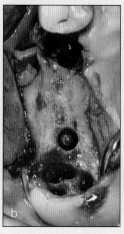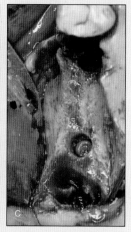

图2-37-3 （a～c）拔除18，于15、17种植位点提取骨柱。

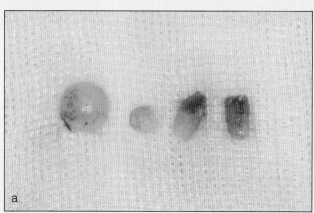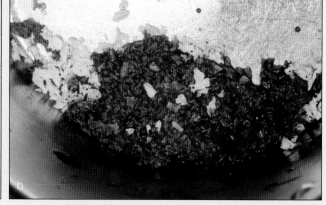

图2-37-4 （a）制取的骨柱和侧壁提升的骨片。（b）混合血液的Purgo骨粉。

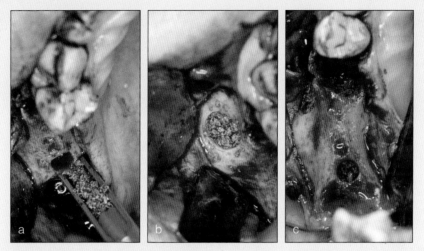

图2-37-5 （a~c）跳跃间隙填塞骨粉。

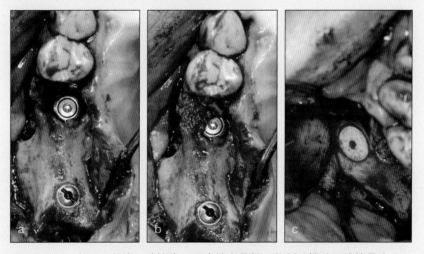

图2-37-6 （a~c）植入种植体，再次填塞骨粉，将侧壁提升区域的骨片。

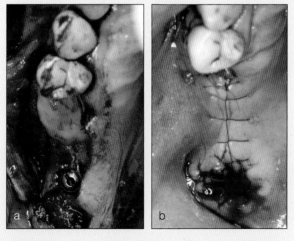

图2-37-7 （a）植骨区放置CGF膜。（b）连续缝合。

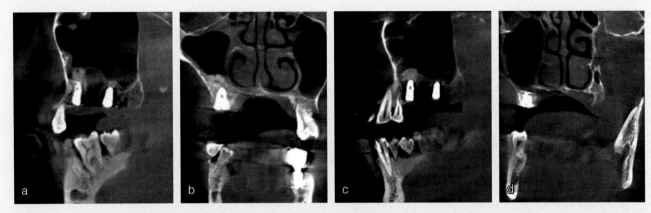

图2-37-8 （a，b）术后即刻影像学检查。（c，d）术后6个月影像学检查。

● **二期手术及修复**（图2-37-9~图2-37-11）

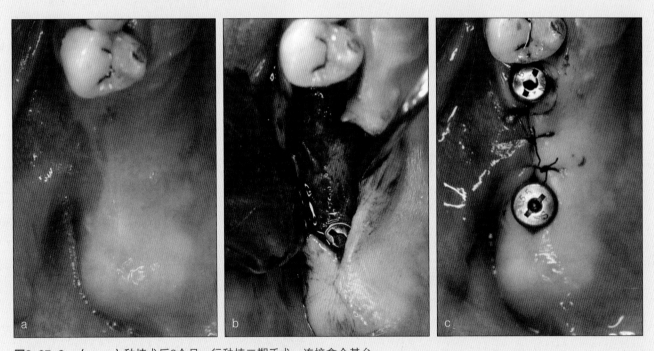

图2-37-9 （a~c）种植术后6个月，行种植二期手术，连接愈合基台。

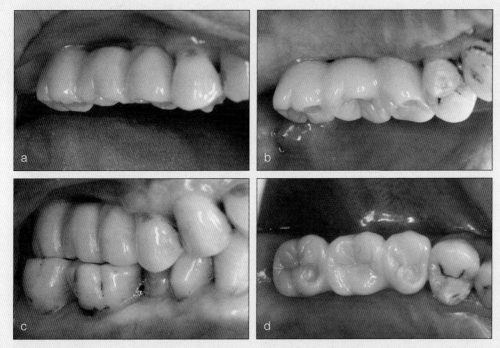

图2-37-10 （a~d）最终修复后口内观。

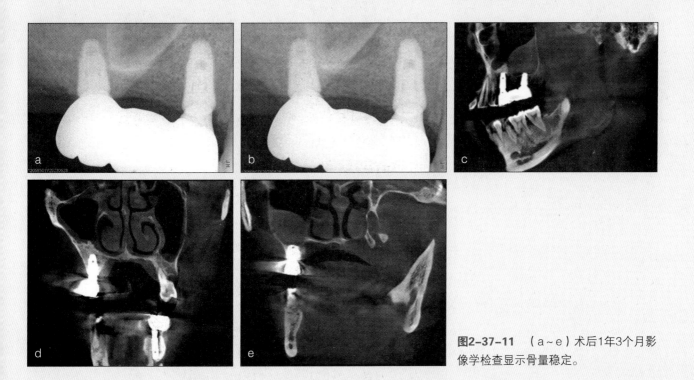

图2-37-11 （a~e）术后1年3个月影像学检查显示骨量稳定。

病例38　微创种植骨柱上颌窦内提升

- **病例信息**

　　患者，男，59岁。左上后牙根管治疗失败后拔除。

　　口内检查显示左上后牙缺失，牙槽嵴丰满，颊舌及近远中宽度达10mm以上（图2-38-1a）。影像学检查显示26牙槽嵴高度约5.4mm，骨宽度8.9mm（图2-38-1b，c）。

- **治疗计划**

　　术前检查显示26缺牙区骨弓轮廓佳，附着龈丰

满，拟选择微创种植骨柱上颌窦内提升（图2-38-1a）。

　　通过精准的种植位点定位，敲击式上颌窦内提升，提升上去的骨柱将窦膜撑起来，通过血凝块成骨，该方法临床等待时间短，最短种植术后3个月即可上部修复（若骨质较软、扭力较小，则需要多等待1~2个月）。同时，微创内提升摆脱了传统种植手术切开翻瓣、缝合、拆线等步骤，明显减少了术后肿痛和出血情况。

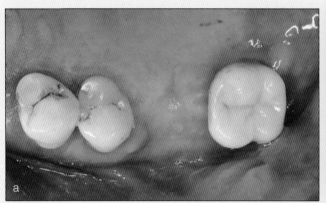
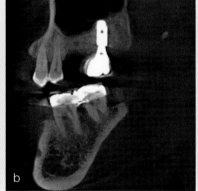
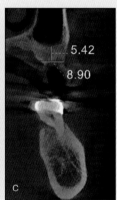

图2-38-1　（a~c）术前影像学检查26骨弓轮廓佳，附着龈丰满，选择微创种植骨柱上颌窦内提升。

- **一期手术**（图2-38-2~图2-38-4）

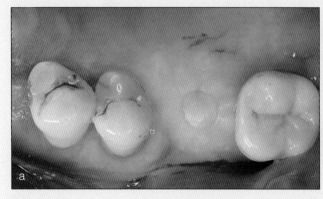
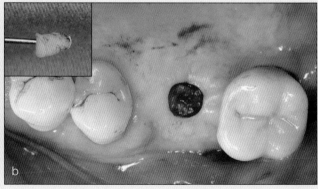

图2-38-2　（a，b）种植位点进行微创环切，用直径2.9mm/3.9mm的骨柱定位钻定位深度2mm，用刮匙撬松取出2mm骨柱，用直径2.9mm/3.9mm的骨柱取骨钻备洞深4mm，保留距离上颌窦底剩余骨高度约1mm，用匹配的敲击凿子敲击式骨柱内提升。

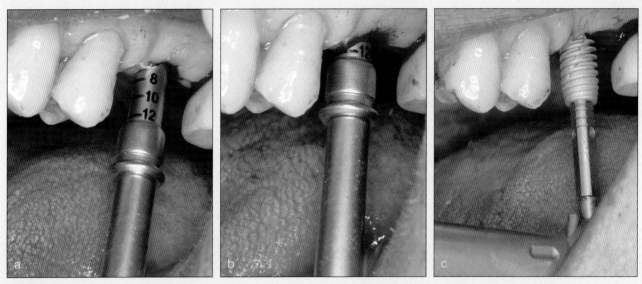

图2-38-3 （a～c）轻轻敲击上颌窦内提升凿子，使剩余1mm的窦底骨板骨折后，连同3mm骨柱共同提升，当敲击时产生落空感后即可，防止用力过度，损伤上颌窦窦底。继续敲击达理想植入深度10mm，内提升5mm，将上颌窦膜像伞一样支撑起来，在其下方形成空间，充满血凝块机化成骨。

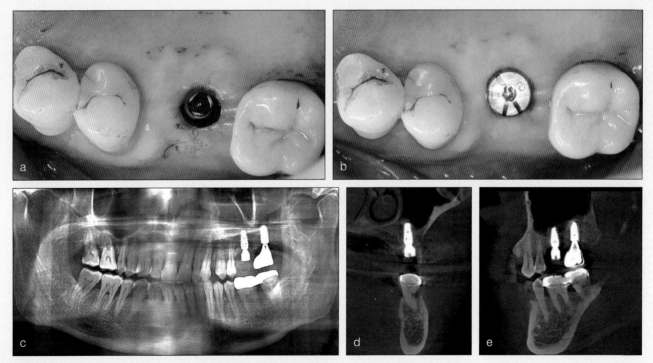

图2-38-4 （a～e）植入1颗4.6mm×10mm的法国安卓建PX种植体，初期稳定性达到35N，拧入直径5mm、穿龈4mm高的愈合基台封闭创口。窦底可见种植体顶端有2～3mm的骨柱，上颌窦底位于上方，边缘连续，内无异常低密度影。

● 二期修复（图2-38-5）

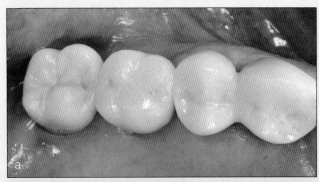
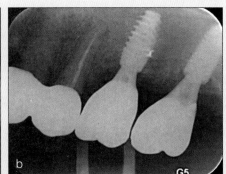
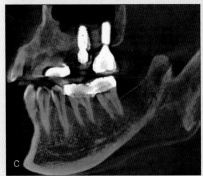
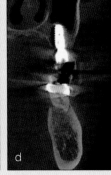

图2-38-5 （a，b）最终修复体戴入后口内观及影像学检查。（c，d）术后3个月CBCT检查显示窦腔内成骨良好，上颌窦内提升到种植体顶端的2~3mm骨柱改建吸收。

● 随访（图2-38-6）

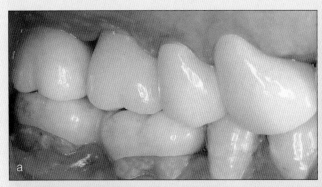
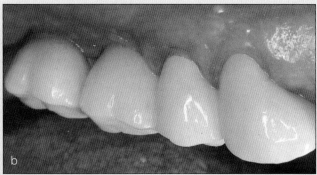
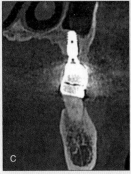
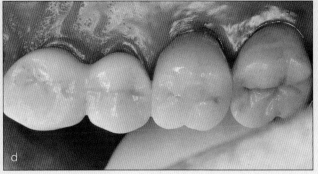

图2-38-6 （a~d）1年后复查，软硬组织稳定。

病例39 骨柱上颌窦内提升

● 病例信息

患者，男，55岁。右上颌后牙缺失要去修复。

口内检查显示26、46缺失，修复空间充足，附着龈宽度理想。影像学检查显示26可用骨高度不足，46骨量情况理想（图2-39-1）。

● 治疗计划

26、46位点取骨柱，26骨柱敲击式内提升，将剩余骨柱用磨骨器磨成骨屑，上颌窦腔填塞。

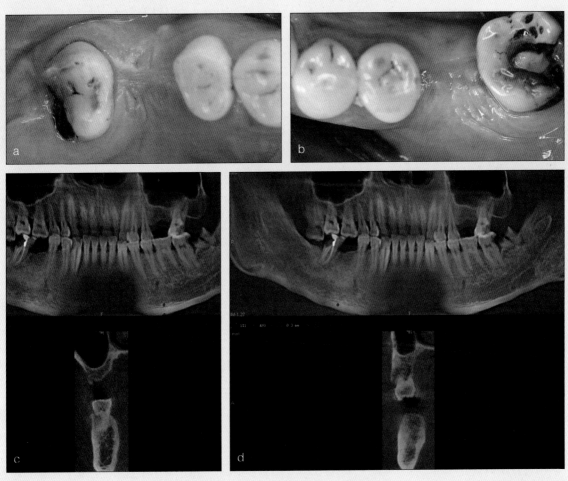

图2-39-1 （a，b）26缺失，27远中邻面缺损，牙槽嵴丰满，附着龈宽度足，46缺失，47旧充填物脱落，髓腔壁有大量腐质。（c，d）CBCT显示26骨宽度7mm，骨高度6.5mm；46骨宽度高度足够，骨宽度8mm，骨高度14mm。

● 一期手术（图2-39-2～图2-39-7）

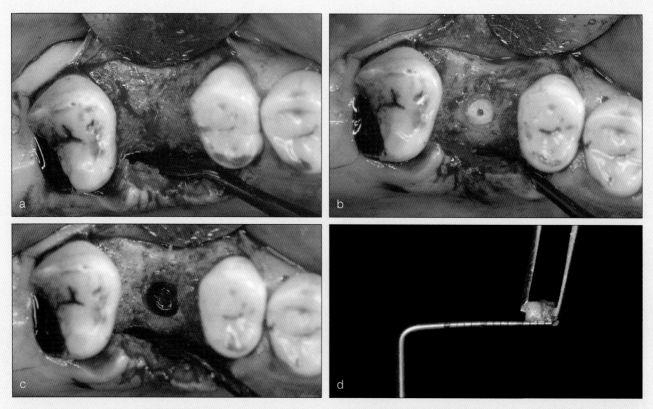

图2-39-2　（a～c）26牙槽嵴顶正中切口，25、27沟内切口，全厚瓣翻开，刮匙清理干净肉芽，用直径2.9mm/3.9mm的骨柱定位钻定位，用直径2.9mm/3.9mm的骨柱取骨钻钻深3.5mm，刮匙撬松取下骨柱。（d）牙周探针测量骨柱长度3.5mm。

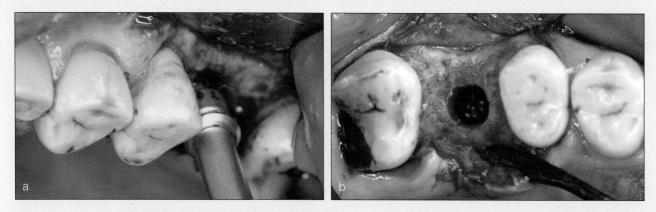

图2-39-3　（a，b）用直径2.9mm/3.9mm的骨柱取骨钻钻深5.5mm，距离上颌窦底1mm，用直径3.8mm的骨柱敲击凿，轻柔敲击，提升窦底骨柱到上颌窦腔内，敲击深度到敲击凿子10mm。

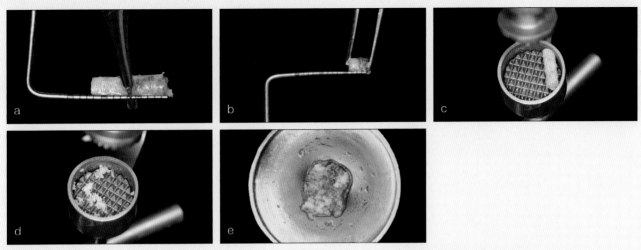

图2-39-4 （a～e）26位点取的骨柱长3.5mm，46位点取的骨柱长11mm，用磨骨器磨碎骨柱成骨屑。

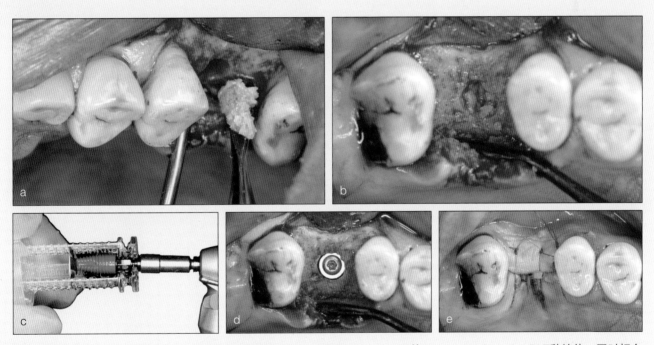

图2-39-5 （a～e）26窝洞内填入收集的自体骨屑，植入1颗4.8mm×10mm的Straumann SLActive BLT种植体，同时把自体骨屑缓慢推入上颌窦腔腔内，用5-0尼龙线间断缝合。46也植入1颗4.8mm×10mm的Straumann SLActive BLT种植体，缝合。

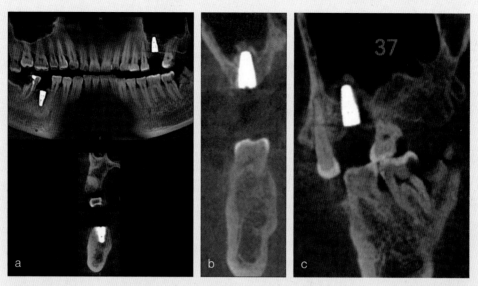

图2-39-6　（a~c）CBCT显示26、46种植位点佳，26上颌窦腔内见自体骨屑的低密度阻射影，上颌窦内提升充分。

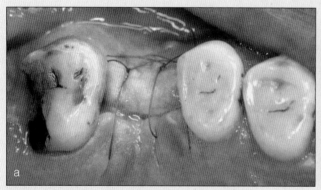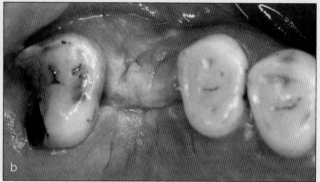

图2-39-7　（a，b）1周拆线，创口愈合良好。

● **二期修复**（图2-39-8 ~ 图2-39-10）

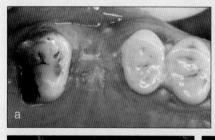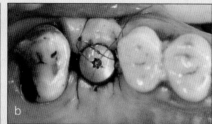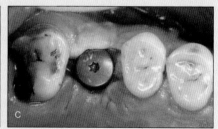

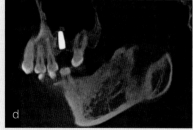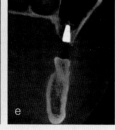

图2-39-8　（a~c）3个月后种植二期，拧入愈合基台，用5-0尼龙线间断缝合，1周拆线，创口愈合良好。（d，e）CBCT显示上颌窦腔内成骨良好。

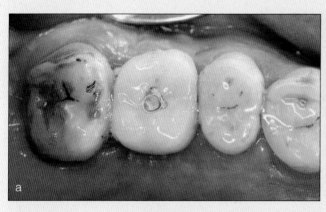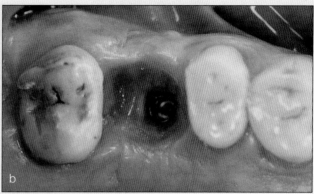

图2-39-9 （a，b）戴入临时种植树脂冠塑形，稳定1个月后进行最终种植上部修复。

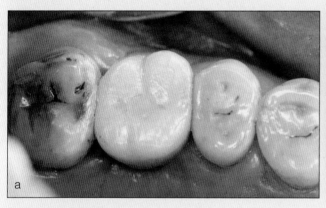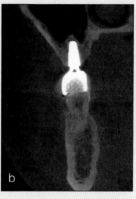

图2-39-10 （a）戴入最终氧化锆冠。（b）CBCT显示上颌窦腔内成骨稳定。

● **随访（图2-39-11）**

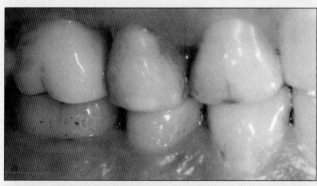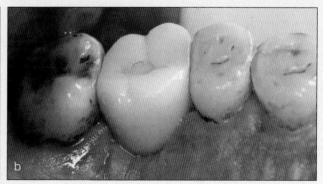

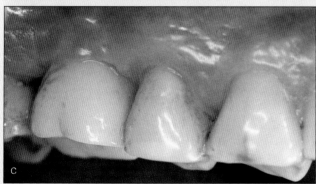

图2-39-11 （a～c）3个月复查，26软硬组织稳定。

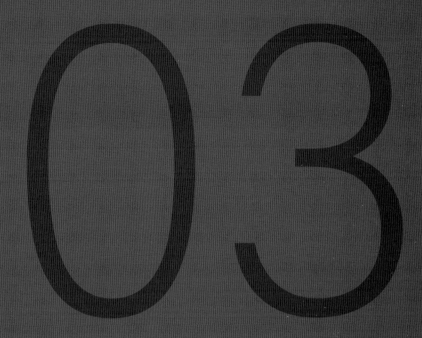

03

SPLIT BONE BLOCK
TECHNIQUE

第3章

骨片技术

骨片技术（Split Bone Block Technique）最早由Fouad Khoury教授在1999年发明，指的是用骨钉将较薄的自体皮质骨片固定于缺牙区牙槽嵴处，形成一个可靠的、稳定的骨组织再生空间，随后在其内填入自体骨屑，以重建缺损的牙槽嵴。骨片技术是生物导向骨增量（Biological Bone Augmentation，BBA）的一种重要形式。并且，从BBA的技术层面，骨片技术异于传统的骨块移植，因为骨片的角色是作为一种自体生理性的再生膜，该自体生理性再生膜不仅具有阻绝成纤维细胞优先长入植骨区的功能，也提供了一个稳定成骨的

空间和成骨细胞附着的支架。同时，搭配大量的自体骨屑，可以显著增加移植骨的总表面积，提高骨传导性（自体骨移植的愈合过程中，骨传导占据超过50%的比例[13]），从而提高再生潜力和新骨形成。

因此，如果术中配合良好的软组织处理，达到创口严密的软组织缝合关闭和创口的一期愈合，骨片技术完全符合2006年，Wang和Boyapati教授提出的在GBR中获得可预期骨组织再生的PASS原则[18]，自然可以达成可预期的骨组织再生（图3-1）。

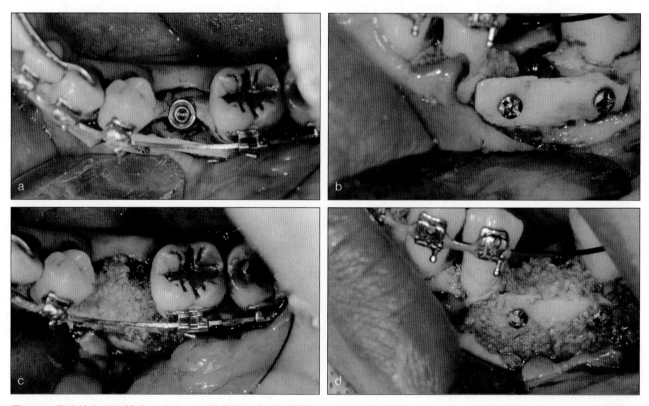

图3-1 骨片技术实际操作。（a，b）用骨钉固定1块薄骨片，重塑牙槽嵴形态。（c，d）收集松质骨屑和从骨块表面刮下的小块皮质骨屑填充骨片与受区之间的空隙。

一、骨片的临床应用

骨片技术可以适应于各种不同的骨缺损：

（1）骨弓轮廓内的缺损

①骨弓轮廓内的水平向骨缺损。

②骨弓轮廓内的垂直向骨缺损。

（2）骨弓轮廓外的骨缺损（变数较大，可能有预期之外的骨吸收）

①骨弓轮廓外的水平向骨缺损。

②骨弓轮廓外的垂直向骨缺损。

二、手术工具及耗材准备

1. 常规手术包

同15页第2章"常规手术包"。

2. 骨片获取工具

关于骨片的取得，主要有以下几种方式：

（1）微型锯（Microsaw）获取骨片

微型锯套件包括直机和弯机，一组有2支直机、1支弯机以及各种直骨凿和弯骨凿。2支直机中的其中1支是完全直的，另1支带有些许角度。配有直弯机圆盘型骨锯（直径8mm、厚度0.25mm）和相应的圆盘保护器，此骨锯的最大穿透深度为3.2mm，主要生产厂商是登士柏（Dentsply），也可用钻孔针。最初，此方法的适应证是在根尖切除术期间从下颌后部区域移除骨盖，并在手术结束时缩小该骨盖（骨盖法）[33]。根据Fouad Khoury教授在2015年发表的文献研究[37]，微型锯的效率非常高，该研究中共有3328位患者从下颌骨外斜线处采集了3874块骨块。在研究期间，有419位患者（12.59%）接受了双侧骨块采集，127位患者（3.82%）在同一部位采集了1块以上的骨块。平均采集时间为（6.5±2.5）分钟，平均体积为（1.9±0.9）cm³（最大为4.4cm³），这是从开始截骨切线到把整块骨块取下所需的平均时间。

另一项随机前瞻性口腔临床试验旨在评估使用微型锯和超声骨刀从下颌后磨牙区域采集骨块的结果。此试验涉及53位接受广泛双侧骨移植手术的患者。临床结果参数包括截骨时间、移植骨块体积以及术中并发症，如出血、神经损伤、疼痛、肿胀和供体部位愈合情况。结果显示，使用微型锯的平均截骨时间为5.63分钟，而使用超声骨刀的时间为16.47分钟，差异显著（$P < 0.05$）。微型锯的平均移植骨块体积为1.62cm³，超声骨刀为1.26cm³（$P < 0.05$）。然而，术后疼痛、肿胀和愈合方面在两种工具之间没有显著差异。研究表明，微型锯和超声骨刀都是从下颌后磨牙区域采集骨块的有效工具与安全工具，但微型锯在采集时间和骨块体积方面表现更佳[38]。图3-2展示了笔者临床使用的取骨片工具。

（2）数字化截骨导板辅助下获取骨片

该技术以Luca De Stavola医生所采用的方式最为著名[34]，骨块采用计算机辅助设计流程进行规划，设计理想的截骨平面，以防止对重要解剖结构（神经、牙根等）造成损害，并生成手术导板。该导板在外斜线精准设计近远中垂直切线及颊侧上下2条水平切线的位置与深度。术前和术后计算机断层扫描影像的叠加显示手术精度为0.25mm，因此是即安全又高效的方法。这种计算机软件设计的导板取骨技术使临床医生能够获得充足的自体骨用以安全地处理多种骨缺损。使用时，将截骨导板固定

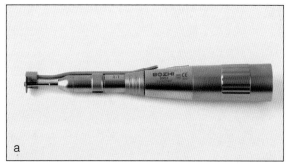

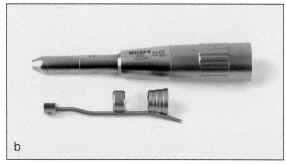

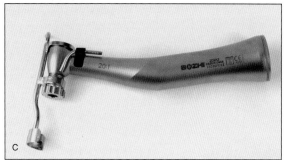

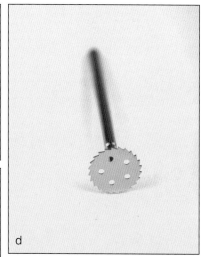

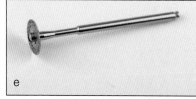

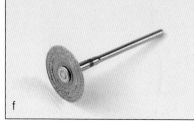

图3-2 使用的取骨片直机、弯机以及直弯机骨锯。（a~c）直机及弯机。（d）用于直机的锯齿形骨锯，直径9mm、厚度0.3mm。（e）用于弯机的金刚砂骨锯，直径9mm、厚度0.26mm。（f）用于直机的金刚砂骨锯，直径19mm、厚度0.35mm。

在外斜线颊侧，用超声骨刀垂直于骨面从截骨导板侧面进入。手术导板确定了骨刀切割深度及方向，即使切割深度超过皮质骨厚度也是安全的，更容易地取下骨块甚至不用锤子敲击（图3-3）。

（3）利用特殊设计的超声骨刀锯片

在平行外斜线取骨区的外侧骨面（此方法不适用于颏部取骨区）2~3mm的位置，切1道8mm深度的截骨线，近远中连接垂直截骨线，再使用骨凿轻柔敲下这个薄片，由于已经接近要使用的厚度，不需要再经过骨锯锯片分开成2片，可以直接使用

骨刨刨成理想的厚度，可以大大减少操作的时间。由于大部分使用骨片技术的病例，都只要1~2片骨片，截取超过5mm厚的骨块应切成2片或是3片。但是，因为多出来的骨片无法使用，还应钉回原供区。因此，直接取得一块适当厚度大小的骨片，刨出适当的厚度，会是一个比较有效率的方法。

该技术的难点在于，如何控制骨片被骨凿敲击下来时它应该断的位置。通常情况下，我们需要的骨片大概是8mm的宽度，如果超声骨刀的刀头无法切到接近8mm，那么使用骨凿敲击时，可能会

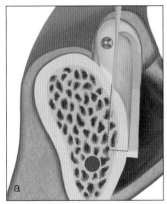
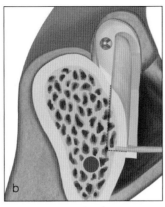
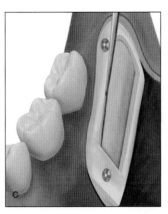

图3-3 （a~c）数字化截骨导板由Luca De Stavola医生设计，预先设计理想的截骨平面，以防止对解剖结构（神经、牙根等）造成损害，并生成手术导板[35]。

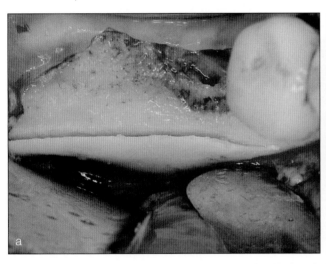
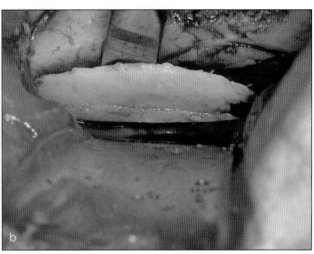

图3-4 （a，b）简易取得骨片的方式，可以利用特殊设计的超声骨刀刀头，平行外斜线取骨区的外侧骨面2~3mm的位置，切1道8mm深度的截骨线，近远中连接垂直截骨线，再使用骨凿轻柔敲下这个薄片。

断在4~5mm的位置。一般超声骨刀的刀头在靠近手机端比较厚，能切入的深度为4~5mm，切到这个深度时，比较宽的柄即会挡住，无法再深入。由于力的传导在前端，超声骨刀刀头的最前方是切割效率最高的位置，因此刀头的长度和厚度决定了切割效率，需要特殊设计的刀头才能切到8mm厚度（图3-4~图3-6）。

（4）使用取骨环钻获取半月形骨片

Frank Zastrow教授使用大直径的圆形取骨钻，设计了半月形骨片技术（Semilunar

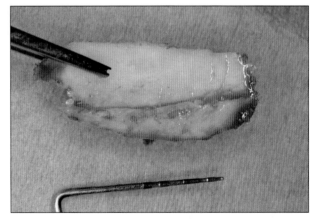

图3-5 厚度比较薄的骨片，由于已经接近要使用的厚度，不需要再经过骨锯锯片切割分成2片。

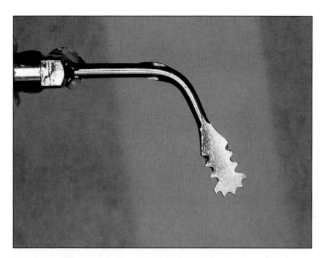

图3-6 特殊设计的超声骨刀刀头能够切到8mm深度。

Technique，SLT）。半月形骨片技术和获得专利的Easy Bone Collector（EBC）规避部分侵入性且耗时的骨块采集的过程，直接采集骨片，手术快速、简单、微创。

　　EBC由取骨环钻和周围保护器组成，可以在操作过程避免软组织被取骨环钻卷入而受伤；EBC的骨穿透性极小，其优点是主要采集下颌骨外斜线外侧的皮质骨，减少了松质骨骨髓的出血。另外，加入了内冷却水，不会过热。

　　取骨环钻取得半月形骨片时需要注意的是，取骨环钻初始接触到骨面时如果正转会出现跳动，建议一开始先用反转，在取骨区做出一个沟槽。然后，再用正转取得骨片。在钻的过程中，需要非常注意钻的方向，必须跟外斜线取骨区的外侧骨面平行（此方法不适合颏部取骨区），以免取出一片不符合大小的骨片。另外，如果角度不对，取出来就只有外斜嵴上方的一小片，同样无法使用。半月形骨片最大长度可以达到17.5mm，宽度可以达到8mm，且在磨牙后区通常可以取3~4片骨片，该骨片的大小及数量完全可以满足临床上相对简单的

骨缺损重建。目前在市面上，有一般用途的大直径取骨环钻，也可做到类似骨片，但是因为不是专门设计取骨片，没有软组织保护套，也没有限制厚度的中心柱，所以操作上相对困难，要非常小心。

　　半月形骨片的另外一个优点是，骨增量后没有突出的、锐利的边缘，在一定程度上减少了骨边缘暴露的风险。在某些特殊情况下，半月形骨片同样具有优势，如上颌侧切牙区，缺损不完全在于牙槽嵴冠方。由于牙齿角度不同于牙槽骨，根尖区常常需要增量。半月形骨片，宽度8mm、长度17mm，刚好做垂直向的置放，由于形状是半月形，不像一般的平面骨片需要悬空，这个骨片可以利用两边弧形的边缘抵于缺损两侧的骨面，形成一个隧道，甚至可以简单解决骨弓轮廓外的骨缺损。

　　骨片技术在骨弓轮廓有弧度的区域，如上下颌前牙区，很难用1片长骨片塑形出一个与骨弓轮廓适合的植骨框架，需要几个骨片去组合出这个骨弓轮廓。Howard Gluckman[36]医生在这个区域利用老式木工技术，在骨片表面做出几个沟槽，有限的弯折骨片以符合植骨区的骨弓轮廓（图3-7），但此技术依赖骨片本身的质地，骨片需要有一些弹性，如果骨片太脆没有弹性，在弯折和固定的过程中，也许就会造成骨片断裂，前功尽弃。而利用几个骨片将这个区域拼接顺应骨弓轮廓的弧度，则是一个比较安全的做法。

（5）直接使用高速手机取骨片

　　在装有无菌生理盐水的1∶5增速手机上安装细长的钨钢车针，可以直接用于切割、获取骨片。用此种方式效率较高，缺点是切割的沟槽比较宽，会损失少量骨头。

　　以啄木鸟最新牙科微动力系统ES5为例，该设备具有以下优势（图3-8）：

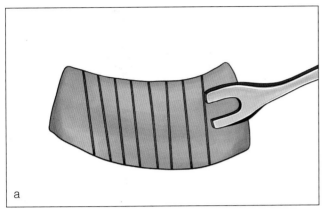
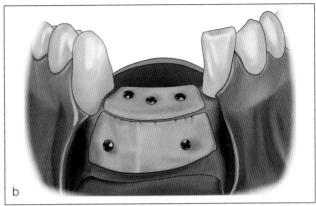

图3-7　（a，b）Howard Gluckman在这个区域利用老式木工技术，在骨片表面做出几个沟槽，有限的弯折骨片以符合植骨区的骨弓弧度。

- 无菌：
  - 两条外部冲洗管路（可消毒/一次性使用），减少术后疼痛和创口感染。
  - 电动驱动，手机头不漏气，减少术后并发症（如气肿）。
  - 卫生的机头系统，采用防回吸设计，避免血液和细菌进入机头。
- 高效：
  - 切割效率比涡轮机高。
  - 速度精确、可调，发热少，切割更稳定、准确。
  - 3.5Ncm高扭矩，动力更强劲。
  - 高性能电动牙科手机，更强劲耐用。
- 灵活：
  - 双供水系统：附带水箱，可提供用于修复的蒸馏水或纯净水，也可以提供外科手术用的无菌生理盐水。

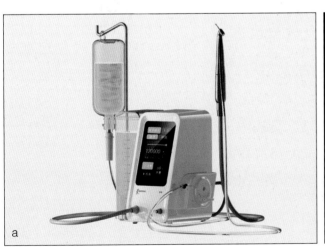
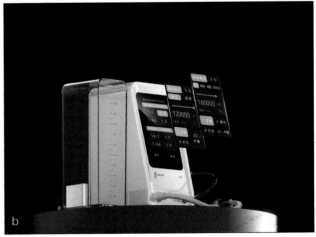

图3-8　（a，b）可以使用装有无菌生理盐水的1∶3增速手机相对安全。

3. 固定骨片工具

在骨片固定过程中选择适当设计的骨钉是非常重要的。

根据螺纹类型，固定骨钉可分为全螺纹和部分螺纹2种类型。

根据骨钉头部的形态，有扁平型和圆滑型2种，骨钉头部主要用于连接螺丝刀和阻止前进。根据骨钉尖端的形态，有自攻性弱的钝头骨钉和自攻性强的尖头骨钉。

由于骨片较薄，传统用于骨块固定的骨钉容易出现裂开的情况，Fouad Khoury教授为此设计了骨片专用的骨钉，直径较小，分别为1.0mm和1.2mm，骨钉头都是1.7mm。整根骨钉是都有同样直径的螺纹。骨钉头的边缘，不像一般传统骨钉是扁平的，而是圆滑的。靠螺纹去卡住骨片，控制固定的位置，以创造出足够良好的空间放自体骨屑。使用时，在骨片及受移植区先预钻出比骨钉直径小0.2mm的洞（0.8mm钻头对应1.0mm骨钉，1.0mm钻头对应1.2mm骨钉），将骨钉拧入骨片1/2~2/3，定位到植骨的受移植区，用镊子夹住骨片，放置在理想的位置上，调整角度，再将骨钉拧进去。因为螺纹可卡住骨片，因此可以控制骨片与受移植区的距离。另外，笔者根据临床积累的经验也发明了适用于骨片固定的不同型号的骨钉（图3-9）。

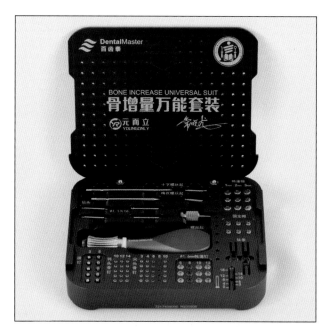

图3-9 笔者设计的骨增量工具盒中配有不同型号的骨钉。

三、手术技术要点

（一）骨片获取技巧

骨片的获取的方法因其获取位置不同而不同，

主要的取骨位置有外斜线取骨和颏部取骨。

1. 外斜线取骨（Bone Harvest from External Oblique Line）

（1）切口与翻瓣设计

下颌后牙区与外斜线之间通常是较为平坦的骨面，被认为是一个易于接近且相对安全的骨片采集区域。

在开始手术之前，应对外斜线和下颌升支进行多次触诊，以确保切口设计，正确切口应保持在颊侧，初始切口从下颌升支开始，平行于第二磨牙的侧面，然后沿着前庭方向延伸到第一磨牙远中边缘，翻全厚瓣，暴露外斜线处的骨面，长度为3~4cm，深度为3~4cm，成梯形（图3-10）。

（2）取骨流程

移植物的大小和下牙槽神经的位置决定了截骨的长度。从远中垂直切口开始，使用微型锯直机在下颌升支的外侧缘做远中垂直切口,长度为1~1.5cm,建议术前应充分分析影像学,因为此处正是下颌骨颊舌侧骨体最窄的地方,尽管外斜嵴的平台看起来非常宽,但是靠近下颌骨体根尖处厚度不厚,非常容易损伤到下牙槽神经,建议底部水平切线带保护装置的骨锯控制进入骨面的1/2,不需要切太深(全深度为3.2mm)。

在近中做第二个垂直切口,覆盖整个外斜线区域。在垂直切口区(外斜线的平台的前缘),神经通常倾向于深入舌侧,因为它起源于升支附近,并从颊侧穿到舌侧,带保护装置骨锯直径8mm,穿透深度最大3.2mm,通常不会造成神经损伤的风险。2个垂直切口不仅要在颊侧平行,而且垂直于下颌骨,要跨过外斜线,向牙槽嵴顶的方向延伸3mm(图3-11)。接下来,从后向前做第三个切口(图3-12)。以上垂直和水平切口必须相交

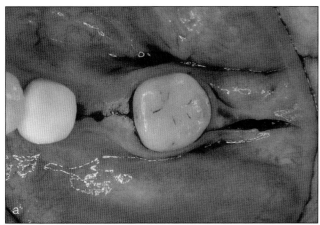
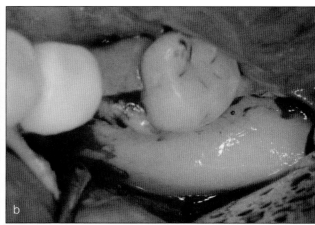

图3-10 (a,b)下颌后牙区取骨的切口设计。切口从下颌升支开始,平行于第二磨牙的侧面,然后沿着前庭方向延伸至第一磨牙的远中边缘,翻全厚瓣,暴露外斜线处的骨面。

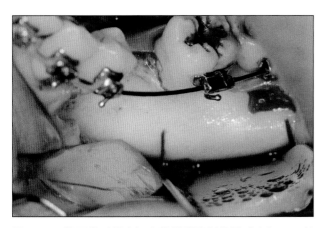
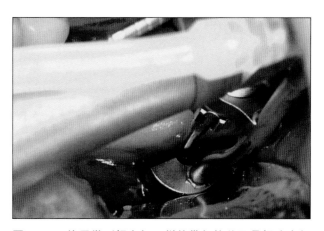

图3-11 使用微型锯直机在外斜嵴外侧缘做垂直切口,长度为1~1.5cm,2个垂直切口不仅要在颊侧平行,必须垂直于下颌骨,而且要超出牙槽嵴方向的外斜线至少3mm。

图3-12 使用微型锯弯机一样的带保护装置骨锯(直径8mm,穿透深度最大3.2mm),从后向前进行第三个切口。

1～2mm，以利于后续骨块的脱位。

最后的截骨流程，在牙槽嵴与外斜线平行的一侧使用1mm细钻针在外斜线平台水平处，距颊侧骨外缘约4mm处，制作深度为4mm、平行于颊侧骨壁的小穿孔（只穿透皮质骨）（图3-13）。此时，使用骨凿从穿孔区分离骨块，骨块往往会沿着穿孔和预先设计的断裂线分离脱位。收获皮质骨块需先保存在生理盐水中。

2. 颏部取骨（Chin Bone Block Harvest）

（1）切口与翻瓣设计

在下颌前牙仍然存在的情况下，通过双侧尖牙远中做垂直切口，以及尖牙之间做膜龈联合下方0.3～0.5mm的水平切口，可翻瓣暴露颏部骨面。通常切口不是垂直于骨表面，而是与骨面成钝角，这样可以翻开更大面积的软组织，允许创口充分对位闭合。

（2）取骨流程

术前影像学评估包括下颌颏部的骨量、牙根根尖的位置及牙根角度。取骨的大小由骨缺损范围决定，注意需要与下颌切牙根尖保持3～5mm的安全距离。

2个水平切口均使用微型锯弯手机，使用带保护装置的骨锯以最大切割深度切透皮质骨，然后使用钻头透过皮质骨进行邮票状穿孔来加深截骨切口（只有皮质骨被穿透），最后使用弯骨凿凿出骨块。

事实上，使用微型锯也具有一定的技术敏感性，初学者使用微型锯时的最大挑战是：滑动力较大，不容易切出完全直的一条连续切线。假如进入角度不对，可能会切出带弧形的骨切线，甚至造成锯片变形。切割时建议反手握住手机，稳定切线，避免切线深浅不一，以致骨块不易完整取下（图3-14）。

（二）骨片修整与固定

1. 骨片的分割

在进行骨片切割时，尤其是在牙科骨组织再生和植骨手术中，采用适当的技术和工具至关重要，

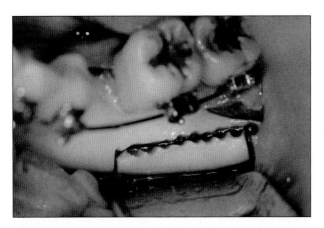

图3-13 用细钻针在外斜线平台水平处，距颊侧骨外缘约4mm处，制作深度为4mm、平行于颊侧骨壁的小穿孔（只穿透皮质骨）。

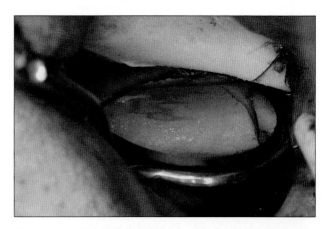

图3-14 初学者使用微型锯时由于滑动力较大，不容易切出完全直的一条连续切线。

以确保手术的安全性和成功率。以下是骨块切割过程中的一些关键考虑因素：

- 冷却水的使用：骨块切割过程需要使用大量冷却水，以防止过热，这对于维持骨组织的完整性和活性至关重要。
- 切割工具的选择：首先使用小型微锯片切割边缘，然后使用直径较大的带保护装置骨锯进行分离。
- 骨块的切割方法：
  - 直接切割：可以直接使用较大直径的带保护装置骨锯将骨块锯成2片或3片。
  - 薄骨凿分离：对于宽度和长度较大的骨块，可能无法直接用钻石圆盘锯片切开，接近切割完成时，可以用薄骨凿轻轻将骨片分开。尽管在切割骨块成骨片时应保持厚度均匀，但这不是绝对必要的，因为接下来我们会用骨刨使骨片的厚度均匀。
- 切割速度：较快的转速可以提高切割效率并减少偏移，但同时也增加了手术风险，不仅可能误伤术者自身，也可能影响切割骨块的角度。
- 安全性考虑：手持骨块并用锯片切割，风险极高。建议使用专用的骨片夹持器固定后再进行切割，不仅更安全，同时也能提供更稳定的握力。使用锯片时会产生较大力量，如果握力不足，骨块很容易被甩出。
- 切割角度和精确度：保持正确的切割角度至关重要，以确保得到的骨片厚度和大小符合预期。

2. 骨片厚度

到底需要修整到多厚的骨片呢？文献研究并没有详尽的论述。包括Fouad Khoury教授的教科书中也没有论述。但是研究证实[39-40]，皮质骨因密度较高，血管较少，移植之后血管长入的速度是每天

0.05mm。如果是松质骨，血管长入的速度是每天0.5mm。因此，如果皮质骨片太厚的话，由于血供不足造成的死骨较多，骨吸收比例相对较大。薄的骨片厚度是0.8~1.2mm，有助于骨片的存活并减少吸收。任何游离移植物，无论是软组织还是硬组织，要使转移的细胞存活，关键在于血管化速度的快慢。将移植骨块（Block）改为骨板（Plate），再改为薄壳（Shell），目的是加速血管化过程。如果血管化过程慢于细胞的存活能力（越厚越难达成，越薄越易达成），薄壳就会以死骨结束。在这种情况下，薄壳仅能视为提供空间维持的支架（Scaffold），同时也会被身体执行应有的骨重塑周期。所谓的"临界厚度"，是指决定移植物存活状态的厚度界限。目前尚无定论。如果薄壳成为需要代谢吸收的死骨，其体积也因薄化而降至最低。

骨片厚度对临床操作的影响：骨片的厚度会影响操作的难易程度，进而影响治疗效果。①厚骨片：相对容易固定，因为它们的结构更坚固，抵抗裂开的能力更强。②薄骨片：在固定过程中更容易裂开，尤其是在施加压力时。这可能会导致手术过程中的困难，甚至影响最终的治疗结果。

3. 骨片的固定

使用骨钉将骨片固定在骨缺损处（骨片边缘与邻牙距离1~2mm），其目标位置是重建后的牙槽嵴侧壁，通常重建后的牙槽嵴颊舌向宽度为7~8mm，可在放置骨片时作为参考。由于生物导向骨增骨的再吸收风险非常低，无须过度增量。固定骨片的最大要求是高度的稳定性，以避免由于口腔功能性肌肉活动引起的任何微小移动。

骨片的固定可以使用不带自攻性和带自攻性的骨钉：

（1）使用不带自攻性骨钉行八字形（或者是

斜向）固定骨片法。

将骨片固定时，骨钉稍微往两侧方向倾斜，类似八字形（或者是斜向），这样骨片不需要被压住就可以固定。由于不带自攻性的骨钉，其头部是平的，当角度过于大的时候，骨钉头边缘可能会刺激到皮瓣，甚至在愈合过程中暴露，必须控制在一个安全的角度。骨片应尽可能在口腔外裁剪合适及边缘打磨圆钝，因为对骨片的任何进一步的口内操作都会增加骨片松动的风险。

（2）自攻性骨钉

Fouad Khoury教授为骨片固定所设计的自攻性骨钉具有更小的直径和圆滑的骨钉头，减少了对骨片的压力。整根骨钉都有直径一致的螺纹，有助于更均匀地分散压力。其使用方法如下：

- 预钻洞：在骨片和受移植区预钻出小于骨钉直径的洞。
- 分阶段固定：先将骨片打孔，骨钉拧入骨片一部分，然后定位到受移植区，最后完全拧紧。

4. 骨片与受区间隙的处理

根据牙槽嵴重建的目标宽度和形态，将骨片固定后，使其与受区骨面保持一定的距离。使用下颌骨的松质骨和从骨块表面刮下的骨屑来充分填充该空隙，这些骨屑不仅具备高度的血管再造和再生潜力，还可以防止成纤维细胞的迁移。牙槽嵴重建完成后，其外观类似于原始自体骨，内部为厚的松质骨（包含皮质和松质颗粒骨），外部则覆盖着薄薄的皮质层。这样形成的理想移植物其再生能力与髂骨相当，骨结合潜力接近下颌骨。此外，3~4个月后，这种移植物的再生模式与髂骨移植物相似。植入种植体的区域充满了颗粒状和海绵状骨，血管丰富，颜色偏红，外部的皮质骨颜色较白，为骨颗粒提供形状、保护和稳定性。

自体骨颗粒的不同大小可能会导致1~8周出现显著的交互作用。通过骨磨加工的自体骨颗粒表面积较小，不仅可用于破骨细胞的吸收，还可用于随后的骨结合。用取骨钻提取的样本表面积最大，可能使新生骨占据的体积更大。破骨细胞在第一阶段的高吸收活性导致了细胞因子和/或生长因子的释放，从而加速了第二阶段的骨形成[41]。然而使用骨刨刮取的自体骨颗粒表面积更小，预期效果会更好。

理想的骨屑大小为0.5~2mm，使用骨刨刮取的骨屑主要是皮质骨，取骨钻获取的骨屑则是皮质骨和松质骨的混合骨，两者本质上有很大差别，但是临床效果上没有太大差异，使用骨刨得到的骨屑体积更大，相对代偿了皮质骨的缺点。使用骨刨从骨片取得骨屑不是一件非常容易的事情。刨骨片需要的力量较大，并使用持针器等工具夹紧骨片。刮骨片时需要用一个无菌玻璃板垫在下方，骨刨很难不碰到玻璃板，而造成刨刀变钝、效率下降，刀具如果不够锋利，会刮不下来。笔者建议在使用玻璃板的时候，不是放在玻璃板上面刨，而是利用玻璃板跟桌面的落差，让骨片悬空，一只手抓住持针器，拳头放在玻璃板上面，另一只手持骨刨往下刮，自然就不会碰到玻璃板，如此效率甚佳。刮骨片过程中，刮骨器应多次泡在生理盐水溶液中，吸取生理盐水使得其中骨屑得以保持活性。刨完之后，如果骨屑不够，可以在取骨的供区使用骨刨再刮取一些作为补充，由于取下骨片周围的骨组织凹凸不平，刨过之后平整，对软组织刺激小，更有利于创口的愈合（图3-15~图3-17）。

5. 是否搭配异体骨板、再生膜，或者是软组织替代物？

生物导向的骨组织再生技术最大的优势就是

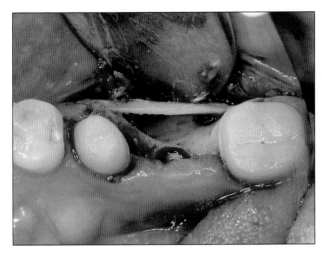

图3-15　斜向固定骨片法将骨片固定时，稍微往两侧倾斜，这样的方式可以将骨片不需要压住而固定。

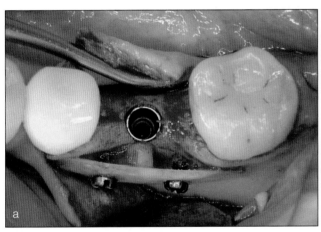 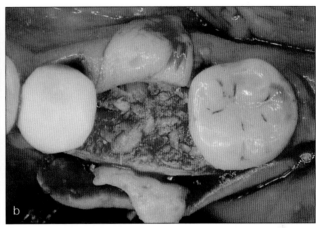

图3-16　（a，b）如果骨缺损是在骨弓轮廓之内，可以在近远中找到2个骨壁支撑点。只要骨片的大小能够覆盖骨壁支撑点，骨片相对容易固定。

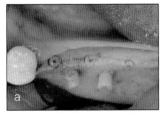 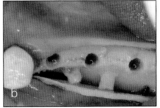 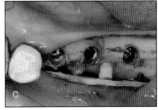 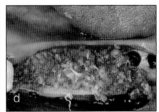

图3-17　（a～d）如果不是一个骨弓轮廓内的骨缺损，而是近远中距离较长且没有骨壁支撑点的不利型骨缺损时，可以搭配骨柱技术，取得几个短骨柱，然后在受移植区钻几个与骨柱大小一样的洞，将骨柱插入到洞里，制造出有骨壁支撑的有利型骨缺损。需要增宽的骨间隙，可以由骨柱长度来控制，骨片也因此容易固定。

不采用任何的生物材料，因为这个环境已拥有成骨细胞等再生细胞，无须等待干细胞迁移、辨识、分化，术后4个月便可完成成骨工作。

然而，实际临床治疗时，由于第二创口及自体骨取得不易，在一些复杂病例或者特殊情况下，可以配合使用生物材料。在一些复杂病例或者特殊情况下，可以结合同种异体或者生物材料来使用。应用骨片技术的原理，有不同学者分别采用同种异体骨片加自体骨颗粒，或同种异体骨片加同种异体骨颗粒，或同种异体骨加异种骨颗粒和生物膜的组合，也取得了良好的临床效果。另外，使用同种异体骨片与自体骨片相结合的方法，在复杂的骨增量手术中似乎是一种很"有前途"的自体移植替代方

法[43-45]（图3-18～图3-22）。

尽管生物导向的骨增量不鼓励使用可吸收胶原膜，或者是软组织替代物，但仍有诸多文献指出[16,46]，VCMX（Volume-Stable Collagen Matrix体积稳定的胶原基质）在血管通透性方面表现良好。研究指出，VCMX样本中观察到较高数量的小血管，显示出良好的血管化。VCMX在1个月时已经显示出与新形成的结缔组织的良好整合，并且在2个月后，组织整合程度有所增加，伴随着重塑过程。这些结果表明，VCMX具有良好的血管通透性和组织整合能力，这对于创口愈合和软组织再生是非常重要的。

Linkevicius教授发表系列文章以及书籍，阐

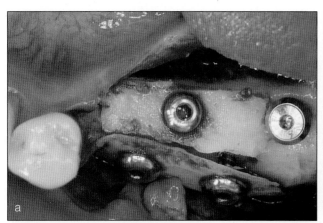
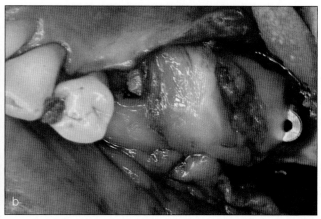
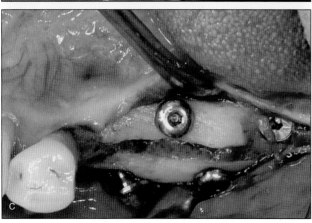

图3-18 （a，b）在垂直牙槽缺损重建的病例中，骨片之间的间隙比较大，充填自体骨屑之后，只使用了PRF膜覆盖，没有使用可吸收胶原膜。（c）4个月后并没有得到良好的骨组织再生。

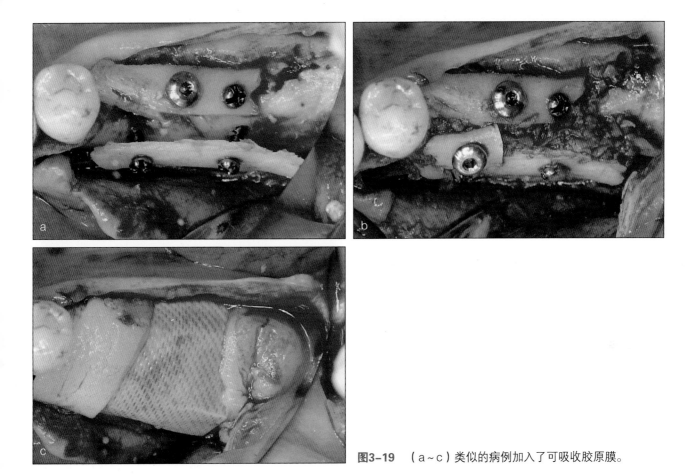

图3-19　（a~c）类似的病例加入了可吸收胶原膜。

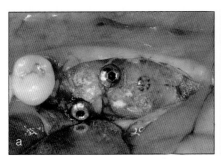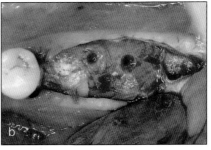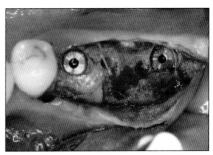

图3-20　（a~c）4个月后得到了良好的骨组织再生效果，顺利植入种植体。

述种植体周围骨组织恒定理论（Zero Bone Loss Concepts）[47]强调了有足够厚度的软组织才能够维持牙槽骨高度的稳定性。目前的研究显示，至少要3mm的垂直软组织厚度才可以避免牙槽骨因为生物学宽度形成过程中的重塑而造成的骨丧失。在种植手术的同时进行软组织增量可以用不同的生物材料，如CTG、Alloderm、Porcine Xenografts，则有效增加垂直软组织厚度。

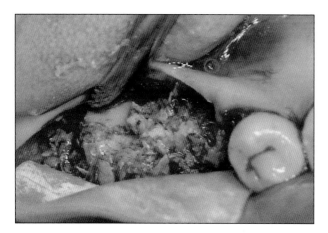

图3-21 表面覆盖之前获取的骨屑并填塞紧密。

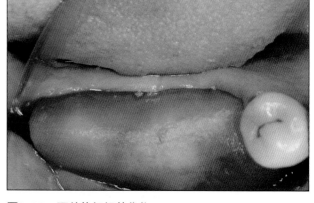

图3-22 覆盖软组织替代物。

6. 关于自体骨骨增量之后的吸收状况

2019年，Khoury和Hanser发表的一项为期10年的临床研究中，对142位连续接受上颌骨后部垂直向骨增量手术的患者应用隧道法治疗，共计154个移植部位。术后4~8周，2个部位的移植物出现了最低限度的暴露（1~3mm），还有一例植骨区感染。术前临床垂直向骨缺损平均为（7.8±3.9）mm，水平向骨宽度为（3.1±2.2）mm。术后垂直向骨增量平均为（7.6±3.4）mm（最大13mm），水平向骨宽度为（8.3±1.8）mm。所有部位均可植入种植体（共356颗）。1年后最大垂直向骨吸收为（0.21±0.18）mm，3年后为（0.26±0.21）mm，5年后为（0.32±0.19）mm，10年后为（0.63±0.32）mm。10年间有4颗种植体脱落。垂直向骨量的平均值稳定在（6.82±0.28）mm（最大值为12mm），10年后的骨吸收率为8.3%[12]。

另一项为期10年的研究显示，下颌骨后部行垂直向骨增量手术后，平均垂直向骨增量为（7.6±3.1）mm，术后达到的平均骨宽度为（8.1±1.6）mm。在增量程序后3个月，共植入

了287颗种植体。围绕种植体计算的最大垂直向骨吸收1年后的为（0.66±0.38）mm，5年后的为（0.72±0.31）mm，10年后的为（0.75±0.43）mm。此外，在此期间脱落了5颗种植体，原因是种植体周围炎和慢性疼痛。10年后，平均垂直向骨增长稳定在（6.72±2.26）mm，吸收率为11.4%[48]。

以上结果完全符合自体骨增生的预期与稳定。

（三）皮瓣减张及缝合

1. 切线的设计

进行骨增量手术时，建议行牙槽嵴顶偏颊侧切口，这样在骨增量后切口的缝合线处于牙槽嵴顶的正中，可以增加血供提高植骨区的血管化程度。

2. 皮瓣减张

为达到无张力缝合的效果，运用骨片进行骨增量时，建议做垂直切口。皮瓣在跨过膜龈联合线后便具有弹性，只要在皮瓣内侧将骨膜切开，就可以延长皮瓣，因此垂直切线应过膜龈联合线以下2~3mm，在骨膜上做一个连续均匀深度为0.5mm的水平切口，即可将皮瓣松弛，此为皮瓣减张。

（1）改良骨膜释放切口

Yong Hur教授发表的改良骨膜释放切口（MPRI）在颊侧的减张效果特别好，尤其是用在骨组织再生手术[49]。MPRI的治疗过程包括如下几个步骤：

- 黏膜瓣复位：将颊侧的黏骨膜瓣复位，评估移植部位的范围，以确定需要瓣膜推进的程度。

- 初始切口：在黏膜骨膜瓣的基底附近，进行1个浅切口（深度小于0.5mm）。这样就形成了2个骨膜瓣段：冠状段和根尖段。浅切口有助于防止损伤黏膜下层。

- 侧向拉伸：使用牙周钳将瓣膜向侧面拉伸。然后，使用钝器械（如用手术刀刃背面或软组织减张器械）类似打曲棍球的扫掠动作对冠状段进行拉伸，从而使瓣膜变得活动，促进瓣膜向前推进3~5mm。

- 额外的侧向拉伸（如需要）：如果需要更多的推进，可以对冠状段进行额外的侧向拉伸，允许瓣膜推进5~7mm。在靠近敏感区域（如下颌神经）操作时必须小心。

- 根尖段粘骨膜瓣的骨膜分离切口：对于靠近牙槽骨且无法在根尖方向上拉伸以释放张力的根尖段，平行骨膜做切口，将骨膜和结缔组织分离，释放张力，进一步推进黏膜瓣。

- 最终推进和闭合：经过这些步骤后，使用MPRI技术可以实现超过15mm的最终瓣膜推进。随后植入种植体或其他必要的外科操作，确保无手术并发症的原发性闭合。MPRI技术在需要显著瓣膜推进时特别有用，是传统骨膜释放切口的替代方案。它减少了神经损伤和手术后并发症的风险，特别是在下颌孔等敏感区域周围。

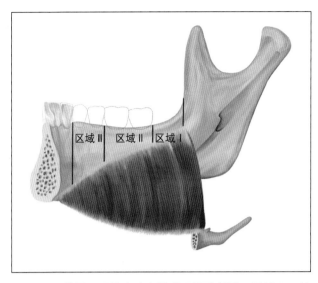

图3-23 使用不同的方法来提升下颌舌侧瓣，区域Ⅰ：使用骨膜器械轻轻反射磨牙后垫（RP）离骨头，并向冠状方向拉起。区域Ⅱ：使用钝器小心提升位于舌骨肌上方纤维上方的软组织。区域Ⅲ：使用15C号刀片的背面进行半钝性骨膜松解。

（2）舌侧减张技术

下颌后牙区域，可以配合舌侧减张技术。舌侧瓣根方有舌骨肌，是可以被松弛延长的。2017年，Roberto Pistilli教授发表了使用食指撑开舌侧皮瓣下的舌骨下肌肌肉纤维，达成舌侧皮瓣减张[52]，其流程如下：

- 黏膜切开：在局部麻醉下，从缺牙区第二磨牙的牙槽嵴起始，做1条牙槽嵴顶切口延伸至最后一颗牙的牙槽沟。在舌侧，牙槽沟切口要延伸至包括4颗牙。

- 瓣膜分离：舌侧瓣膜使用Lucas型骨膜撬开器全厚度分离，从最后一颗牙的远中部开始，向远中部分离10~15mm。

- 瓣膜推进：使用无损伤齿镊轻轻夹住舌侧瓣膜的冠状边缘，然后进行精确的运动，使瓣膜向近中侧推进至最后一颗牙的颈部边缘。然后，向远中侧推进，完全分离舌侧瓣膜的牙槽嵴顶部分，向远中分离约10mm。

- 瓣膜进一步处理：在舌侧瓣膜的前部，提升前牙的舌侧乳头。使用中号Prichard型骨膜撬开器，垂直放置于舌侧骨头和瓣膜之间，继续全厚度提升下颌舌侧瓣膜，直到下颌舌骨肌线。

- 瓣膜调整：一旦下颌的舌侧表面被提升，舌侧瓣膜的远中支点则需要修改，从三角肌区域释放瓣膜的固定部分。使用Prichard型骨膜撬开器分离三角肌区域的固定瓣膜。

- 瓣膜牵引与移动：利用手指尖与下颌舌侧表面接触，手指在近中侧和远中侧移动，进行逐渐无创伤性的骨膜和附近舌骨下肌的垂直纤维分离。接着，手和手指旋转，用手指钩住瓣膜，进一步向冠状方向移动，进行组织拉伸运动。

而在2018年，Urban[50]教授更将下颌舌侧分成3个区，更精细地说明如何舌侧减张，这是一种新颖的舌侧瓣推进技术，该技术用于后下颌的垂直向骨增量，并通过使用尸体模型进行的分口比较研究进行评估。以下是对不同区域（区域Ⅰ、区域Ⅱ和区域Ⅲ）处理流程的总结（图3-23）：

- 区域Ⅰ（磨牙后垫区域）：
  - 磨牙后垫隧道和提升。
  - 在角化黏膜内进行直线的骨嵴上切口。
  - 小心地将面部和舌侧瓣抬起。
  - 使用骨膜器械轻轻反射磨牙后垫（RP）离开骨头，并向冠状方向拉起。
  - 由于组织的弹性和抵抗力，这一步相对容易。
  - 将RP纳入舌侧瓣可以最大化瓣的释放，并在处理区域Ⅱ和区域Ⅲ时减少穿孔风险。

- 区域Ⅱ（中间区域）：
  - 瓣分离与舌下肌保留。
  - 直观识别舌下肌的插入。
  - 用钝器械轻轻将肌肉上方的软组织向舌侧推。这允许瓣从肌肉的上方纤维中最小创地分离，而不脱离肌肉插入。

- 区域Ⅲ（前磨牙区域）：
  - 前部半钝性骨膜释放。
  - 在前磨牙区域，舌下肌在下颌深处附着，反射瓣的深度不应超过区域Ⅱ。
  - 使用15号刀片进行半钝性骨膜切口，刀片以旋转的垂直角度并用类似打曲棍球的扫掠动作进行。
  - 该操作为区域Ⅲ提供了灵活性，有助于防止术后创口裂开。
  - 如果执行得当，这种技术通常可以允许足够的黏膜瓣松解以实现无张力创口闭合。这项研究表明，一种更保守和可预测的舌侧瓣推进方法（即保留舌下肌附着）对下颌后牙区的垂直向骨增量是有效的。所描述的技术允许在所有3个区域进行显著的瓣释放，有助于手术程序的成功。

另外一种软组织处理的方法是采用隧道技术，通过一个或者两个垂直切口，保持牙槽嵴顶黏膜及骨膜的完整性，尽可能保证植骨区的血供，降低术后伤口裂开的风险，尤其适用于垂直骨增量及吸烟患者，可以更好地保护移植物，减少其改建和吸收，长期维持移植物体积稳定[55]。

四、骨片技术病例解析

病例1 上颌前牙"软硬兼施"修复

● **病例信息**

患者，女，52岁。左上颌前牙变色且反复化脓数十年，就诊求治。

现病史：患者自述年幼时上前牙外伤后移位，未做处理，牙齿随着时间推移逐渐变色，数十年前开始反复化脓，影响美观，就诊要求治疗患牙，改善美观问题。

口内检查显示21牙体变色，唇侧牙根暴露，牙龈退缩至前庭沟处，远中唇侧磨耗局部反𬌗。影像学检查显示21牙根较短，根管粗大，牙槽骨吸收达根尖区（图3-1-1）。

● **治疗计划**

21唇侧软硬组织均有缺失，为实现功能与美学兼顾以及种植修复的长期稳定，拟定以下治疗计划：

（1）21拔牙早期行FGG软组织增量。

（2）21软组织增量3个月后，颊舌侧骨片水平向+垂直向骨增量。

（3）21骨增量半年后种植。

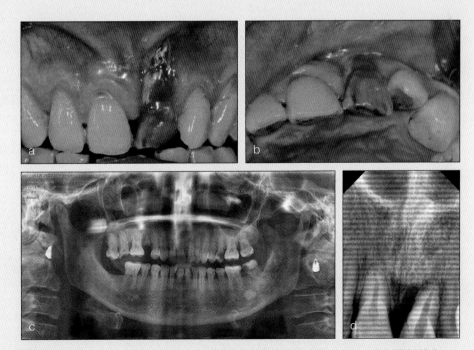

图3-1-1 （a~d）术前口内观、术前影像学检查显示21牙体变色，唇侧骨板缺失。

● **软组织增量手术（图3-1-2～图3-1-5）**

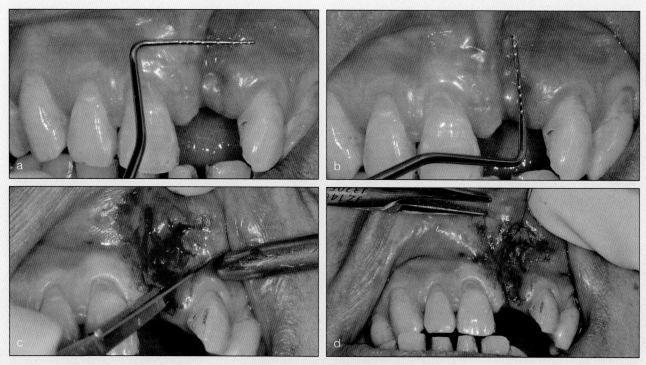

图3-1-2 （a～d）21拔除后45天，行软组织增量手术，21唇侧切半厚瓣，根向复位。

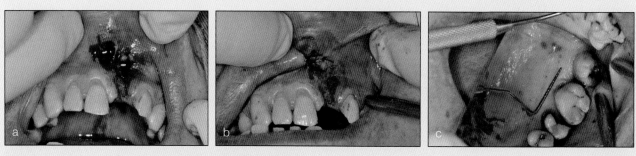

图3-1-3 （a～c）用5-0尼龙线间断缝合固定根向复位瓣。

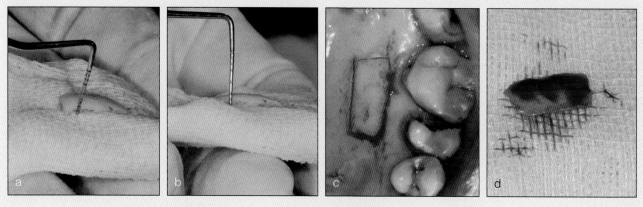

图3-1-4 （a～d）腭侧根据21唇侧软组织缺损大小取1mm厚的游离龈瓣。

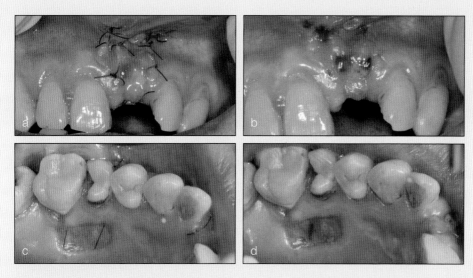

图3-1-5 （a～d）术后1周拆线，创口愈合良好。

● 骨增量手术（图3-1-6～图3-1-9）

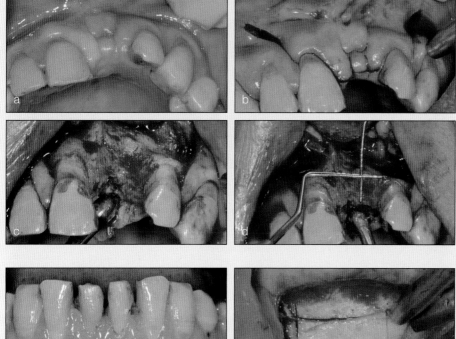

图3-1-6 （a～d）软组织增量3个月后，21牙槽嵴顶偏颊侧切口，11、22远中做过膜龈联合2mm的垂直切口，全厚瓣翻开，牙周探针测量水平向＋垂直向骨缺损。

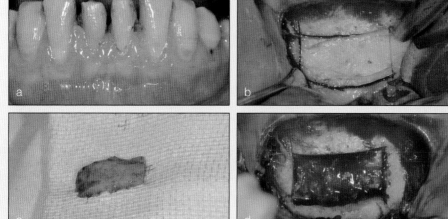

图3-1-7 （a～d）下颌颏部根据21骨缺损，用超声骨刀取长方形骨片，厚度大约在1.5mm。

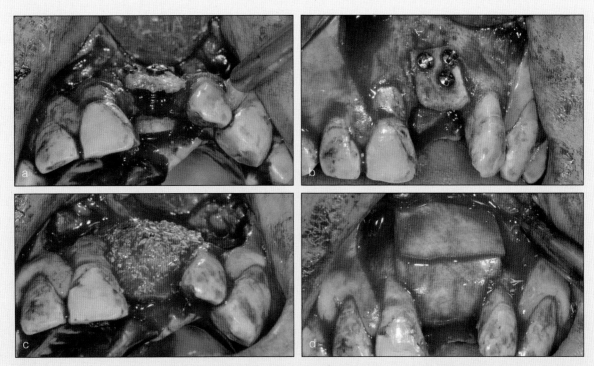

图3-1-8 （a~d）将取下的自体骨片根据21骨缺损大小拆分成颊舌侧2片，颊舌侧骨片中心用直径1.6mm、长度10mm的骨钉穿通固定，为了防止骨皮松动，颊侧再用2颗、舌侧用1颗直径1.6mm、长度6mm的骨钉辅助固定，撑开颊舌侧间隙，间隙里面填塞自体骨屑和Bio-Oss骨粉混合，用贝朗可吸收膜覆盖。

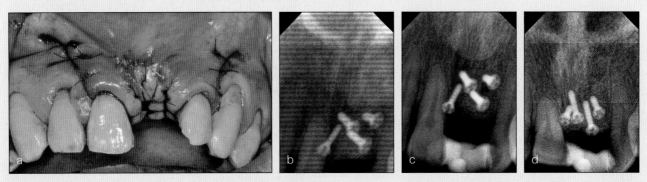

图3-1-9 （a）软组织充分减张，用5-0尼龙线无张力间断缝合。（b~d）术后即刻及定期复查（术后3个月、6个月）。

● **种植体植入手术**（图3-1-10～图3-1-14）

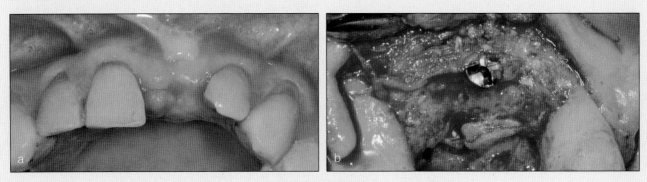

图3-1-10 （a）术后6个月，愈合良好。（b）切开翻瓣后见成骨效果佳，牙弓轮廓饱满。

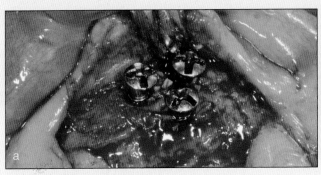
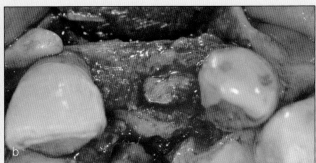

图3-1-11 （a，b）拆除骨钉。

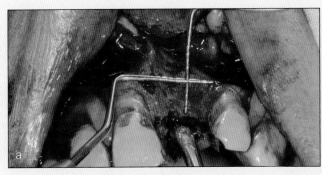
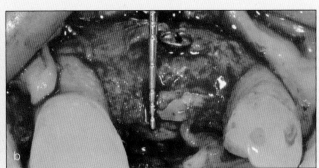

图3-1-12 （a，b）植骨前后对比。

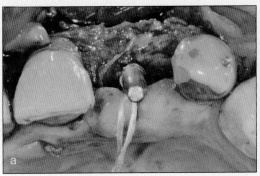
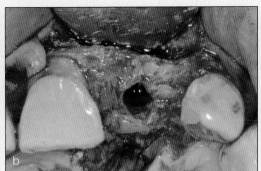
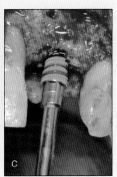

图3-1-13 （a~c）21定点，方向杆检查种植体植入方向，逐级扩孔，植入3.6mm×10mm的登腾种植体。

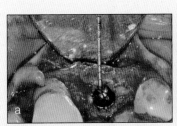
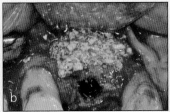
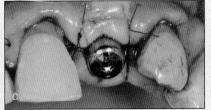
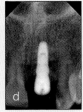

图3-1-14 （a）植入种植体后唇侧剩余3mm骨壁厚度。（b）种植位点远中颊侧仍有一些凹陷，同期植入Bio-Oss骨粉轮廓扩增，用于代偿未来有可能的吸收。（c，d）安放愈合基台，间断缝合。

● **临时修复阶段（图3-1-15～图3-1-29）**

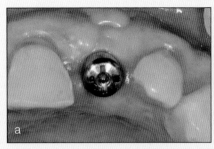
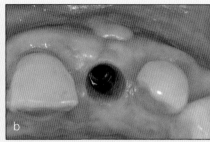
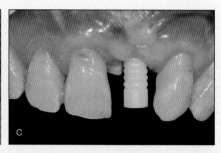

图3-1-15 （a～c）种植术后6个月，取下愈合基台，见穿龈轮廓牙龈健康，放置临时修复基台，临时修复体（流体树脂逐次堆积，形成龈袖口）恢复邻面接触点以引导牙龈生长。

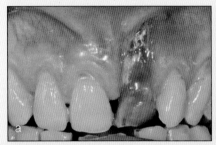
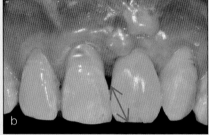
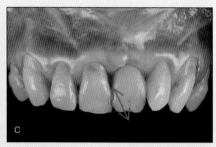

图3-1-16 （a～c）术前、临时修复体及临时修复后3个月，牙龈乳头进一步充满三角间隙。

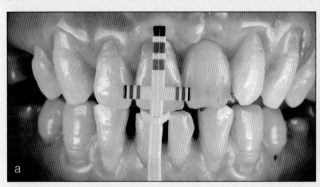
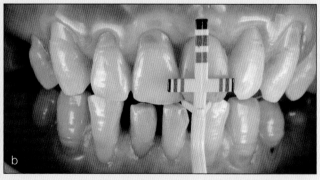

图3-1-17 （a，b）美学比例尺测量11、21牙冠宽长比例，11存在牙龈退缩，考虑整体修复效果，拟行12-21唇侧隧道术结缔组织（CTG）增厚。

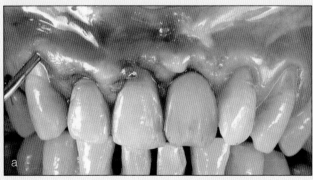
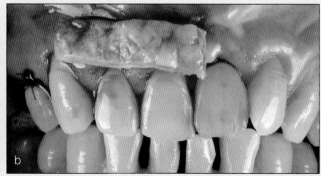

图3-1-18 （a，b）用显微刀片结合隧道器械做12-21隧道，右上颌后牙腭侧取游离龈瓣，上面带的黄色脂肪组织要去除。

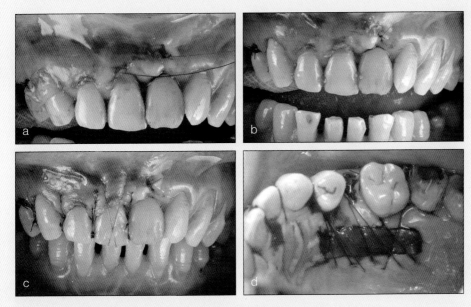

图3-1-19 （a，b）将去尽上皮的结缔组织（CTG）穿隧道，用6-0缝线水平褥式缝合固定在12及21的远中。（c，d）基牙点酸蚀后垂直悬吊缝合冠向复位。供区放置胶原蛋白后水平褥式缝合固定保护创面。

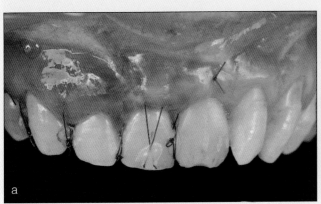
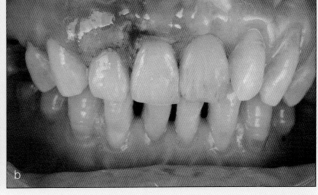

图3-1-20 （a，b）术后1周复查，术后9天拆线。

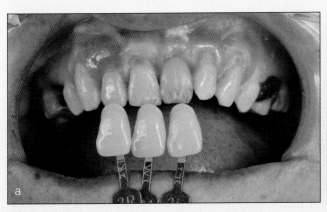
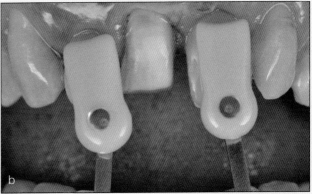

图3-1-21 （a，b）考虑11与21宽长比例的对称性，设计11贴面修复，术前比色及基牙比色。

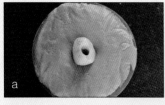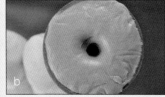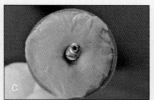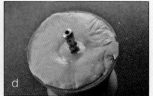

图3-1-22 （a~d）制作个性化转移杆。

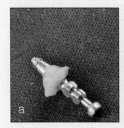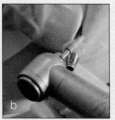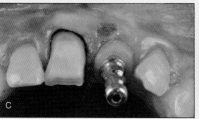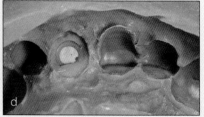

图3-1-23 （a~d）车针修整个性化转移杆，开窗式硅橡胶取模。

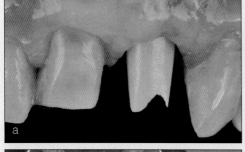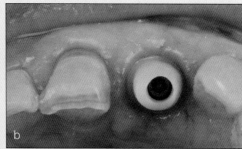

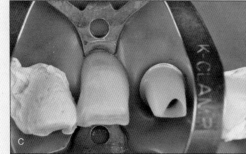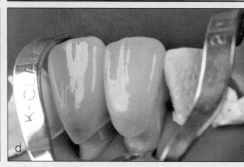

图3-1-24 （a~d）个性化氧化锆基台口内试戴，橡皮障下粘接。

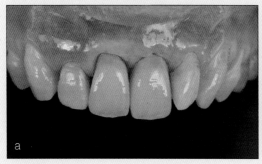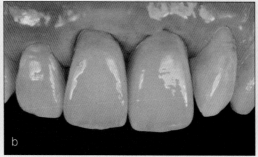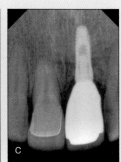

图3-1-25 （a~c）戴牙当日口内观。

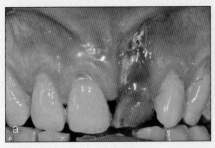
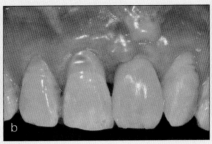
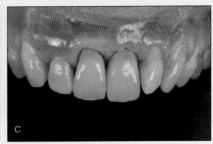

图3-1-26 （a）术前口内观。（b）种植体临时修复口内观。（c）最终修复口内观。

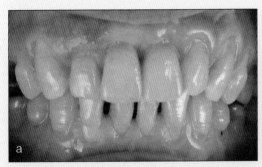
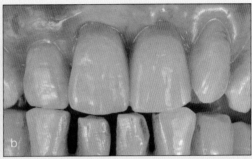

图3-1-27 （a，b）术后3年复查，红白美学效果理想。

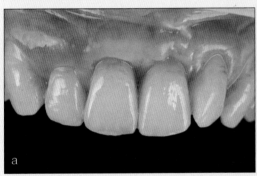
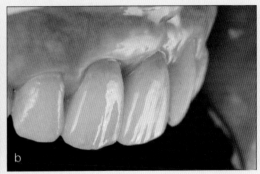
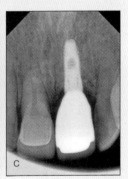

图3-1-28 （a~c）修复后3年复查，软硬组织稳定，红白美学效果理想。

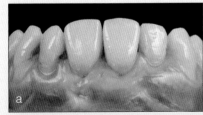
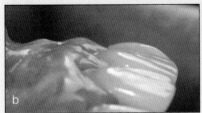
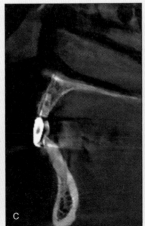
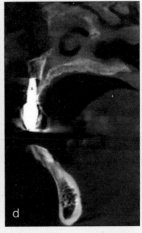

图3-1-29 （a，b）修复后6年复查口内观，软组织稳定，色、形、质健康。（c，d）影像学检查显示唇侧骨片存在持续吸收，图c为修复后3年复查，图d为修复后6年影像学复查，笔者分析可能的原因为：咬合因素、唇侧软组织厚度等。后期可通过唇侧软组织CTG增厚及咬合调整来解决。

病例2 骨片应用于早期即刻种植+位点保存

● **病例信息**

患者，男，68岁。上颌多颗牙缺失，佩戴活动义齿多年，就诊要求种植修复。

口内检查显示21、26、11、14、16缺失，24残根，12、22影像学检查显示骨吸收到根尖1/3，松动II度（图3-2-1）。

● **治疗计划**

拟拔除12、22、24、25，数字化导板引导下植入22、12、24、26、14、16。

术中于右上颌结节处的取骨片，24水平向骨增量，25位点保存。

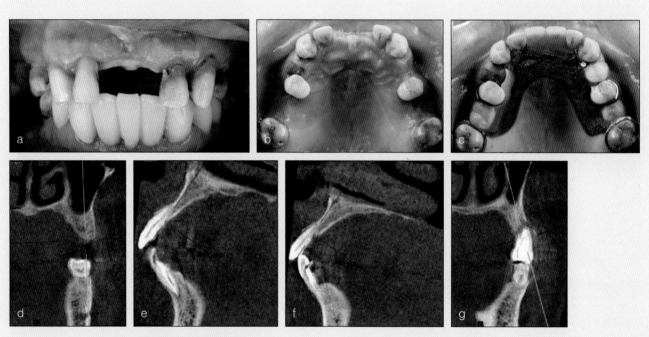

图3-2-1 （a~g）术前口内观及影像学检查。

● **一期手术**（图3-2-2～图3-2-8）

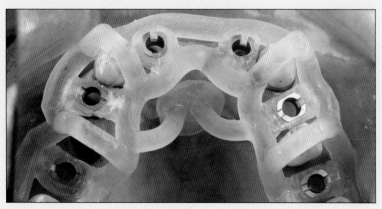

图3-2-2 拔除12、22、24、25，试戴导板密贴。

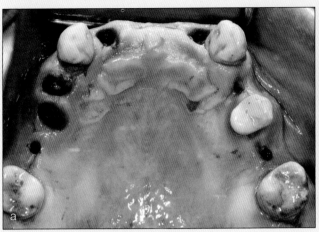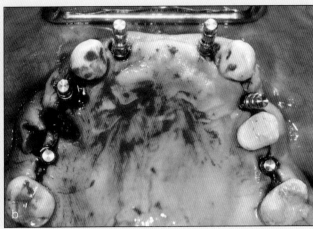

图3-2-3 （a，b）导板引导下植入22、12、24、16、14、26种植体。

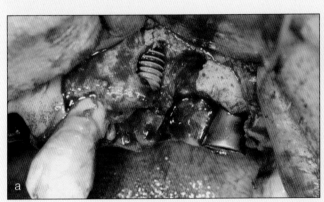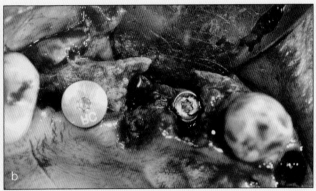

图3-2-4 （a，b）24、25区域可见明显骨缺损，24种植体螺纹暴露。

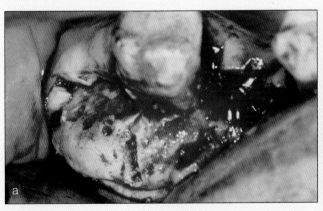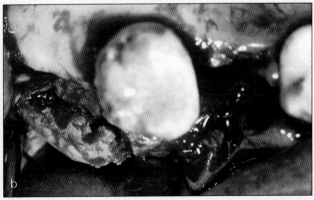

图3-2-5 （a，b）于右上颌结节处，取自体骨片。

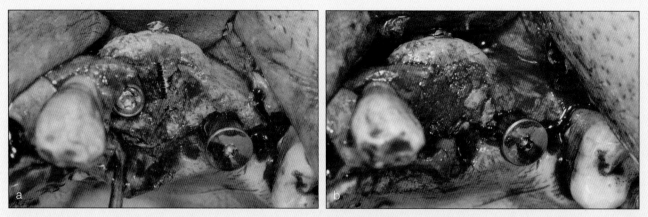

图3-2-6 （a，b）将取下的骨片用直径1.3mm、长度12mm的骨钉固定在腭侧，骨片与骨壁剩余间隙从术区周围用刮骨器刮取的自体骨屑填塞。

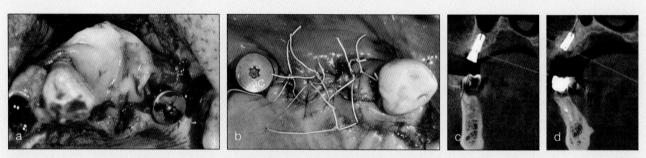

图3-2-7 （a～d）表面覆盖PRF膜，充分减张后用4-0的PTFE缝线乳头交替瓣技术严密关闭创口。（c，d）术后即刻CBCT检查。

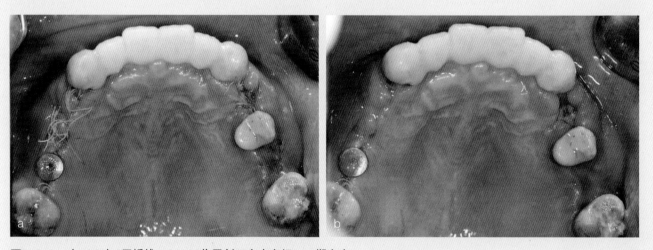

图3-2-8 （a，b）2周拆线，24-26位置创口愈合良好，一期愈合。

● 二期修复（图3-2-9~图3-2-15）

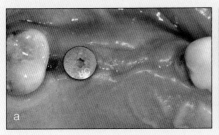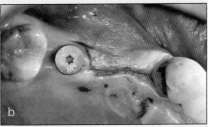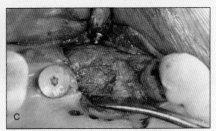

图3-2-9 （a）术后3个月，软组织愈合良好，骨弓轮廓饱满。（b，c）保证颊侧足够附着龈，牙槽嵴顶切开翻瓣，见颊侧成骨良好。

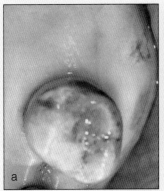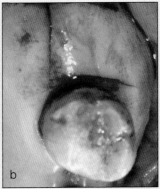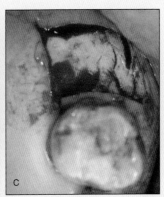

图3-2-10 （a~c）于上颌结节处取游离龈瓣。

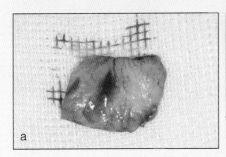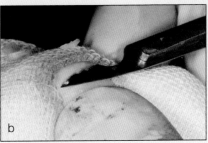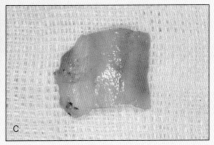

图3-2-11 （a~c）去掉游离龈瓣两端的上皮组织。

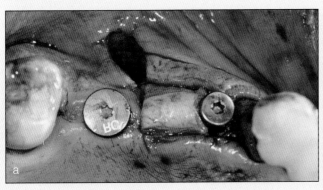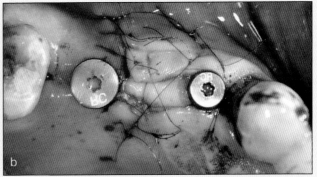

图3-2-12 （a，b）将两端去上皮的结缔组织瓣置于牙槽嵴顶，去上皮的两端位于全厚瓣下方，带上皮的区域暴露于口内，严密缝合固定。

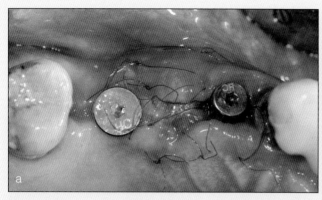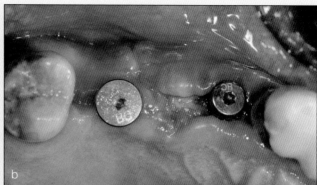

图3-2-13 （a，b）二期手术后2周，移植瓣成活，创口愈合良好，拆线。

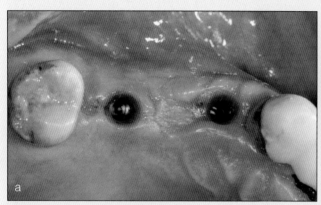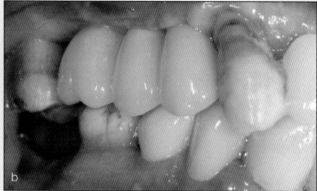

图3-2-14 （a，b）二期手术1个月，穿龈轮廓健康，戴入种植临时修复桥体塑形。

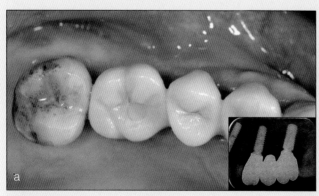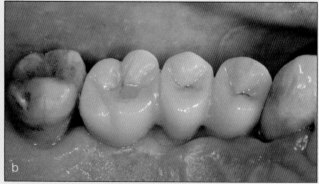

图3-2-15 （a，b）戴入最终氧化锆种植桥体修复后的口内观及影像学检查。

病例3　骨柱与骨片联合应用于下颌前牙骨增量

● 病例信息

患者，女，37岁。多颗牙缺失要求修复。

术前口内检查显示31、32、41、42、44缺失，牙槽嵴萎缩，骨弓轮廓塌陷，附着龈宽度不足，术前影像学检查显示可用骨宽度不足（图3-3-1）。

● 治疗计划

拟进行分段种植，先通过颏部取自体骨片进行颊侧水平向骨增量，4个月后植骨位点取骨柱做垂直向骨增量，3个月后植入种植体，二期修复前行软组织移植，逐步使软硬组织都达到理想状态，以保证种植修复的长期稳定。

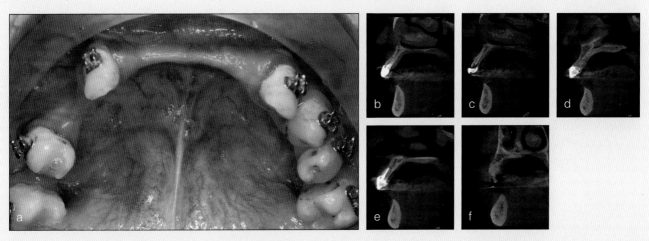

图3-3-1　（a）术前口内观。（b~f）术前影像学检查，分别为31、32、41、42、44缺牙区牙槽嵴。

● 骨增量手术（图3-3-2～图3-3-10）

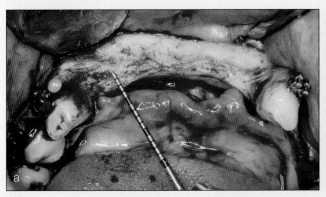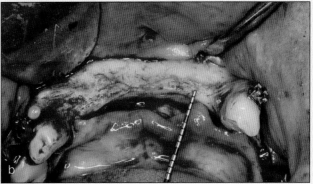

图3-3-2　（a，b）切开翻瓣，可见牙槽嵴顶骨宽度为1.5~3mm。

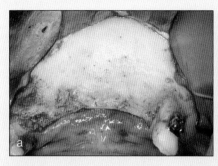 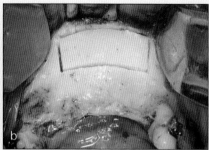 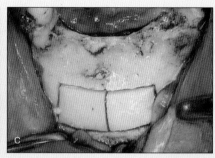

图3-3-3 （a~c）进一步翻瓣，暴露颏部供区，根据骨缺损的大小，使用超声骨刀切垂直及水平4条切线，切割深度需要切透皮质骨到松质骨，为方便取下骨块，正中联合用骨刀做垂直切线，将骨块一分为二。

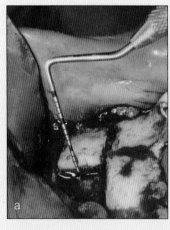 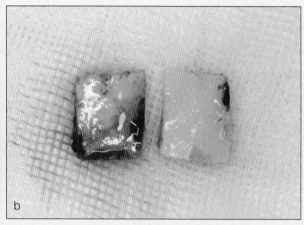

图3-3-4 （a，b）使用骨凿撬松骨块，取下2块骨块。

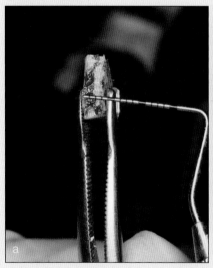 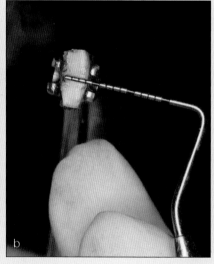 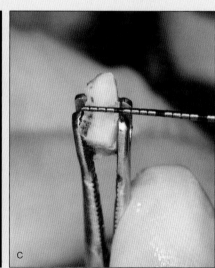

图3-3-5 （a~c）取下的骨块，以皮质骨为主，带少量松质骨，厚度3~5mm。

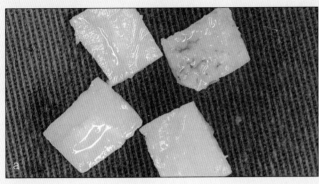
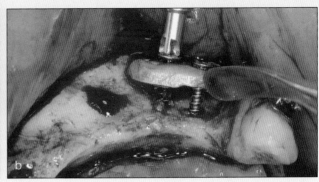

图3-3-6 （a，b）将骨块用骨锯分割切成4个骨片，厚度为1～1.5mm，使用直径1.3mm、长度4～8mm的骨钉垂直固定于颊侧。

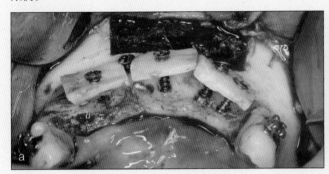
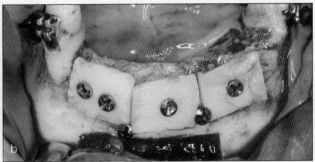

图3-3-7 （a，b）运用类似（拼接积木）的方法，将骨片顺应骨弓轮廓放置，用长度不等的骨钉固定，骨片锐利的边缘用直机金刚砂球钻打磨圆钝，重塑骨弓轮廓。

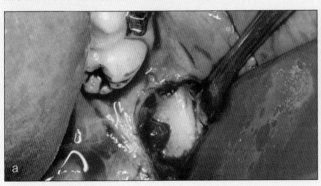
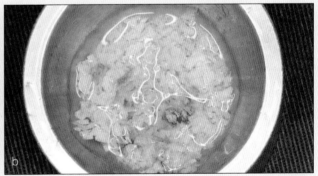

图3-3-8 （a，b）于下颌外斜线处取自体骨屑。

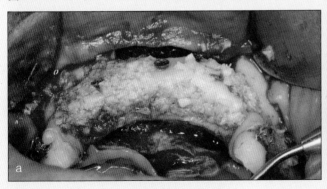
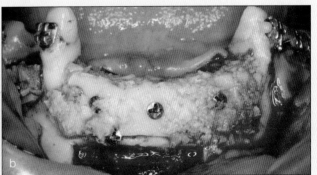

图3-3-9 （a，b）自体骨屑填塞骨片间隙。

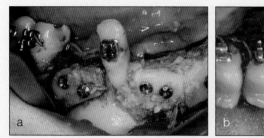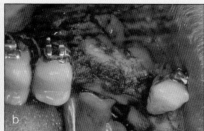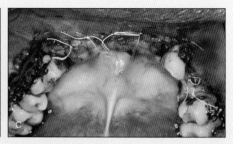

图3-3-10 （a，b）44区域采用同样的方法，固定骨片并覆盖自体骨屑。（c）减张缝合，关闭创口。

● **植入种植体**（图3-3-11~图3-3-20）

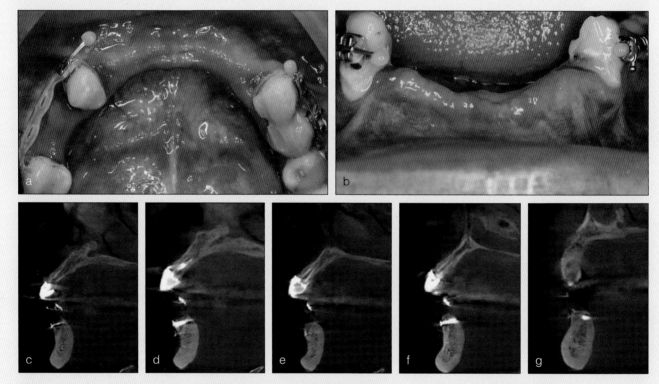

图3-3-11 （a，b）术后3个月，软组织愈合良好，骨弓轮廓明显改善。（c~g）术后3个月的影像学检查。

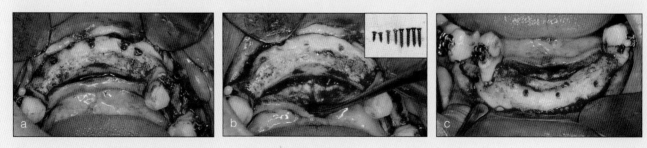

图3-3-12 （a）翻瓣后见成骨良好，轮廓外的自体骨存在少量吸收。（b，c）取下骨钉。

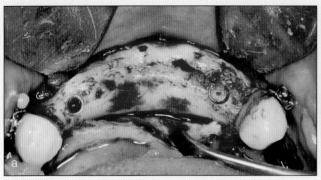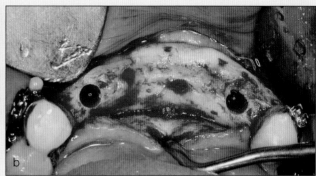

图3-3-13 （a，b）种植位点进行骨柱定位，取骨柱。

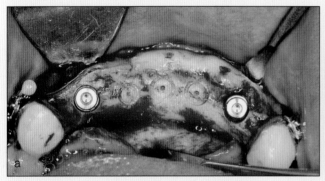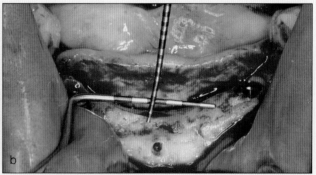

图3-3-14 （a，b）种植体植入后，鉴于桥体区域骨高度稍欠，拟从桥体区提取骨柱，用于桥体区的垂直向骨增量。

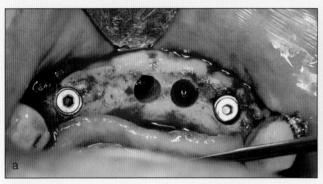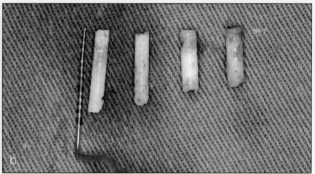

图3-3-15 （a，b）种植位点及桥体处共取得4根骨柱。

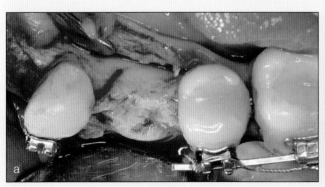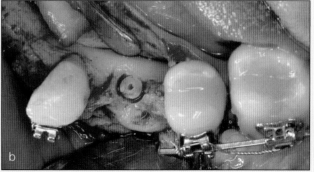

图3-3-16 （a~d）44切开翻瓣，近中骨片部分吸收，颊侧骨形态欠佳。

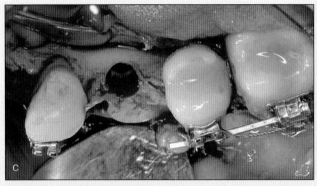
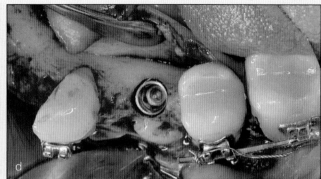

图3-3-16（续）

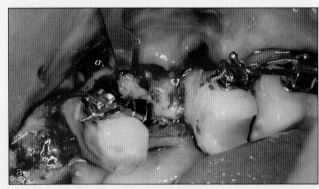
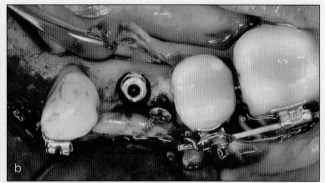

图3-3-17　（a，b）用15C号刀片敲击取下颊侧残余骨片，将种植位点取下的骨柱用2颗骨钉交替固定进行二次水平向骨增量。

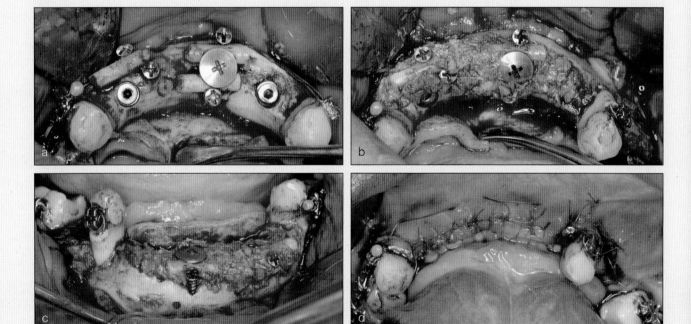

图3-3-18　（a～c）桥体垂直向骨缺损区用2根骨柱水平放置，牙槽嵴顶正中用直径1.6mm、长度6mm的帐篷钉固定，颊舌用2枚直径1.3mm、长度6mm的骨钉辅助固定，间隙填塞自体骨屑恢复垂直高度，33颊侧用骨钉固定骨柱水平向骨增量。（d）骨膜充分减张后无张力缝合。

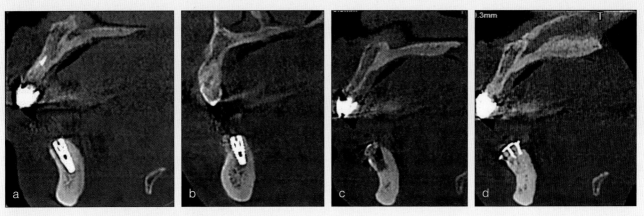

图3-3-19　（a~d）种植术后即刻影像学检查。

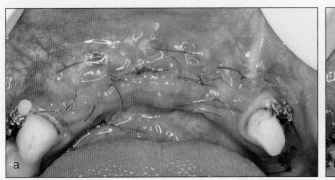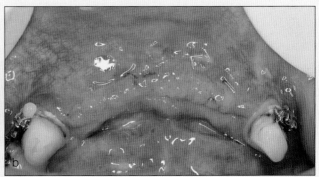

图3-3-20　（a，b）术后2周拆线，创口一期愈合。

● 软组织移植及二期修复（图3-3-21～图3-3-30）

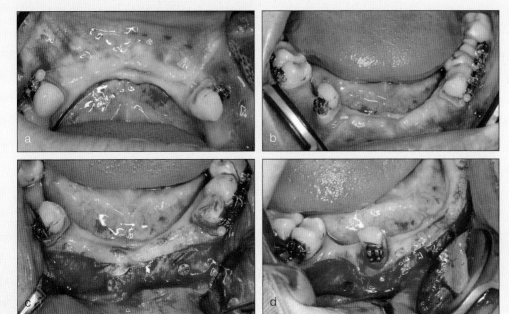

图3-3-21　（a~d）3个月后行种植二期，33-44颊侧附着龈宽度不足。需要游离龈瓣增宽及增厚，膜龈联合线切口，半厚瓣推根向复位瓣向根方固定。

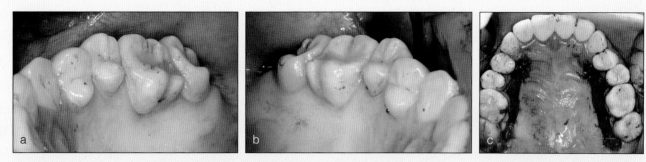

图3-3-22 （a~c）由于需要游离龈瓣的长度足以覆盖33-43区域，在上颌双侧腭侧14-17、24-27取游离龈瓣，取瓣厚度1.5mm，供区倍菱胶原蛋白覆盖，用5-0尼龙线水平交叉褥式缝合固定止血。

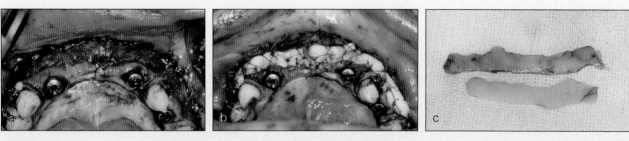

图3-3-23 （a~c）用5-0尼龙线垂直向+水平向褥式缝合固定根向复位瓣，术区用5-0尼龙线间断缝合游离龈瓣吻合颊侧游离龈瓣缺损区域。一个牙位一针水平交叉褥式压住游离龈瓣，防止游离龈瓣移动。

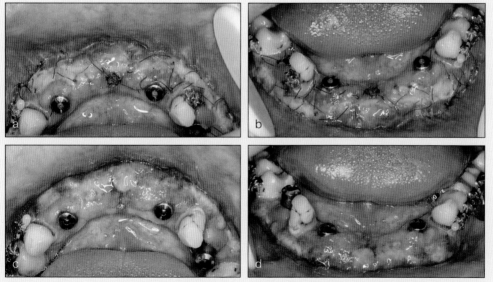

图3-3-24 （a~d）术后1周拆线，皮瓣愈合良好，拟愈合1个月后进行临时修复塑形。

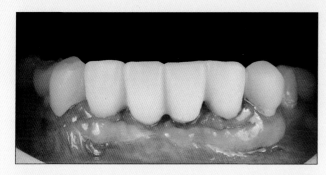

图3-3-25 32-42种植树脂临时桥体及44种植临时冠牙龈挤压塑形2个月。

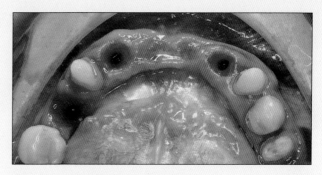

图3-3-26 经过临时修复挤压塑形后的32、42、44穿龈轮廓饱满，32-42桥体龈端成卵圆窝形态。

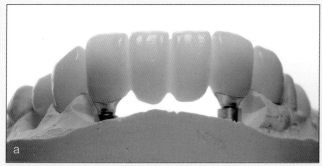

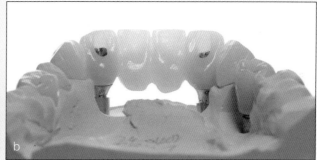

图3-3-27 （a，b）32-42氧化锆种植桥修复，44氧化锆种植冠修复，33、43氧化锆单冠修复。

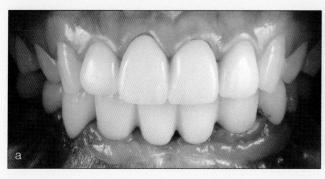

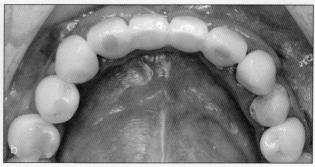

图3-3-28 （a，b）戴入32-42氧化锆种植桥，44氧化锆种植冠及33、43氧化锆冠。

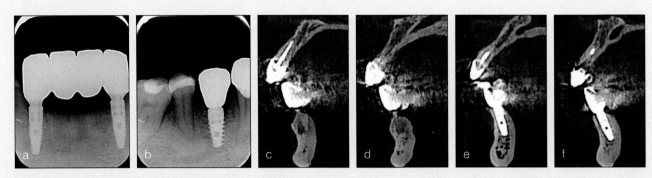

图3-3-29 （a~f）影像学检查显示基台及牙冠就位。

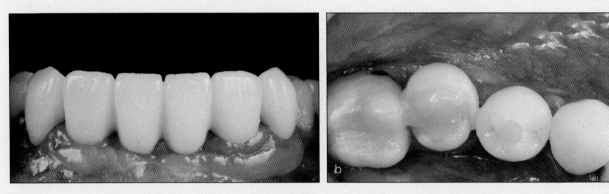

图3-3-30 （a，b）3个月复查，32-42、44软硬组织稳定。

病例4 上颌前牙骨片水平向+垂直向增量

● **病例信息**

患者，男，上前牙缺失数年，弹性义齿修复，现为求种植就诊。

口内检查显示21缺失，软组织愈合，唇侧骨弓轮廓塌陷。11及12烤瓷冠修复，边缘密合度欠佳（图3-4-1）。

● **治疗计划**

由于21缺牙时间长，患者又长期佩戴隐形义齿，导致可用骨宽度严重不足，计划于下颌外斜线处取骨片，先行生物导向骨增量，分阶段种植修复，必要时进行软组织增量。

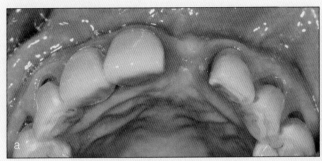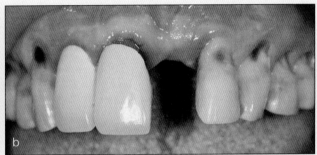

图3-4-1 （a，b）术前口内观，可见21缺失，厚龈生物型。唇侧骨吸收，牙槽嵴高度情况尚可。

● **一期骨增量手术**（图3-4-2 ~ 图3-4-7）

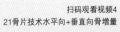

扫码观看视频4
21骨片技术水平向+垂直向骨增量

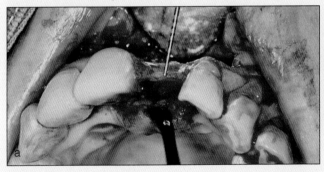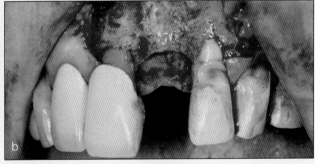

图3-4-2 （a，b）切开翻瓣，见21水平向＋垂直向骨缺损，牙槽嵴宽度不足2mm，高度缺失约2mm。

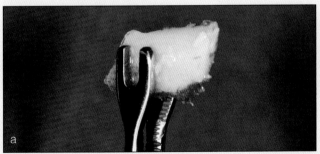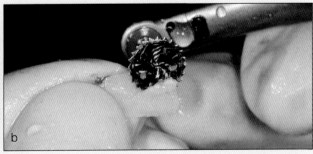

图3-4-3 （a~d）于患者下颌骨外斜线处取骨块，用锯齿形骨锯片切骨块，得到2块厚度小于1mm的骨片。

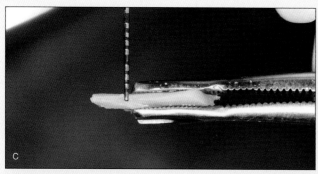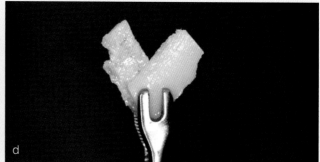

图3-4-3（续）

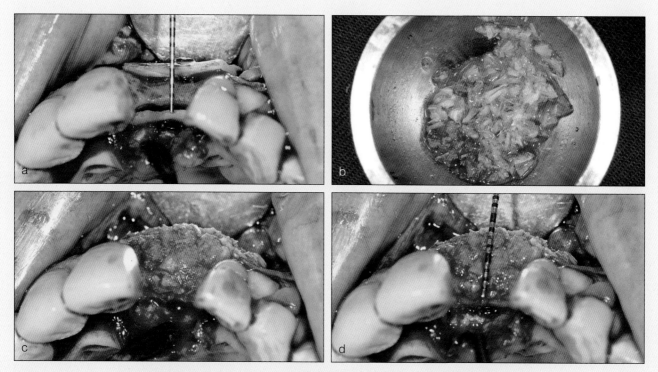

图3-4-4 （a~d）以骨钉固定颊舌侧骨片，将外斜线所取骨屑填塞入间隙内，测量植骨后骨宽度约8mm。

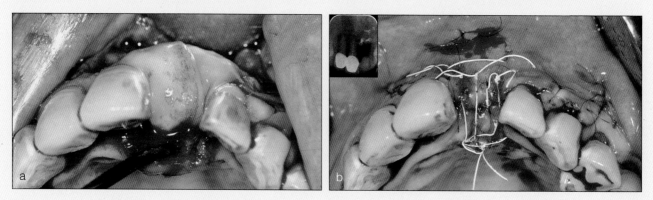

图3-4-5 （a）局部放置CGF膜，遵循PASS原则减张。（b）用4-0 PTFE线缝合，牙槽嵴顶用6-0尼龙线缝合。

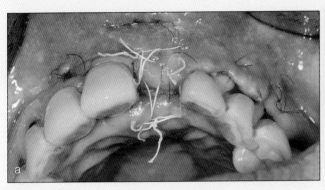
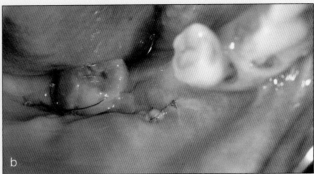

图3-4-6 （a，b）术后10天术区及供区切口愈合情况。

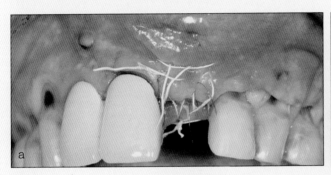
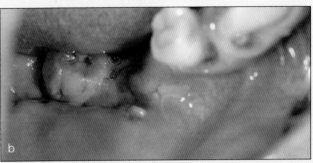

图3-4-7 （a）10天拆除垂直切口和水平切口缝线。（b）考虑局部张力问题14天拆牙槽嵴顶缝线。

● **种植手术**（图3-4-8～图3-4-12）

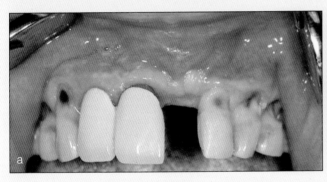
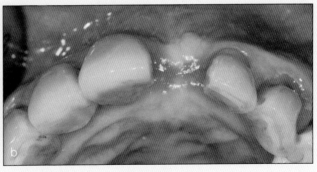

图3-4-8 （a，b）植骨术后3个多月，拟行种植手术，术前见黏膜愈合情况良好，无明显瘢痕。

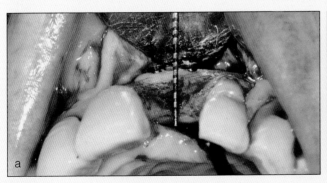
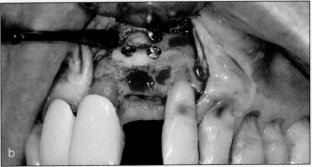

图3-4-9 （a～f）切开翻瓣，骨宽度约7mm，骨结合情况良好，去除骨钉，种植位点用骨柱钻定位。

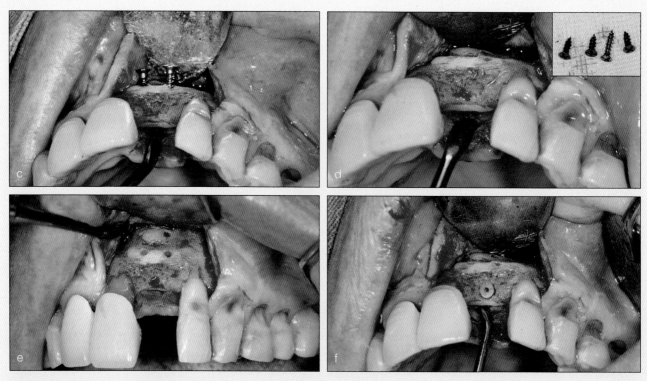

图3-4-9（续）

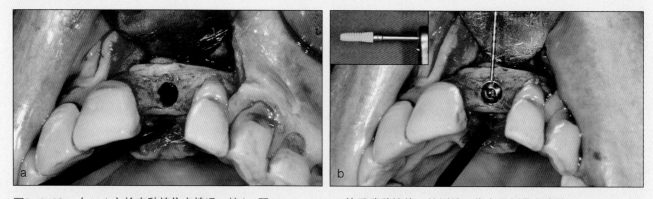

图3-4-10 （a，b）检查种植位点情况，植入1颗36mm×12mm的登腾种植体，检测植入位点唇侧骨宽度约2mm。

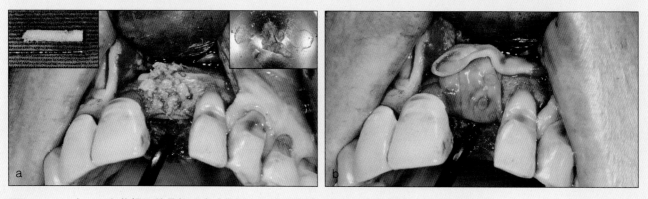

图3-4-11 （a，b）将提取的骨柱研磨成骨屑，回填于骨钉拆除后的孔洞里面，PRF膜覆盖。

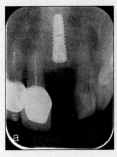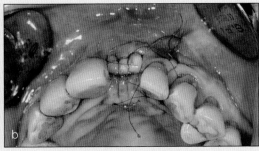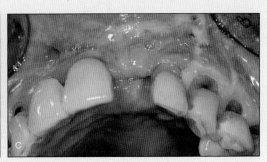

图3-4-12 （a~c）用5-0尼龙线减张缝合，术后2周拆除缝线。

● **软组织移植及最终修复（图3-4-13~图3-4-18）**

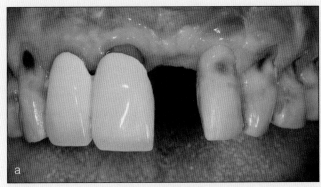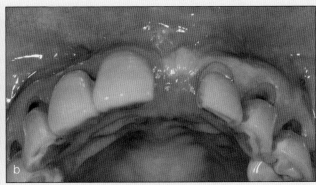

图3-4-13 （a，b）术后3个月，牙槽嵴高度维持良好，宽度稍弱，拟软组织增量恢复唇侧宽度。

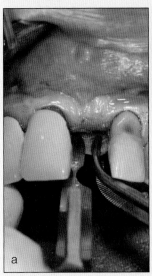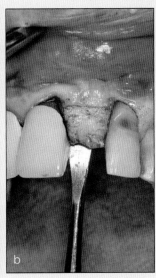

图3-4-14 （a，b）用15C号刀片近远中切全厚瓣，牙槽嵴顶偏腭侧切半厚瓣，保留腭侧上皮厚度1mm，向腭侧底部延伸。取上皮下带蒂的结缔组织，用骨膜剥离器翻起来。

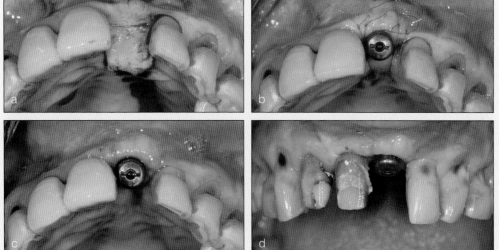

图3-4-15 （a~d）将带蒂的结缔组织翻转卷入唇侧，用6-0尼龙线水平褥式缝合固定在唇侧，安放愈合基台后间断缝合，唇侧软组织饱满。术后2周拆线并拆除11、12牙冠。

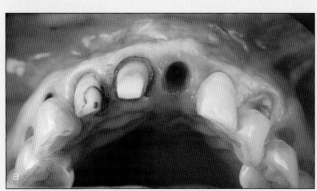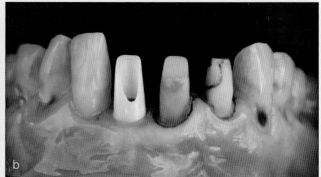

图3-4-16 （a）11、12牙体预备、精修。（b）21放置氧化锆基台，取模修复。

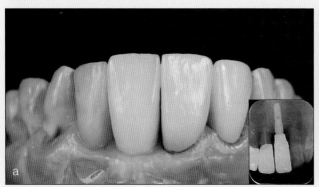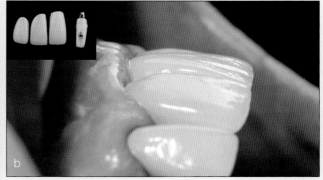

图3-4-17 （a，b）修复体照片，以及戴牙后口内观，唇侧丰满度恢复情况良好，患者满意。

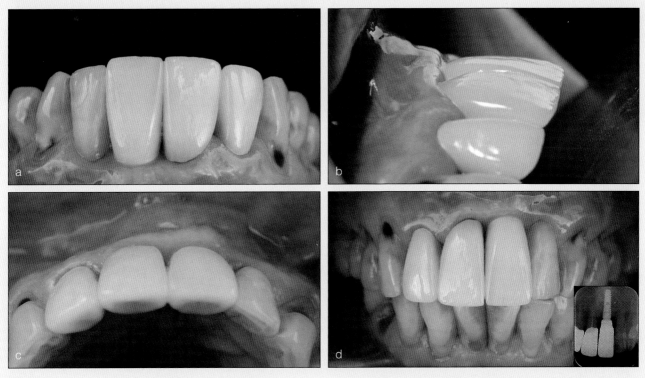

图3-4-18 （a～d）戴牙半年复查，红白美学稳定。

● 讨论

该病例通过多种术式的联合使用，历经多半年时间，达到了相对满意的效果。自体骨的移植在减少了材料成本的同时也保障了成骨的稳定性，缩短了真空期，软组织的修复让种植体长期稳定性更好。

病例5 下颌前牙骨片水平向骨增量

● **病例信息**

患者，女，28岁。因下前牙缺失就诊。查体全口卫生情况良好，31、41缺失，缺失牙间隙约6mm，牙槽嵴高度正常，薄龈生物型。影像学检查显示牙槽嵴顶宽度约3mm，牙槽嵴顶下方骨质凹陷（图3-5-1）。

● **治疗计划**

由于缺牙间隙不足种植修复2颗缺失牙，可以考虑正畸种植联合治疗，拓宽修复间隙，但是治疗周期较长，患者选择1颗牙行种植修复。种植位点可用骨宽度不足，拟进行自体骨移植，分阶段种植。

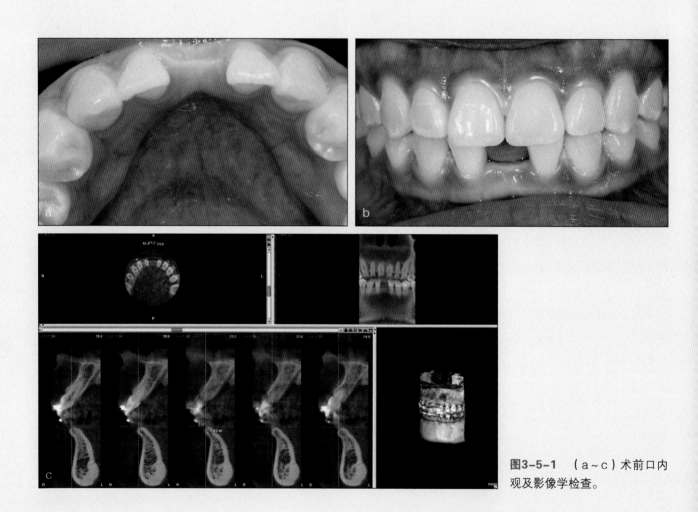

图3-5-1 （a~c）术前口内观及影像学检查。

● 一期植骨手术（图3-5-2～图3-5-4）

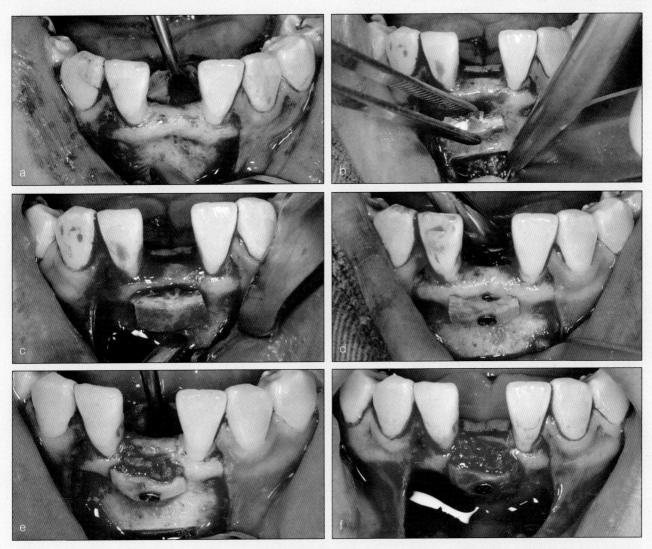

图3-5-2 （a~f）牙槽嵴顶偏颊侧切口，32、42远中做过膜龈联合2mm的垂直切口，翻全厚瓣，于颏部制取骨块，将骨块的松质骨刮取下来，变成1.5mm厚的骨片，用骨钉固定在颊侧凹陷处，间隙填塞刮取下来的自体骨屑。

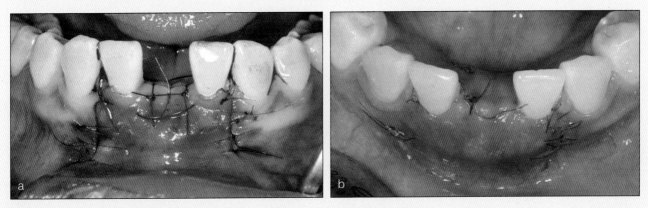

图3-5-3 （a）充分减张后用5-0尼龙线无张力间断缝合。（b）术后2周愈合良好。

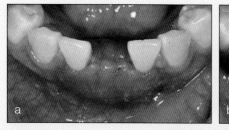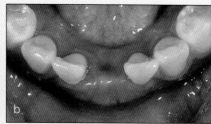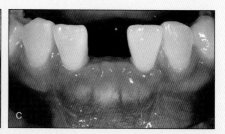

图3-5-4 （a~c）术后3个月局部情况，牙槽嵴形态饱满。

● **种植手术**（图3-5-5，图3-5-6）

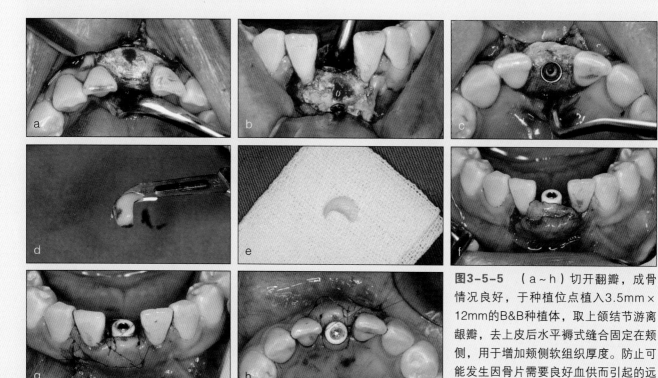

图3-5-5 （a~h）切开翻瓣，成骨情况良好，于种植位点植入3.5mm×12mm的B&B种植体，取上颌结节游离龈瓣，去上皮后水平褥式缝合固定在颊侧，用于增加颊侧软组织厚度。防止可能发生因骨片需要良好血供而引起的远期吸收的风险。

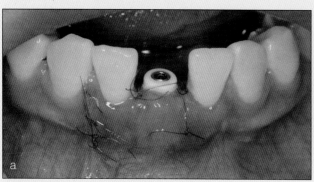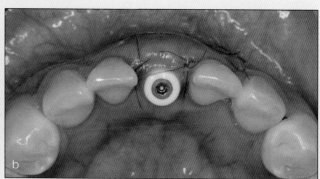

图3-5-6 （a，b）术后2周软组织愈合情况良好。

● **二期修复（图3-5-7～图3-5-9）**

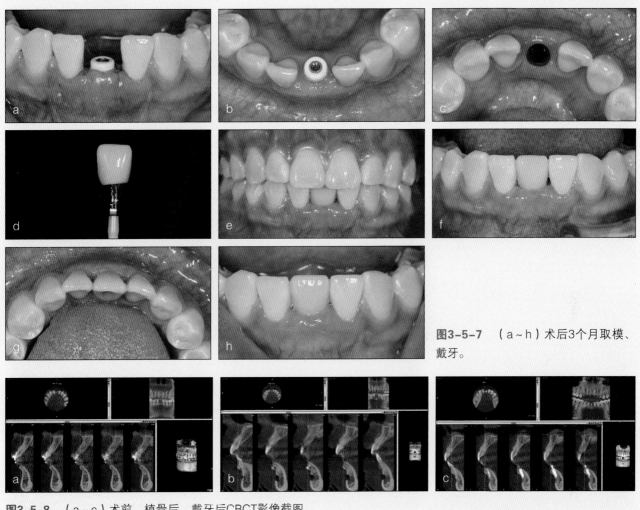

图3-5-7 （a～h）术后3个月取模、戴牙。

图3-5-8 （a～c）术前、植骨后、戴牙后CBCT影像截图。

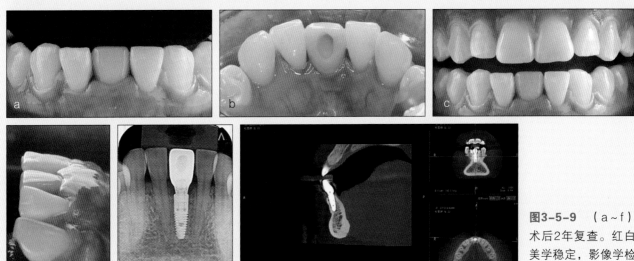

图3-5-9 （a～f）术后2年复查。红白美学稳定，影像学检查骨量稳定。

病例6 上颌窦腔外侧骨壁用于水平向骨增量

● 病例信息

患者，女，65岁。多年前烤瓷桥修复左上颌后牙，因修复体松动、咬合痛，拆除修复体，同时拔除25。4个月后复诊种植修复。口内检查可见软组织愈合良好，附着龈宽度3～4mm，25牙颊侧存在骨凹陷，影像学检查显示25可用骨宽度约1mm，

26可用骨宽度约6mm，可用骨高度约3.5mm（图3-6-1～图3-6-3）。

● 治疗计划

25利用26上颌窦外提升颊侧骨开窗的骨片，生物导向骨增量，26外提升植骨同时植入种植体，3个月后种植25，6个月后25、26行二期修复。

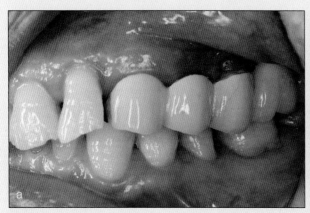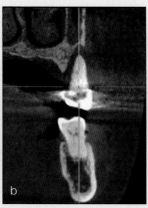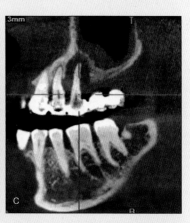

图3-6-1 （a~c）24、25、26、27单端桥烤瓷桥修复，影像学检查显示25严重咬合创伤，炎症吸收到根尖，上颌窦腔黏膜增厚。

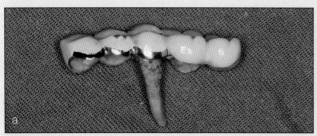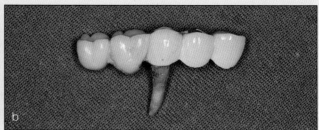

图3-6-2 （a，b）拔除23-27单端桥。

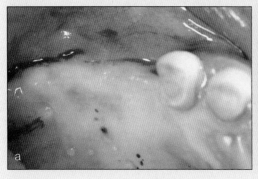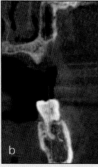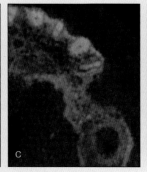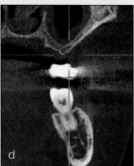

图3-6-3 （a）拔除23-27单端桥4个月。（b~d）CBCT显示25颊侧骨缺损。

● 一期26行种植手术及25行骨增量手术（图3-6-4～图3-6-8）

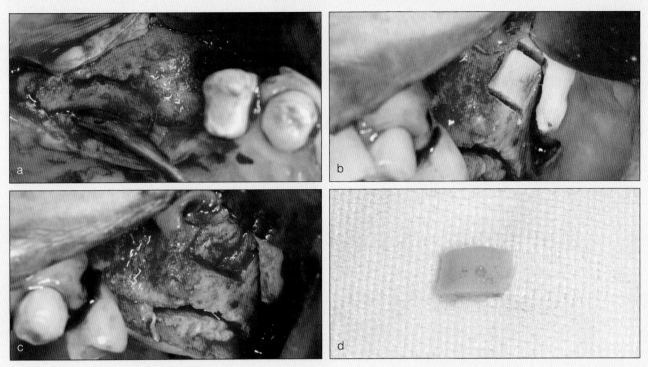

图3-6-4 （a～d）25-27牙槽嵴顶偏颊侧切口，24近中垂直切口，翻全厚瓣，测量25颊侧骨缺损，26上颌窦外侧壁用超声骨刀切取，形状大小匹配25颊侧骨缺损。

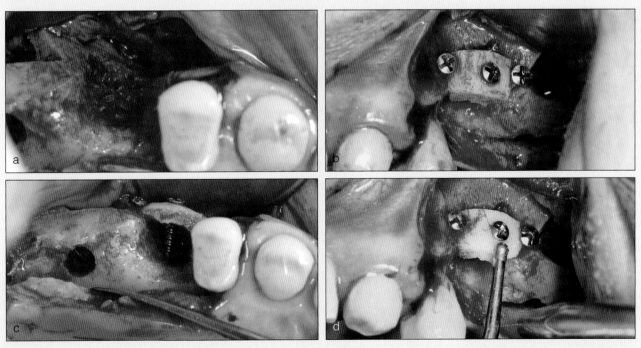

图3-6-5 （a～d）用直径1.3mm、长度8mm的骨钉从颊侧向腭侧固定骨片，以防止骨片受到唇颊肌肉拉动出现松动，在骨片近远中用直径1.3mm、长度3mm和4mm的2个骨钉帽卡住骨片，并用骨刀磨圆钝骨片锐利边缘。

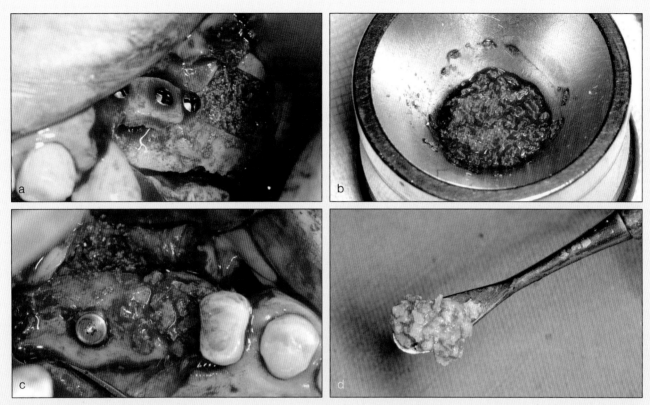

图3-6-6 （a~d）25骨片间隙填塞在术区骨壁刮取的自体骨屑，26外提升剥离窦膜，窦腔内填入0.5g小颗粒猪骨，植入4.3mm×10mm的诺贝尔种植体。

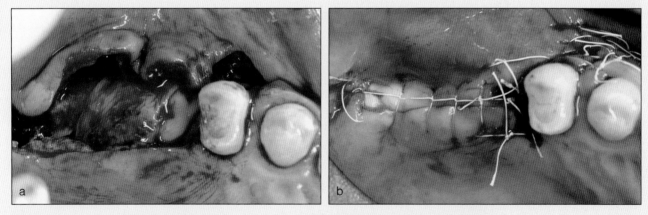

图3-6-7 （a，b）25骨片外侧覆盖PRF膜，用4-0 PTFE线连续锁边缝合+垂直切口的间断缝合。

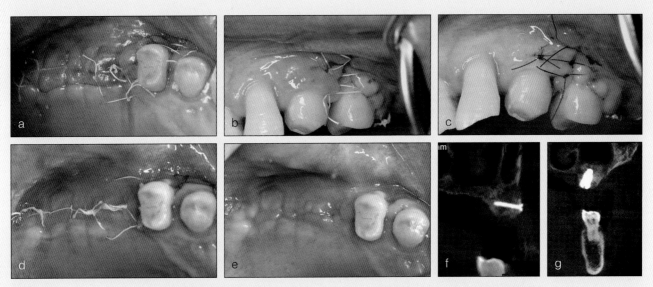

图3-6-8 （a~g）1周复查，25近中垂直切口开裂，拆线，用5-0尼龙线间断拉拢缝合。14天后拆线，创口一期愈合。

● **25行种植手术（图3-6-9，图3-6-10）**

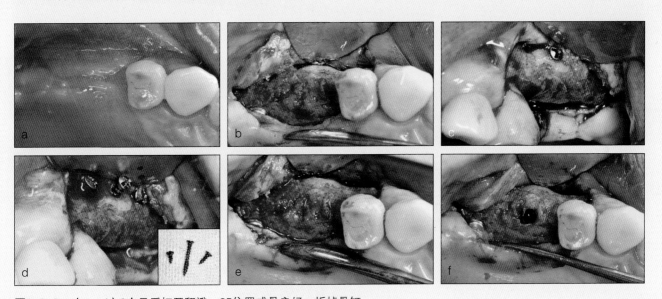

图3-6-9 （a~d）3个月后切开翻瓣，25位置成骨良好，拆掉骨钉。

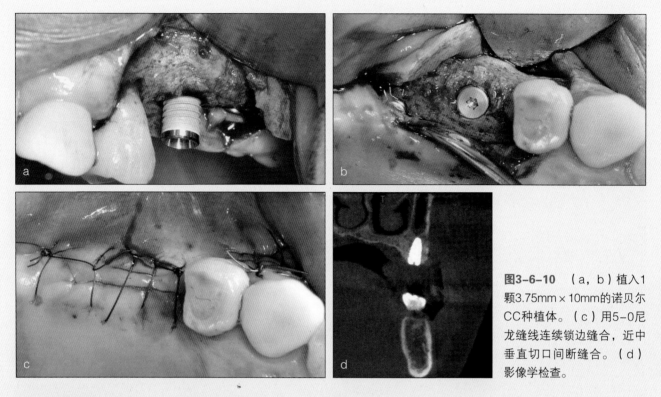

图3-6-10 （a，b）植入1颗3.75mm×10mm的诺贝尔CC种植体。（c）用5-0尼龙缝线连续锁边缝合，近中垂直切口间断缝合。（d）影像学检查。

● 二期修复（图3-6-11～图3-6-14）

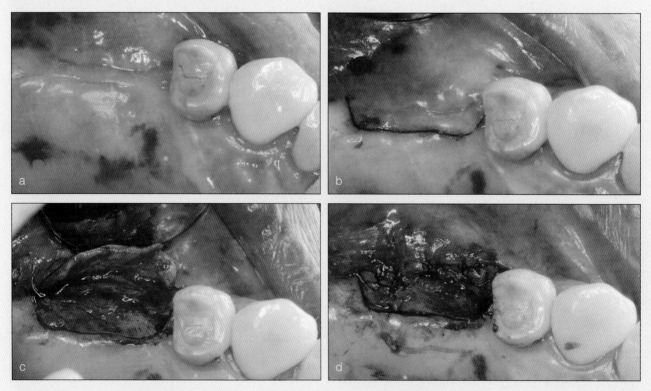

图3-6-11 （a～d）25牙种植术后3个月进行二期修复。于25、26牙槽嵴顶偏腭侧做梯形切口，翻半厚瓣推向颊侧，用5-0尼龙线缝合固定，以增加附着龈宽度。

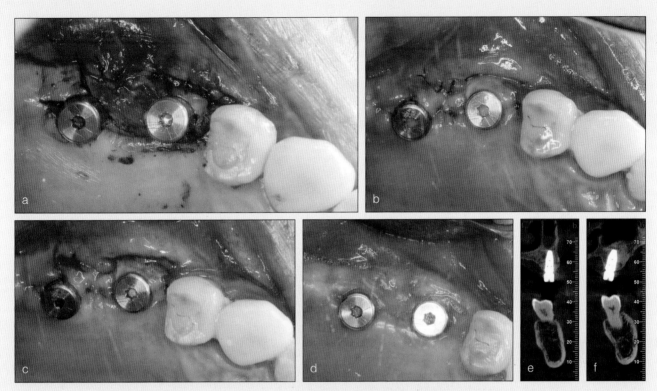

图3-6-12　（a~f）安装愈合基台，1周后拆线，1个月后复查，附着龈宽度明显增加。

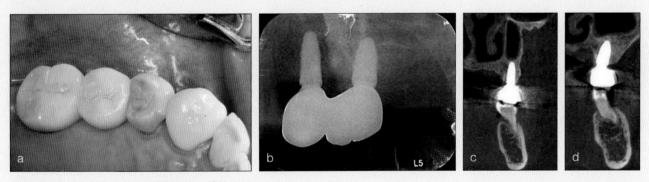

图3-6-13　（a~d）25、26最终戴入种植连冠。

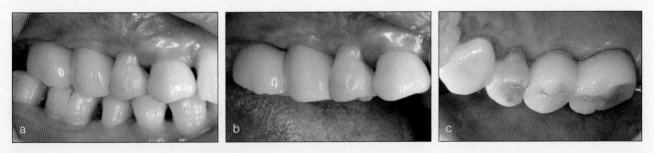

图3-6-14　（a~c）1年后复查，软硬组织稳定。

病例7　种植同期骨片水平向骨增量

● **病例信息**

　　患者，女，52岁。20多年前外院行左下后牙固定桥修复，因修复体破损就诊，要求种植修复缺失牙。拆除固定桥，口内检查显示36缺牙区颊侧牙龈退缩，影像学检查显示牙槽骨水平向吸收，属于软硬组织缺损（图3-7-1，图3-7-2）。

● **治疗计划**

　　36种植同期骨片水平向骨增量。游离龈瓣移植。

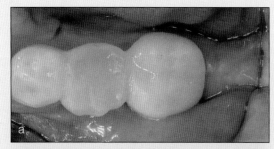
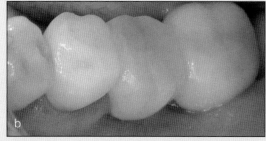

图3-7-1　（a，b）36缺牙区颊侧牙龈退缩，颊侧凹陷吸收。

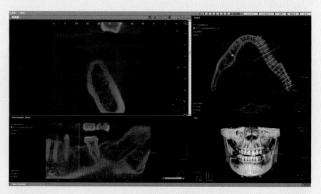

图3-7-2　CBCT显示牙槽嵴并不在未来牙齿正下方，而是偏向舌侧。

● **一期手术**（图3-7-3～图3-7-8）

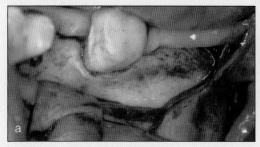
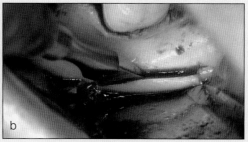

图3-7-3　（a，b）牙槽嵴正中切口，延伸到37远中，全厚瓣翻开，用超声骨刀平行于36、37颊侧骨面切割，骨锤敲击骨凿取下骨片。

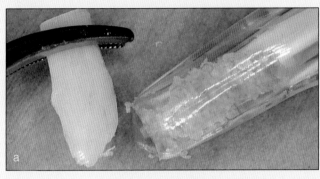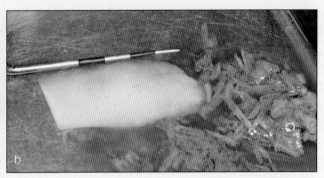

图3-7-4 （a）敲下来的骨片使用骨刨将其修薄至1mm厚度，同时收集骨屑。（b）修整完的骨片以及收集到的骨屑。

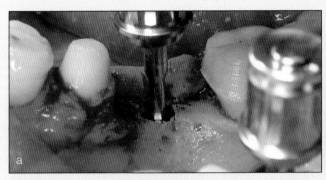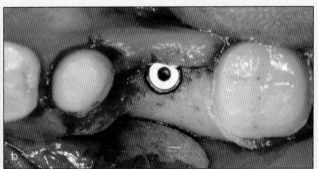

图3-7-5 （a）将种植体以正确的位置、角度及深度植入。（b）种植体植入之后的𬌗面观。

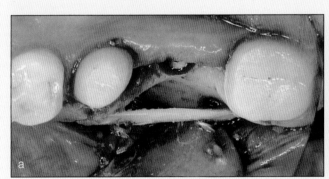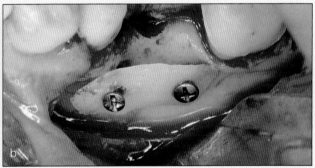

图3-7-6 将骨片以骨钉固定在颊侧。（a）颊侧观。（b）𬌗面观。

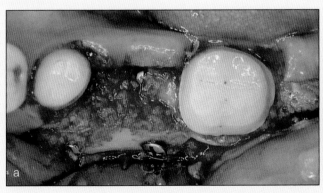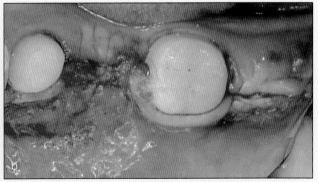

图3-7-7 （a）植入之前取得骨屑并紧密塞紧。（b）使用7-0可吸收缝线以间断+水平向褥式缝合种植区及取骨区。

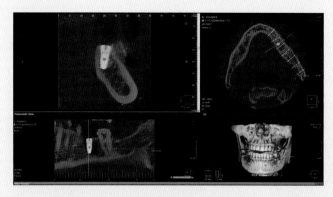

图3-7-8 术后CBCT显示颊侧完全骨增量。

● **二期修复（图3-7-9～图3-7-23）**

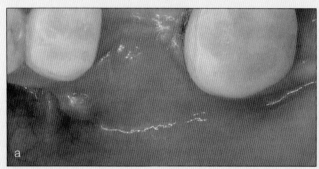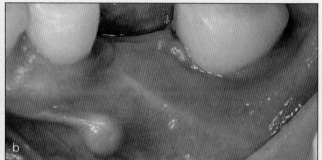

图3-7-9 （a）种植术后4个月的𬌗面观，颊侧附着龈宽度不足，拟利用游离龈瓣移植以增加附着龈宽度。（b）术后4个月的颊侧观。

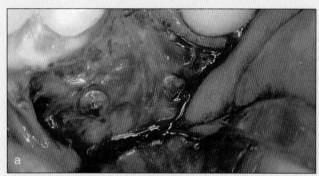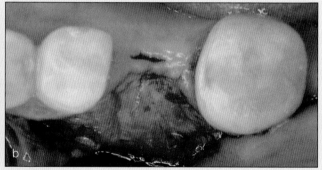

图3-7-10 （a，b）翻半厚瓣。

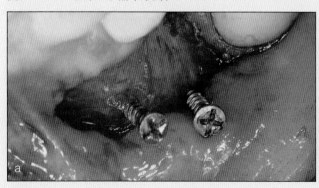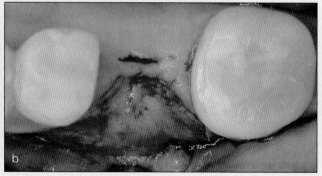

图3-7-11 （a）取出骨钉。（b）根向复位瓣用防刮软组织的骨钉固定。

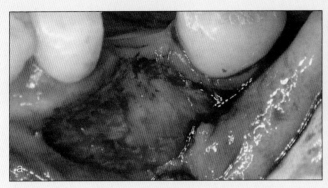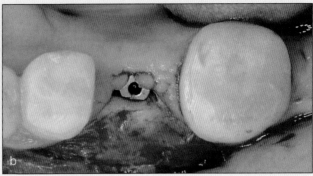

图3-7-12 （a）根向复位瓣用防刮软组织的骨钉固定后颊侧观。（b）暴露种植体。

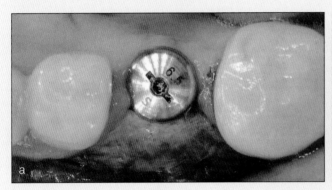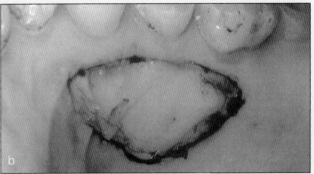

图3-7-13 （a）安放愈合基台。（b）在左上颌腭侧切出跟受移植区大小形状接近的游离龈瓣。

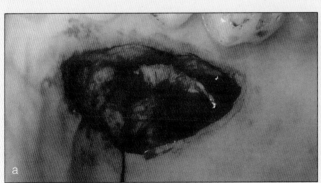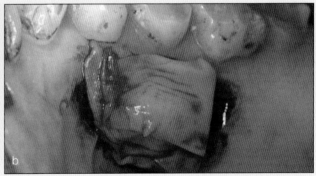

图3-7-14 （a）取得游离龈瓣。（b）创口覆盖PRF膜。

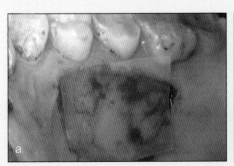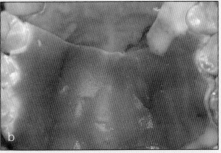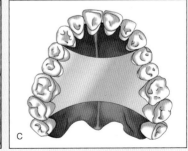

图3-7-15 （a~c）供区表面用止血贴覆盖，然后制作个性化树脂压板，利用邻牙固位保护创面。以利止血及创口愈合。与传统Suckdown的保护板不同的是，它是以卡两边牙缝的方式固位，不涉及咬合干扰，患者在愈合期间可以正常进食。

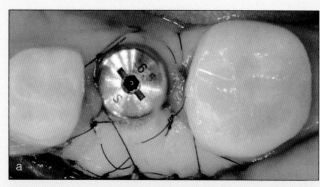 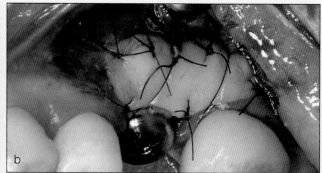

图3-7-16 （a，b）将游离龈瓣用6-0缝线间断+水平褥式缝合固定。

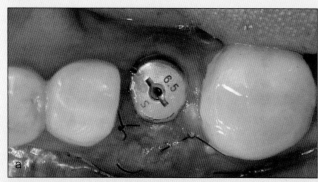 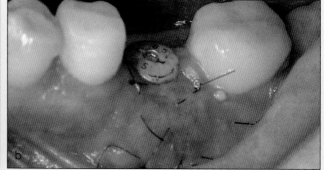

图3-7-17 软组织移植术后10天的（a）殆面观和（b）颊面观。

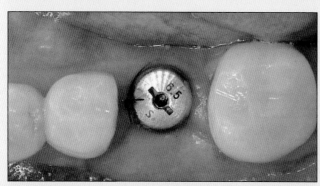 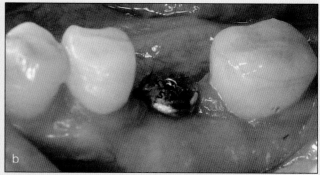

图3-7-18 （a，b）3周后完全拆除缝线。

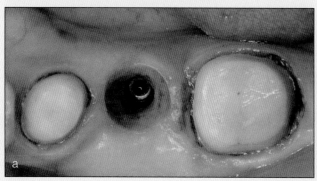 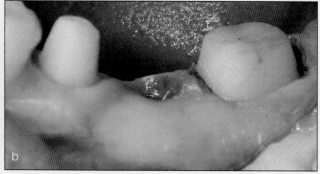

图3-7-19 （a，b）6周后完全愈合，准备取模。

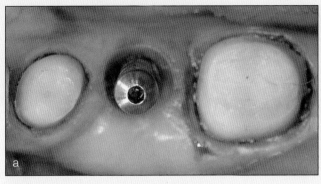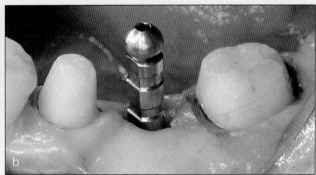

图3-7-20 （a，b）使用转移杆取模。

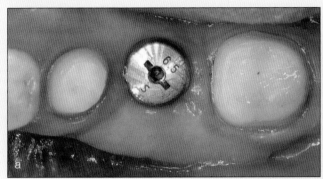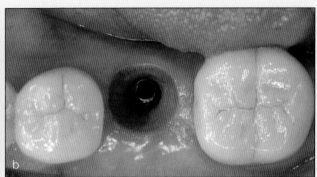

图3-7-21 （a，b）最终修复体戴入前。

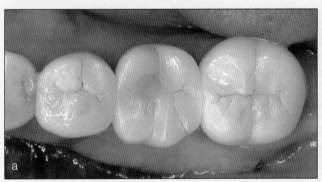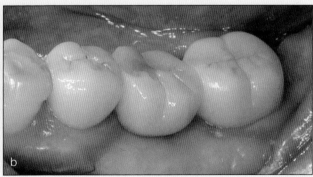

图3-7-22 （a，b）最终修复体戴入后。

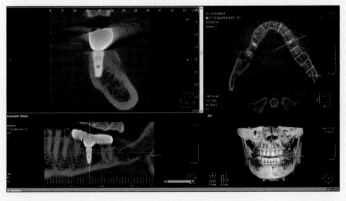

图3-7-23 治疗后CBCT显示有明显的颊侧骨增量。

病例8　骨柱与骨片联合应用于后牙颊舌侧水平向骨增量

● **病例信息**

患者，女，45岁。左下颌后牙牙冠脱落，就诊要求重新修复，并种植修复缺失牙。

口内检查显示36缺牙区颊侧骨水平向吸收，附着龈宽度大约8mm，平均分配于颊舌侧。术前影像学检查显示缺牙区骨宽度不足，颊侧存在明显骨缺损（图3-8-1，图3-8-2）此病例缺牙区单纯属于硬组织的缺损。

● **治疗计划**

拟在种植同期于外斜线取骨片、骨柱及骨屑，通过骨柱支撑骨片，在骨片与骨缺损区之间创造出成骨空间。

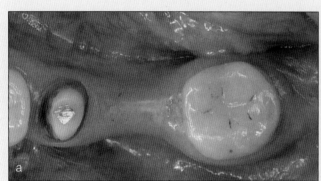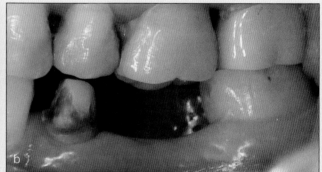

图3-8-1　（a，b）36缺牙区颊侧骨水平向吸收，附着龈足够，咬合空间足够。

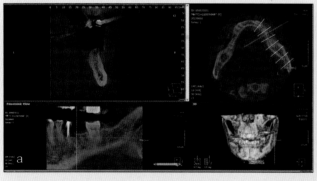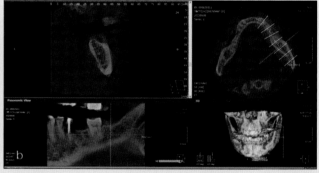

图3-8-2　（a）CBCT显示牙槽嵴并不在未来牙齿正下方，而是偏向舌侧，因此计划种植同时行颊侧骨增量。（b）CBCT显示左下外斜线处骨量充足，满足取骨条件，拟作为骨增量的自体骨供区。

● 一期手术（图3-8-3～图3-8-17）

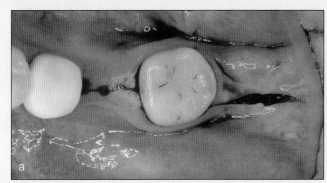
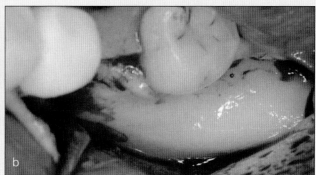

图3-8-3　（a）正中牙槽嵴切线并延伸至37颊侧远中。（b）切开翻瓣以暴露种植体及取骨区，36可见颊侧骨缺损，外斜线骨量充足。

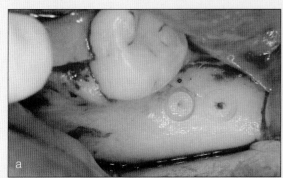
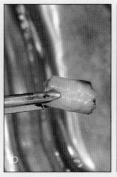
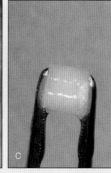

图3-8-4　（a）在外斜线以Khoury设计的骨柱套件，先定位出取骨柱位置。（b，c）取出2根长度适当的骨柱。

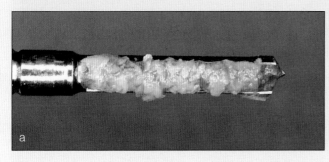
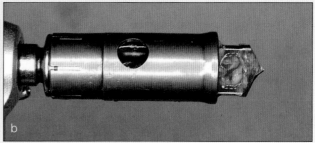

图3-8-5　（a，b）再使用取骨钻，以慢速不冲水的方式，在周围取出骨屑。

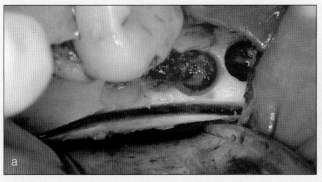
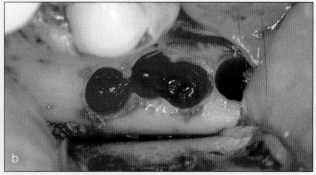

图3-8-6　（a，b）提取完骨柱、骨屑之后，颊侧仍有足够宽度取得骨片，使用超声骨刀以适当的宽度、深度做一切线。

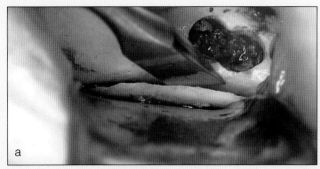
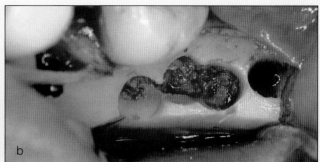

图3-8-7 （a，b）使用骨凿将骨片撬下。

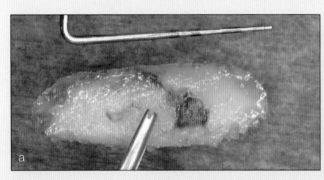
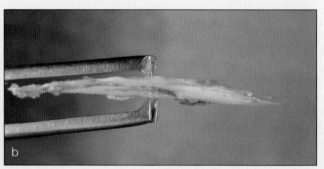

图3-8-8 （a，b）超声骨刀必须切足够深，才能取出适当大小的骨片。

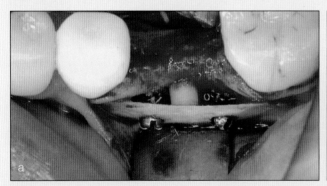
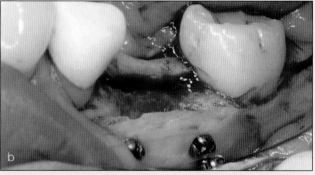

图3-8-9 （a）利用骨柱长度，垂直于颊侧放置做支撑，制造骨片与受区的成骨空间。（b）骨钉固定骨片的颊侧观，可见骨片边缘凸出舌侧骨高度，不平整且锐利。

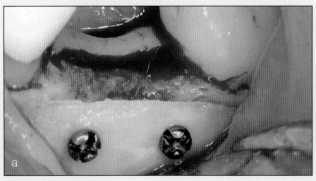
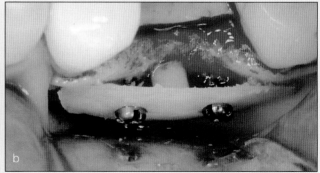

图3-8-10 使用超声骨刀将边缘多余的骨片切除的（a）颊侧观及（b）殆面观。

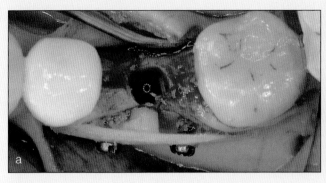
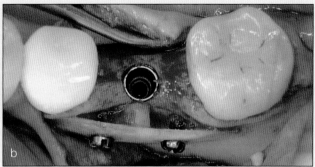

图3-8-11 （a，b）骨柱与骨片支撑出足够空间，有足够的骨宽度，种植体可以放置在理想的三维位置上。

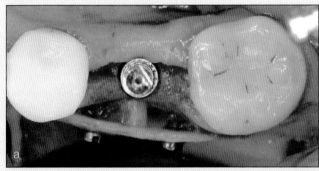
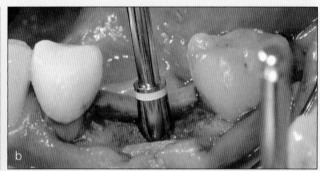

图3-8-12 种植体植入的（a）骀面观和（b）颊面观。

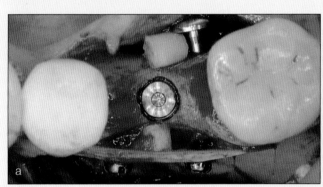
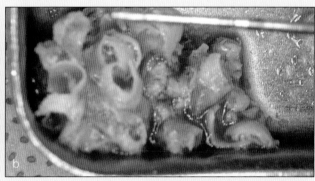

图3-8-13 （a）因为舌侧骨弓轮廓也有缺损，所以将另1根骨柱使用帐篷钉夹在舌侧，制造支撑，避免愈合之后的舌侧骨板吸收。（b）在外斜线取足量的自体骨屑。

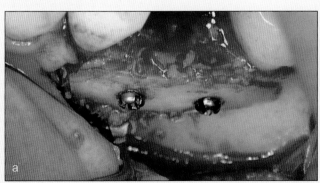
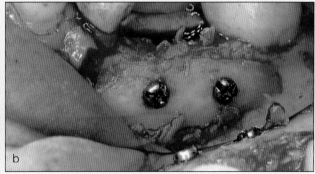

图3-8-14 （a，b）将骨屑紧实塞入骨缺损区，包括颊侧及舌侧，尤其注意根尖位置也要由下往上充填。

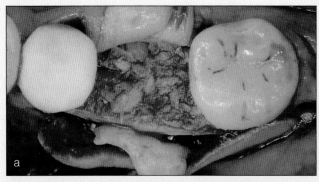
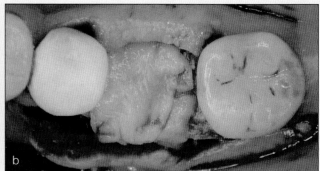

图3-8-15 （a，b）PRF膜覆盖，促进软组织愈合。

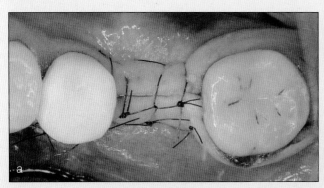
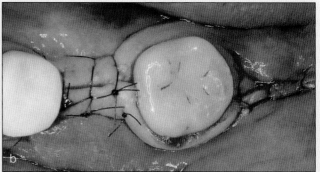

图3-8-16 （a，b）使用5-0尼龙线以间断+水平向褥式缝合种植区，取骨区则以连续缝合法缝合。

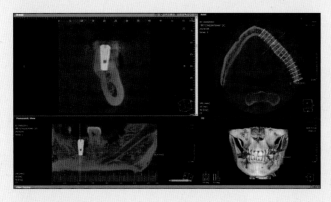

图3-8-17 术后CBCT可见颊舌侧骨增量完全。

● 二期修复（图3-8-18 ~ 图3-8-22）

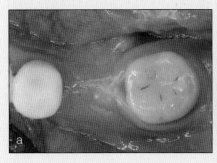
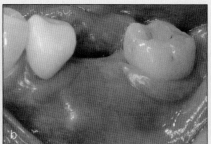
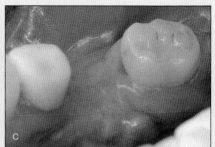

图3-8-18 3个月之后二期手术前的（a）殆面观、（b）颊侧观、（c）舌侧观可见骨钉。

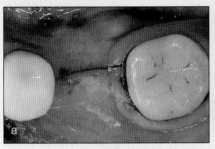
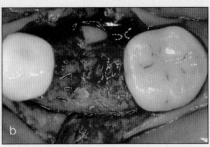
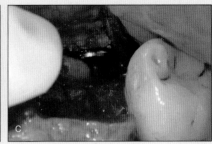

图3-8-19　（a）牙槽嵴顶正中切开。（b，c）全厚瓣翻开，骨愈合良好。舌侧骨柱由于是皮质骨有待近一步骨改建，帐篷钉下方成骨情况欠佳。

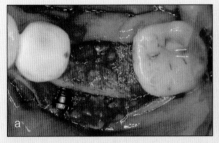
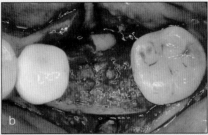
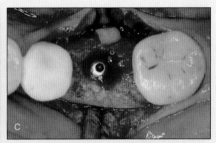

图3-8-20　（a，b）取出骨钉，舌侧骨柱已有融合，维持较之前更好的骨弓轮廓。（c）使用骨钻，去除覆盖种植体的新生骨。

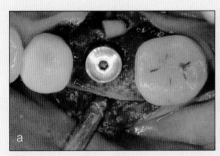
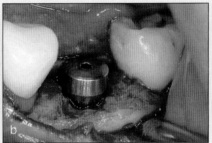
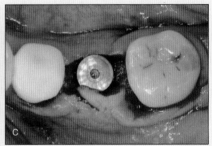

图3-8-21　（a~c）置愈合基台，确保愈合基台能完全就位，修整牙龈以利于创口关闭。

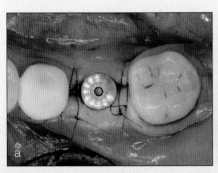
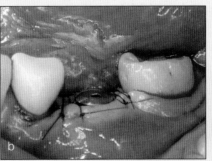
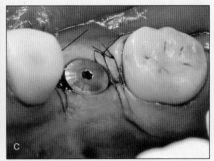

图3-8-22　二期手术完成后的（a）殆面观、（b）颊侧观、（c）舌侧观。

● **制作最终修复体（图3-8-23～图3-8-28）**

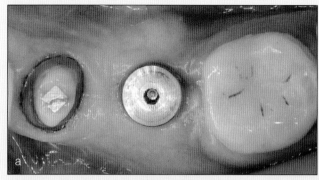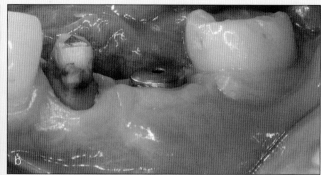

图3-8-23 （a，b）软组织愈合良好，附着龈质地坚韧，35已备牙完成。

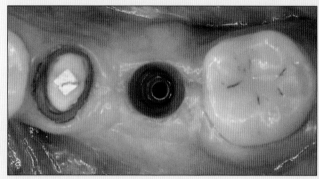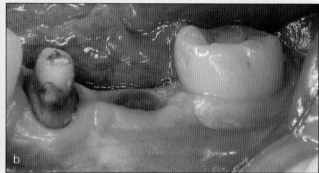

图3-8-24 （a，b）取下愈合基台，附着龈宽度足，厚度适中，准备取模。

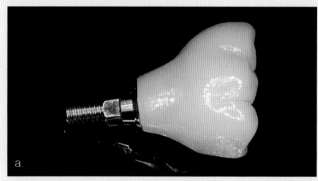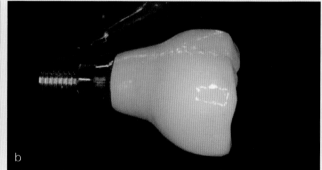

图3-8-25 （a，b）最终修复体的穿龈形态。

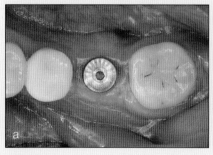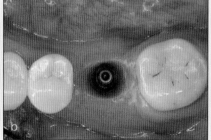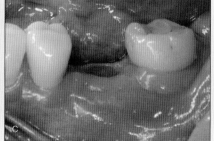

图3-8-26 （a～c）最终修复体戴入前。

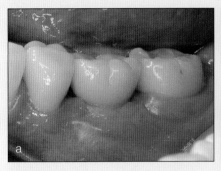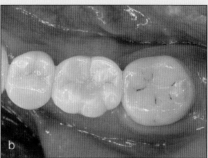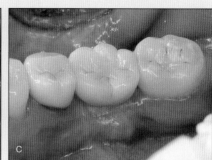

图3-8-27　（a~c）最终修复体戴入后。

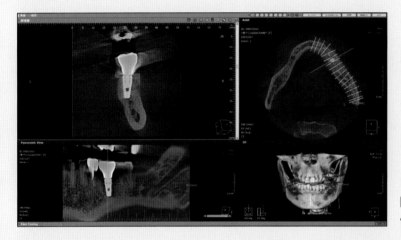

图3-8-28　治疗后的CBCT显示有明显的颊舌侧骨增量。

病例9 邻牙骨隆突应用于水平向骨增量

● **病例信息**

患者，女，63岁。右上颌后牙缺失多年，影响咀嚼，就诊要求种植修复。

口内检查显示16、17缺失，16颊侧凹陷吸收，影像学检查显示16颊侧骨宽度不足，15颊侧骨隆突。影像学检查显示16牙可用骨宽度不足（图3-9-1）。

● **治疗计划**

利用15骨隆突行16颊侧水平向骨增量。

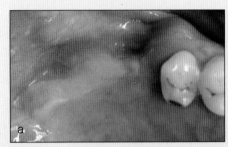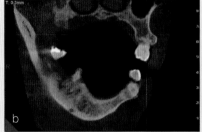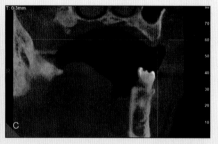

图3-9-1 （a）术前口内观。（b）术前影像学检查。

● **一期手术**（图3-9-2～图3-9-7）

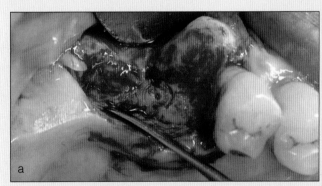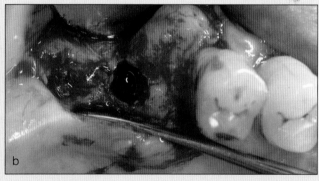

图3-9-2 （a）切开翻瓣。（b）骨柱定位钻定位，取骨，骨质松软未取出骨柱。

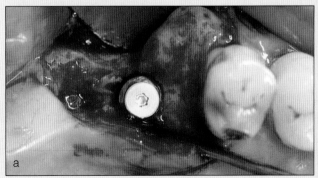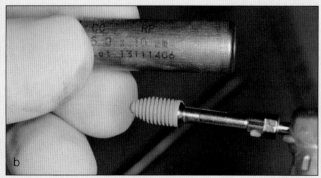

图3-9-3 （a，b）在良好的三维位置植入种植体，见种植体远中颊侧骨壁较薄，颈部螺纹少量暴露。

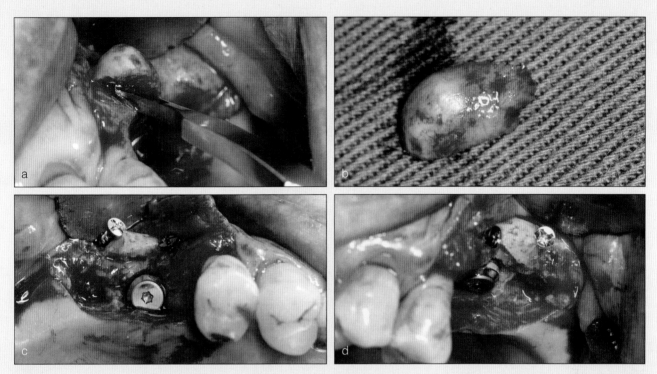

图3-9-4 （a～d）用骨锤敲击骨凿取下15骨隆突骨片，利用直径1.3mm、长度6mm和4mm的2枚骨钉近远中交替固定骨片。

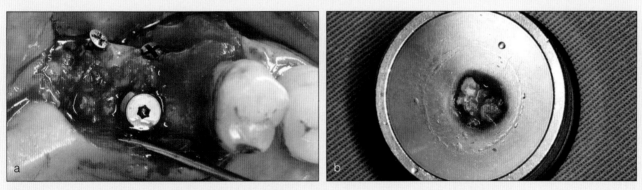

图3-9-5 （a，b）刮取少量自体骨屑，填塞于植骨区。

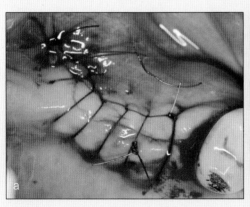

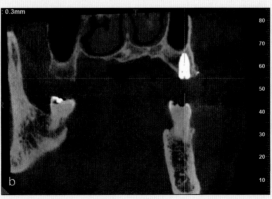

图3-9-6 （a）严密缝合。（b）术后即刻影像学检查。

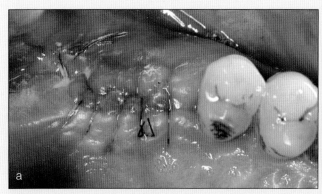
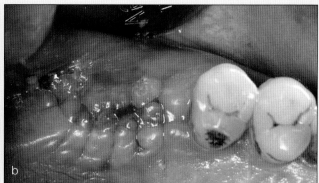

图3-9-7 （a，b）术后2周拆线，创口一期愈合。

● **二期修复（图3-9-8~图3-9-11）**

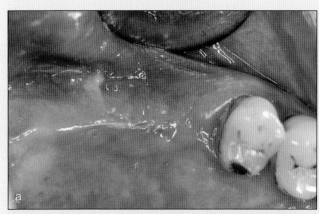
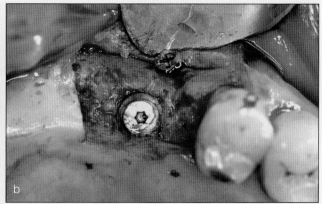

图3-9-8 （a，b）术后4个月，骨弓轮廓饱满，切开翻瓣见成骨质量佳，骨钉稳定。

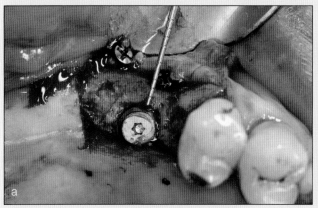
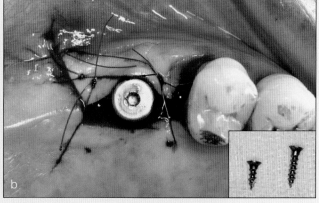

图3-9-9 （a，b）拆除骨钉，牙周探针测量颊侧骨宽度3mm，安放愈合基台，用5-0尼龙线间断缝合。

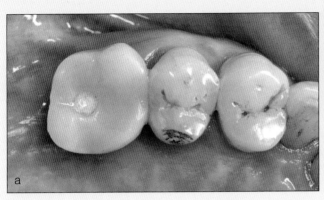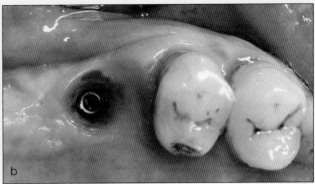

图3-9-10 （a，b）戴入临时冠进行牙龈塑形。

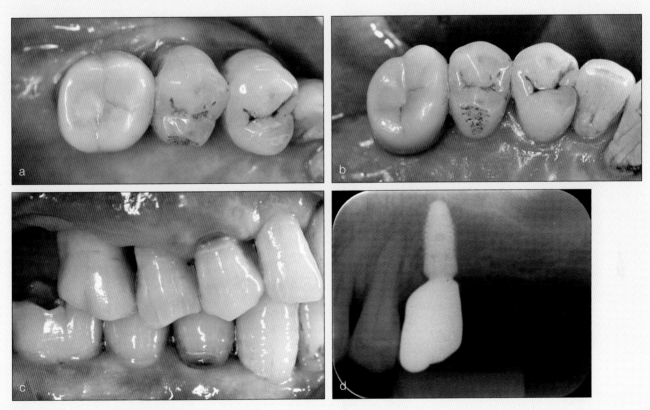

图3-9-11 （a~d）戴入最终修复体。

病例10 截骨骨片应用于下颌前牙水平向骨增量

● **病例信息**

患者，男，53岁。下颌前牙牙冠断裂就诊，要求治疗。

口内检查显示33-43种植固定桥修复，31、41处桥体断裂。影像学检查显示未见33、43种植体异常，32-42缺牙区骨高度充足（图3-10-1，图3-10-2）。

● **治疗计划**

数字化导板下植入31、41 2颗种植体，进行31-33及41-43两段种植固定桥修复。利用32-42区牙槽嵴顶修整下来的骨片，进行31、41种植位点水平向骨增量（图3-10-3）。

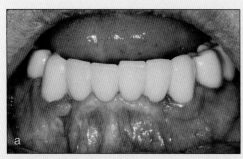
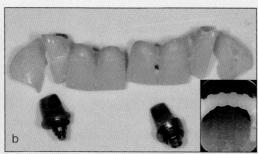

图3-10-1 （a，b）术前口内观及影像学检查显示31、41之间桥体断裂，拆除固定桥。

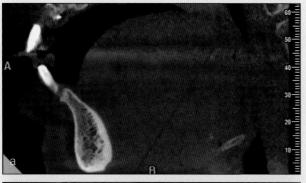
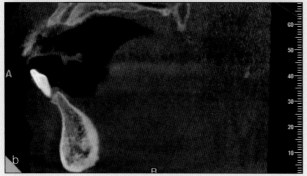

图3-10-2 （a，b）术前影像学检查。

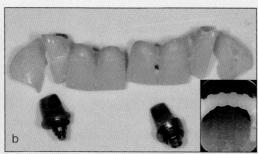

图3-10-3 评估种植体位置方向制作手术导板，可见患者种植位点覆以大量D1类骨。

● 一期手术（图3-10-4～图3-10-12）

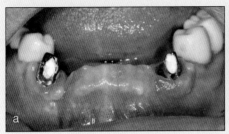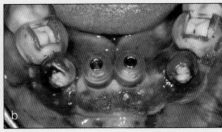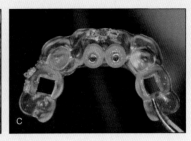

图3-10-4 （a~c）于口内观察可见下前牙区牙槽嵴高耸不平，安放种植导板，导板就位良好。

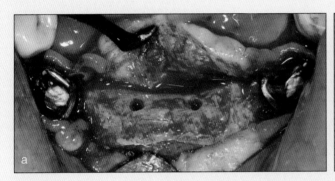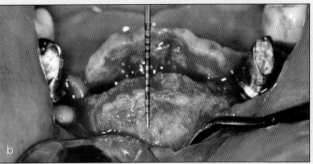

图3-10-5 （a，b）依据手术报告及导板备洞，翻开牙龈黏膜，测量下前牙牙槽嵴高度。

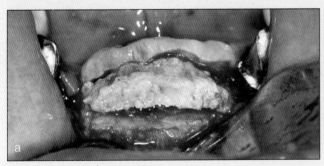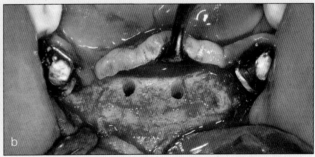

图3-10-6 （a，b）超声骨刀截取骨平面，观察截骨后种植位点情况。

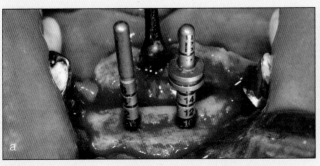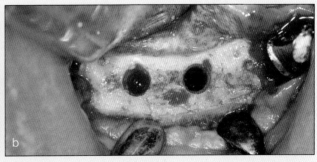

图3-10-7 （a，b）放置深度指示杆，核对种植体植入方向，逐级备洞。

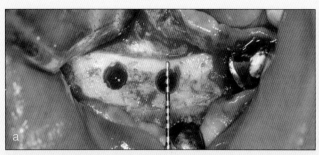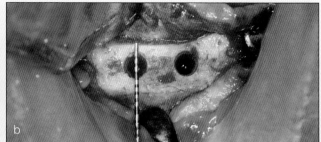

图3-10-8 （a，b）牙周探针测量颊侧剩余骨壁宽度约2mm，31、42颊侧骨弓轮廓仍有些凹陷，远期存在改建吸收的风险，利用截骨骨片来恢复骨弓轮廓。

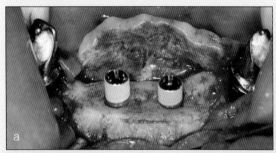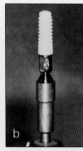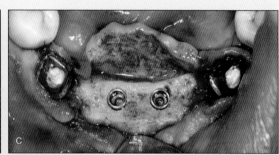

图3-10-9 （a～c）于种植位点分别植入3.3mm×10mm的Straumann种植体。

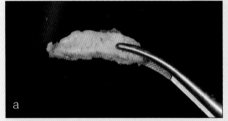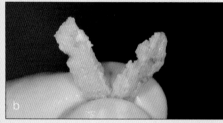

图3-10-10 （a，b）将截下的骨块用骨刀分切成2片厚度为1.5mm的骨片。

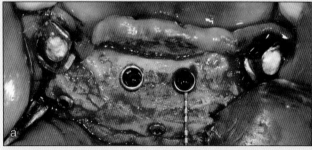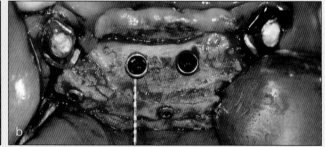

图3-10-11 （a，b）将骨片用骨钉固定在31、42颊侧，牙周探针即刻测量颊侧骨宽度约为4mm。

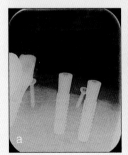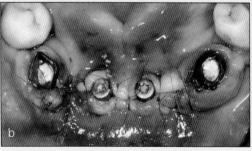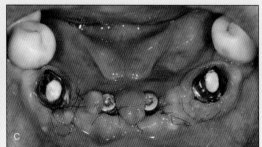

图3-10-12 （a～c）常规间断缝合，术后2周检查术区愈合良好。

● **二期修复**（图3-10-13 ～ 图3-10-15）

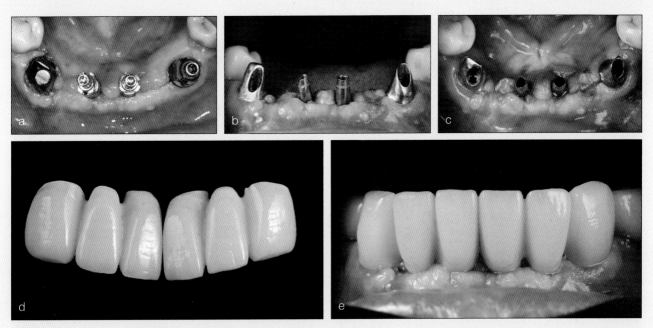

图3-10-13 （a ～ e）制取模型，安放基台，行31-33、41-43永久修复。

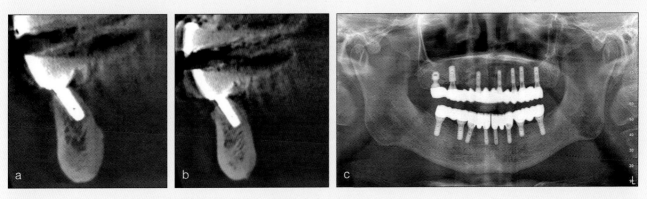

图3-10-14 （a ～ c）术后影像学检查，种植位点唇侧骨宽度良好。

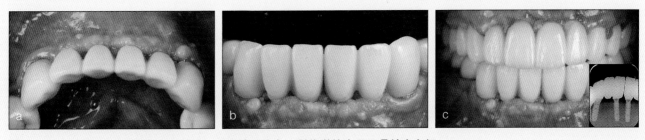

图3-10-15 （a ～ c）术后2个月复查，牙周情况稳定，影像学检查显示骨结合良好。

病例11 "软硬兼施"——骨片水平向骨增量

● 病例信息

患者，女，54岁。右上后牙牙冠脱落，就诊要求重新修复。

口内检查显示16牙冠脱落，牙体结构不良且严重龋齿；15缺失，14冠修复、继发龋（图3-11-1）。影像学检查显示14-16固定桥密合度欠佳，冠下方继发龋，未见根管治疗影像。

● 治疗计划

（1）16牙龈引导再生手术。将16牙根切除至牙槽骨下1mm，待牙龈增生，覆盖牙根缺牙区。

（2）拆除14旧修复体，视拆除后基牙情况确定下一步治疗方案。

（3）15、16种植修复。

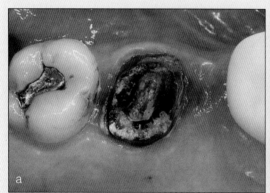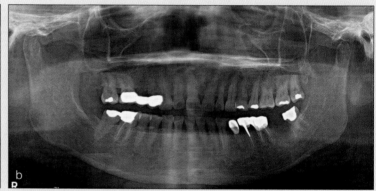

图3-11-1 （a）16牙冠脱落后的口内观。（b）14-16固定桥修复，16龋坏至髓底，14继发龋。

● 一期手术（图3-11-2～图3-11-20）

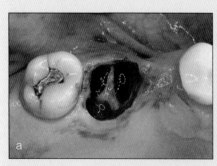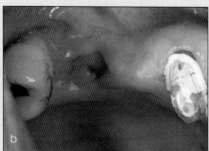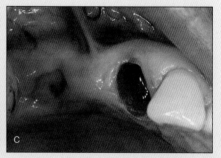

图3-11-2 （a）16牙龈引导再生手术，将牙根切除至牙槽骨下1mm。（b）14拆冠后见颊侧垂直裂纹至龈下，判断无法保留。（c）进行14牙龈引导再生手术，将牙根切除至牙槽骨下1mm。

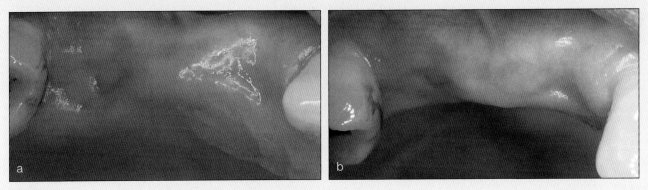

图3-11-3　（a，b）2个月后健康的牙龈已覆盖于牙根之上。

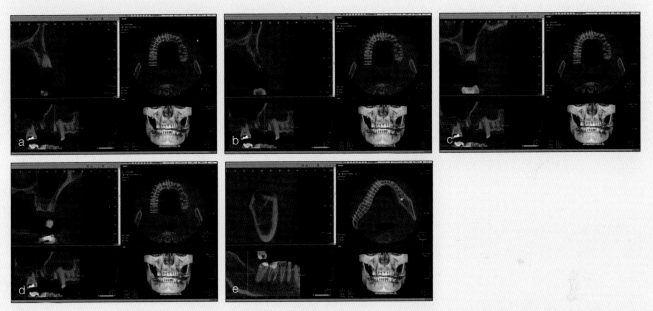

图3-11-4　（a）14牙槽嵴腭侧骨量充足，牙根偏颊侧骨缺损。（b）15可用骨量不足，颊侧牙槽骨水平向吸收。（c）16近中颊侧根牙槽嵴腭侧骨量充足，牙根偏颊侧骨缺损。（d）16腭侧牙根周围骨量充足，远中颊侧牙根周围骨量充足，但高度稍微不足。（e）右下外斜线骨宽度、骨高度足够，为良好的取骨区。

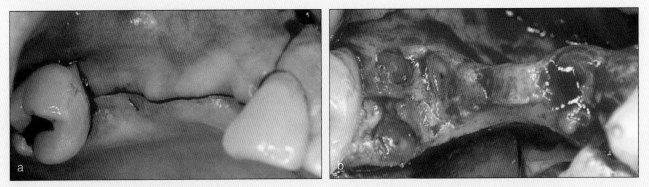

图3-11-5　（a）牙槽嵴顶正中稍偏颊侧切口，13远中做过膜龈联合2mm的垂直切口，以利于后续的皮瓣减张。（b）切开翻瓣以暴露种植区，14、16可见残留牙根，15缺牙区牙槽骨明显水平向吸收。

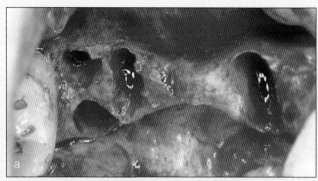
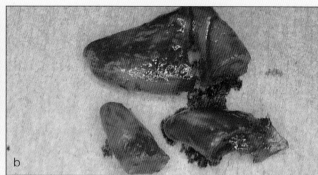

图3-11-6 （a，b）拔除14、16牙根并完全清理肉芽组织。

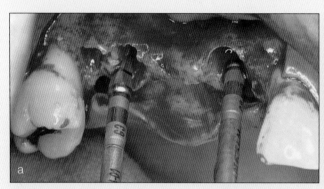
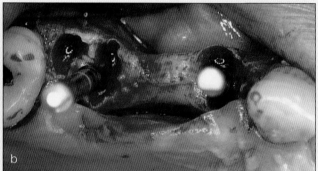

图3-11-7 （a，b）使用Versah Densah钻扩孔，16同时进行上颌窦内提升。

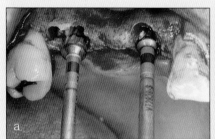
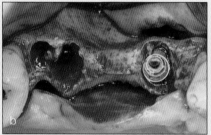
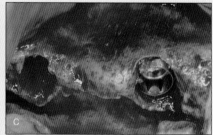

图3-11-8 （a）使用Versah Densah钻依序扩孔。（b，c）先植入14，再进行16上颌窦内提升。

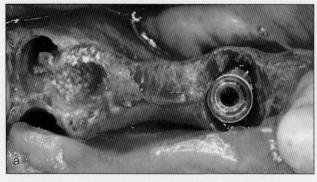
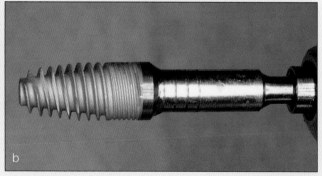

图3-11-9 （a）16上颌窦内提升是使用逆转的Versah Densah钻1200~1500r/min突破上颌窦底骨，并慢速150r/min逆转推入同种异体骨。（b）本病例使用的Straumann子公司中国台湾美格真出品的Tplus种植体。

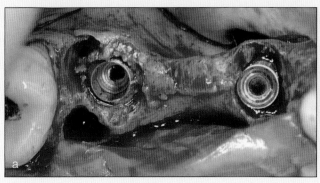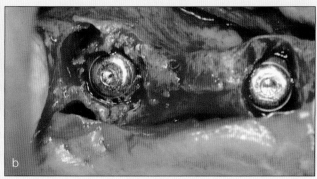

图3-11-10　（a，b）软组织水平设计的种植体以骨水平种植体的种植方式，将1.2mm光滑部分没入骨内，为此种植体特有的设计。

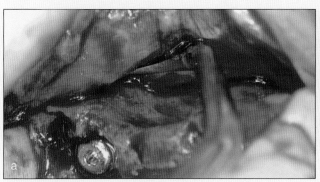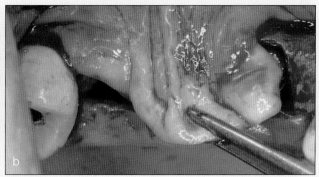

图3-11-11　（a，b）使皮瓣充分减张，可复位至超过切口向腭侧重叠1cm。

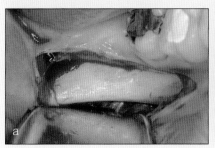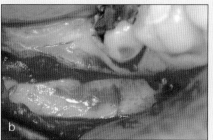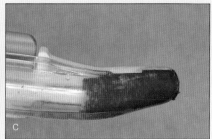

图3-11-12　（a）切开翻瓣以暴露取骨区，右下外斜嵴平台宽大。（b，c）先使用骨刨在右下外斜嵴平台获取骨屑。

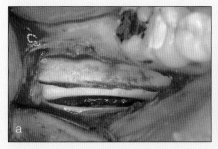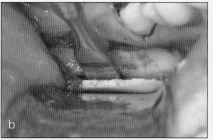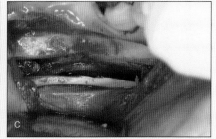

图3-11-13　（a）使用超声骨刀沿外斜线水平切线，应注意，此方式不同于取得骨块再分割成薄片，而是直接取一适当厚度及大小的薄骨片，因此必须做超过6mm长的近远中垂直骨切线，比较能取得大小适当的薄骨片。（b，c）使用骨凿将骨片撬下。

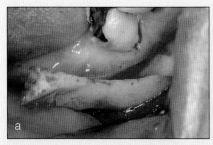
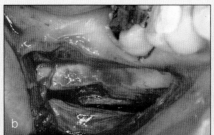
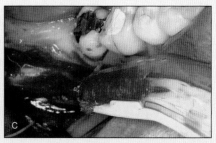

图3-11-14 （a）超声骨刀必须切有足够的深度才能取出适当大小的骨片。（b，c）取下骨片之后再使用骨刨在取骨区获取更多骨屑，并整平取骨区以利愈合。

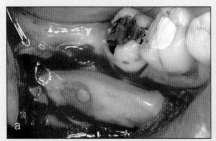
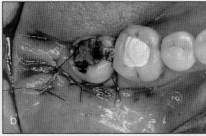
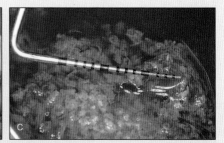

图3-11-15 （a，b）取骨区以PRF膜覆盖即可，然后直接间断缝合。（c）在外斜线取得的大量骨屑。

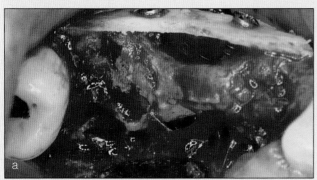
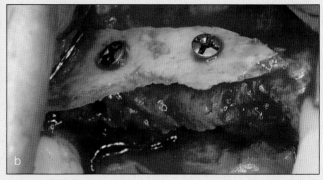

图3-11-16 将骨片用骨钉固定在颊侧。（a）𬌗面观。（b）颊侧观。

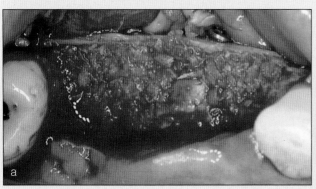
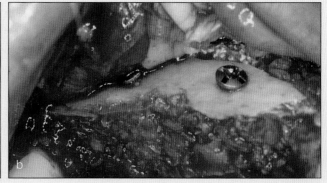

图3-11-17 （a）植入之前用取得的骨屑紧密填塞，𬌗面观。（b）植入之前用取得的骨屑紧密填塞，颊侧观，根尖区用同种异体骨植骨，目的是为了改善骨弓轮廓。

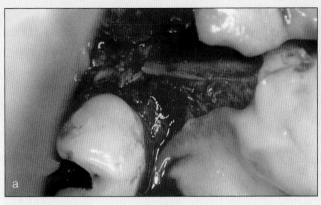
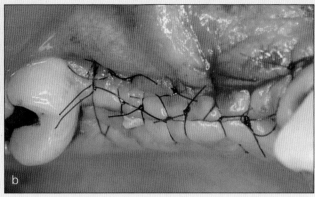

图3-11-18 （a）骨屑充填完成之后在颊腭侧都加上PRF膜覆盖，促进软组织愈合。（b）使用5-0尼龙不可吸收线以间断+水平向褥式缝合。

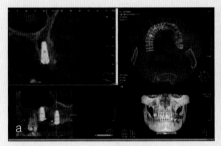
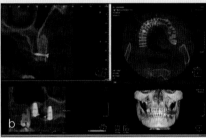
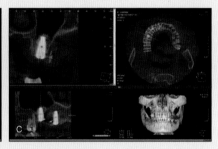

图3-11-19 （a）手术后CBCT显示14颊侧骨增量完全。（b）手术后CBCT显示15颊侧骨增量完全，骨弓轮廓得以改善。（c）手术后CBCT显示16上颌窦内提升骨增量完全。

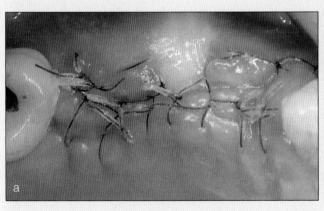
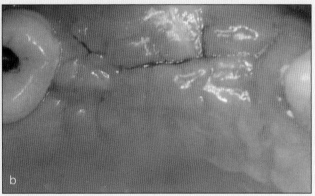

图3-11-20 （a，b）2周后拆线，创口愈合良好。

● **二期修复**（图3-11-21～图3-11-38）

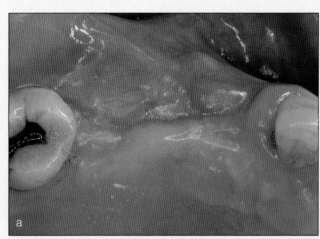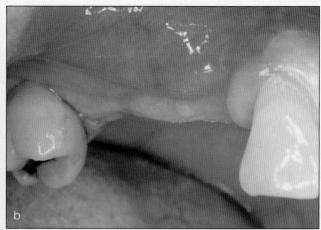

图3-11-21 （a，b）术后4个月口内观，由于一期手术时行骨增量减张及冠向复位瓣，致使前庭沟过浅，颊侧无足够宽度的角化龈，拟进行游离龈瓣移植，以改善种植体周围软组织及前庭沟深度以利清洁。

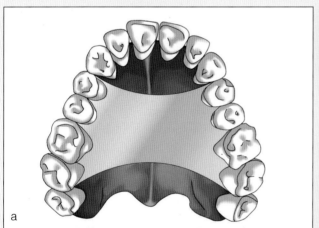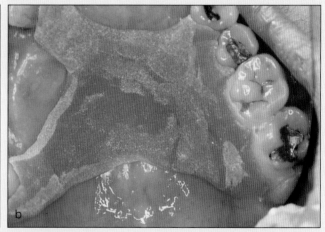

图3-11-22 （a，b）使用光固化树脂在口内直接塑形，制作术后使用的保护板。

● **改良式游离龈瓣移植手术**

　　传统游离龈瓣移植手术中，首先制备受移植区，将黏膜切开根向复位，并用缝线固定在根方骨膜。然后，依受移植区大小，于上颌腭侧取游离龈瓣，随后将止血纱布或是含生长因子的材料等放置在供区创口，使用缝线固定。本术式中，以一个预先制作的保护板保护供区创口，与传统的牙模式保护板不同的是，它是以嵌入牙齿邻间隙的方式固位，不影响咬合，患者在愈合期间可以照日常方式进食。

　　传统游离组织移植手术都是通过缝线来固定黏膜瓣以及游离龈瓣的，缝线必须被缝在极薄的骨

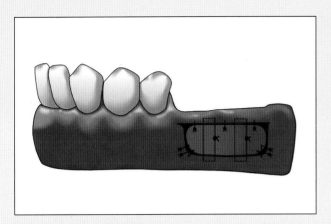

图3-11-23 传统游离组织移植手术都是通过缝线来固定黏膜瓣以及游离龈瓣的。

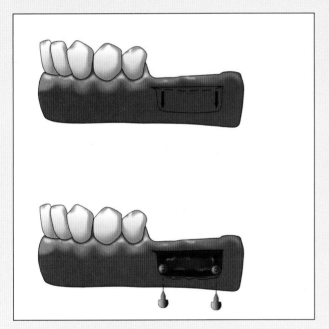

图3-11-24 改良式游离龈瓣移植手术，是利用一组防刮骨钉来固定根向复位瓣的。

膜上。因此，医生往往需要花费较多时间来细心缝合、固定。经验不足的医生容易造成骨膜被缝线拉扯破坏，甚至造成黏膜瓣无法缝合固定，导致游离龈瓣移植手术的失败。

改良式游离龈瓣移植手术，是利用一组防刮骨钉来固定根向复位瓣，黏膜瓣能固定在更为根方的

位置，防止黏膜回弹至创口位置，改善传统手术中的缝合固定困难，大幅缩短移植手术的时间，同时提升了移植效果。

通常前庭沟加深及游离龈瓣移植手术是同时进行的，医生会面临以下的问题：

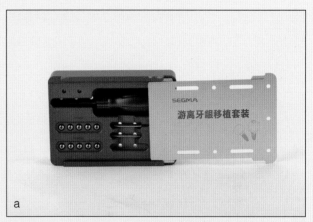

a

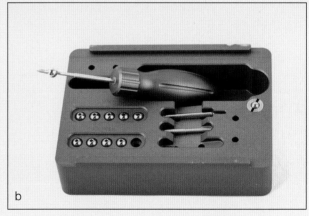

b

品名	规格
软组织防刮钉	直径2.0mm/长度5.0mm
（FFS, FGG Fixation Screw）	直径2.0mm/长度6.0mm

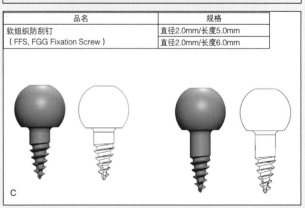

c

图3-11-25 （a，b）西科码游离龈瓣移植套装。（c）防刮骨钉，帽钉直径2mm，长度5mm和6mm两个规格，帽的直径5mm。（d）游离龈移植套装的专利图。

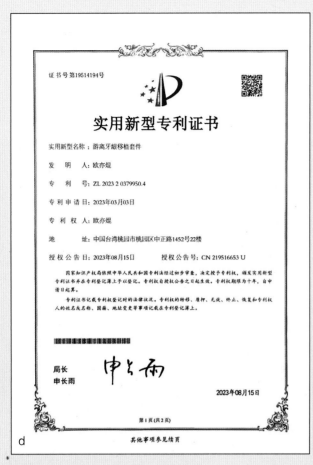

图3-11-25（续）

（1）不会只留下2～3mm二次愈合区域，而是会尽量把黏膜瓣往根方缝合和固定，露出足够宽的受植区，因为颊部肌肉和口腔运动的过程都会有很强的推挤力量把黏膜瓣推回去。因此，把前庭沟尽量加深，是FGG完成角化、尽量避免萎缩的重要工作。

（2）我们希望受植区只留下不可移动的骨膜，避免残留可移动的肌肉纤维和结缔组织，这样增厚的角化龈才能真正发挥作用，但是如果受区骨膜太薄，可能会造成骨膜撕裂，不但受植区制备不完全，也破坏了FGG的血供，造成愈合不良。

（3）在下颌后牙第二磨牙远中颊侧通常都存在前庭沟太浅和骨膜太薄的问题，受植区非常不容易准备，影响最终的移植效果。

综上所述，改良式游离龈瓣移植手术的防刮骨钉能有效改善流程，使用防刮骨钉来挡住颊侧瓣，从而制造出一个完美的受植区，避免颊部肌肉的推挤，在前庭沟过浅或者骨膜较薄的情况下，仍能快速、有效地加深前庭的深度及完成游离龈瓣移植手术。

防刮骨钉在游离龈瓣移植手术中，可以是一个缝线缠绕转折的重要定位点，让移植牙龈瓣在被缝线加压而紧贴于受植区后，仅需将缝线缝在牙龈而无须再绕过骨膜，可搭配各种缝法，使手术更加便利。

防刮骨钉外可以使用橡皮障制作一个弹性套膜，用打孔器打一个直径小于防刮骨钉的弹性孔，套入防刮骨钉，愈合过程防刮骨钉就不会被脸颊包覆。

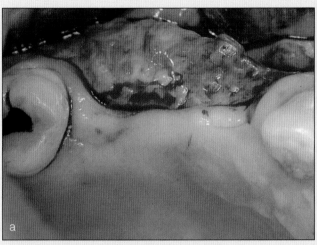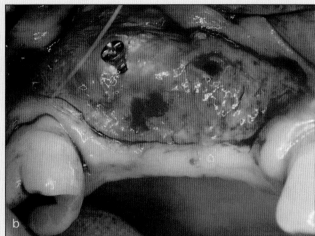

图3-11-26 （a，b）翻半厚瓣，移除骨钉。

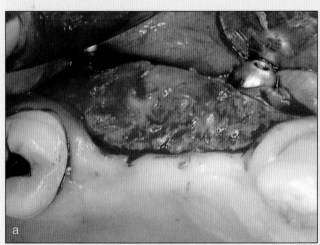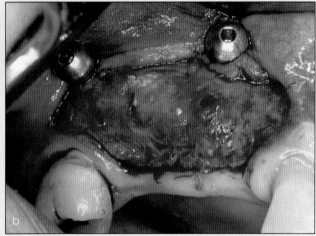

图3-11-27 （a，b）用2枚防刮骨钉把根向复位瓣固定在偏根方的位置。

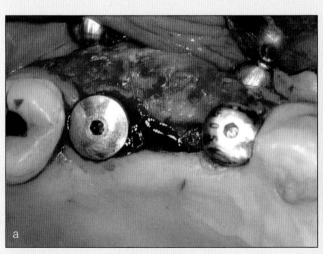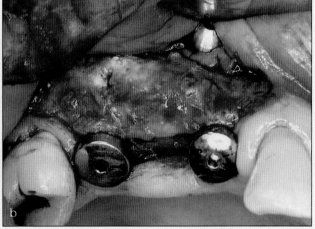

图3-11-28 （a，b）置入愈合基台。

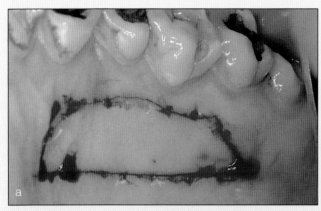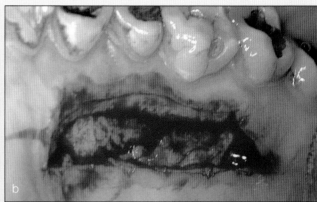

图3-11-29 （a，b）自左上颌取下符合受植区形状大小的游离龈瓣。

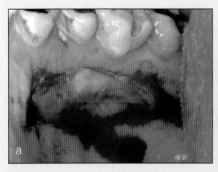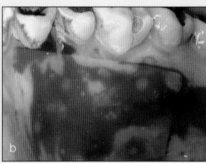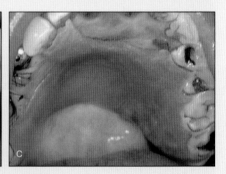

图3-11-30 （a～c）于供区盖上PRF膜及Ora-aid敷料，然后盖上预先做好的保护板保护创口，无须缝合，即可有效止血及止痛。

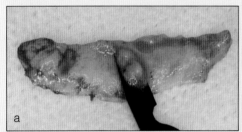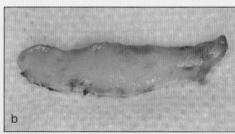

图3-11-31 （a，b）将游离龈瓣上的脂肪组织去除并修平整。

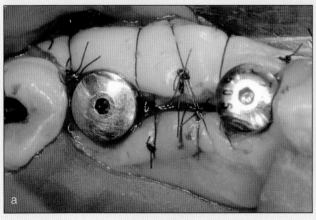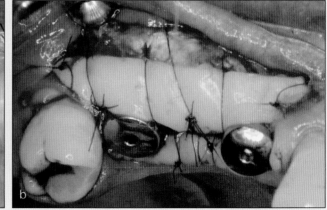

图3-11-32 （a，b）将游离龈瓣服帖缝合于受植区。

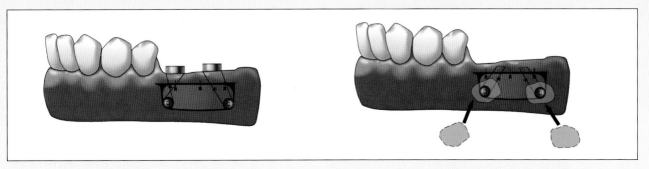

图3-11-33 使用橡皮障制作一个弹性套膜,套住防刮骨钉,这样防刮骨钉在愈合过程中就不会被脸颊包覆。

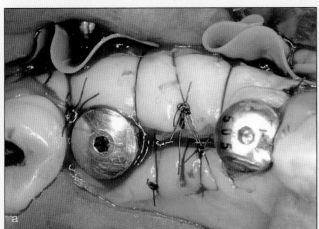 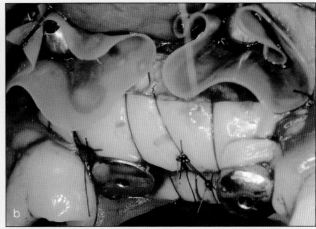

图3-11-34 (a,b)使用橡皮障套住防刮骨钉,这样防刮骨钉在愈合过程中就不会被脸颊包覆。

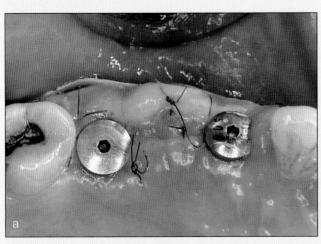 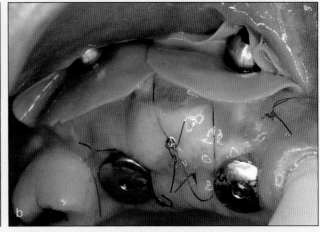

图3-11-35 (a,b)10天后拆线,创口愈合良好。

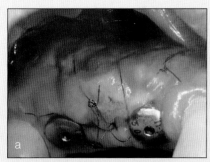
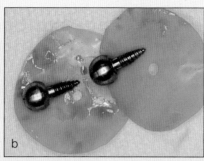

图3-11-36 （a，b）移除防刮骨钉非常容易，甚至可以不用打麻药直接反向旋转取出即可。

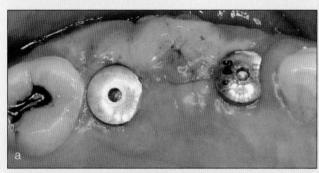
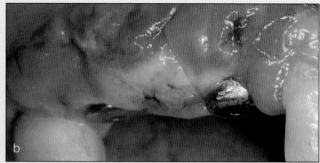

图3-11-37 （a，b）拆除防刮骨钉及缝线之后。

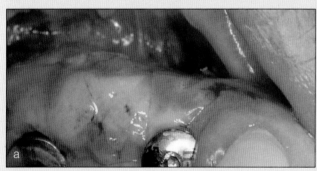
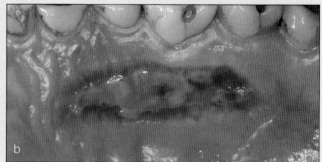

图3-11-38 （a）仅愈合10天，新的前庭底部已经形成。（b）在特殊设计的保护板保护之下，仅愈合10天，供区创口愈合良好，患者没有抱怨疼痛及流血的情况。

● **取模及修复体制作（图3-11-39～图3-11-43）**

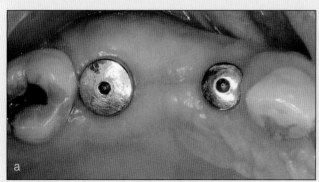
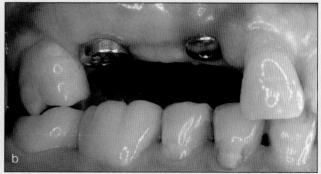

图3-11-39 （a，b）软组织移植1.5个月后，拟制取模型。

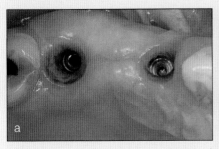 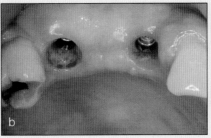 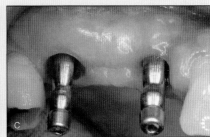

图3-11-40 （a，b）取下愈合基台，穿龈轮廓健康。（c）使用闭口转移杆取模型。

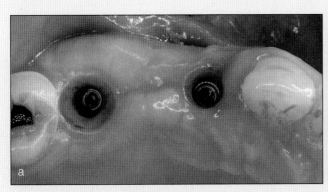 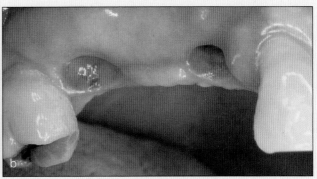

图3-11-41 （a，b）戴入最终修复体前。

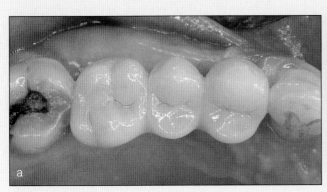 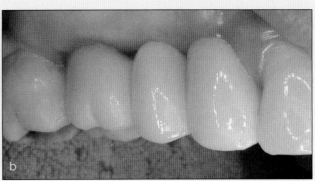

图3-11-42 （a，b）戴入最终修复体后。

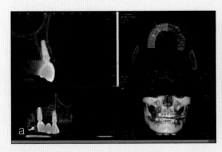 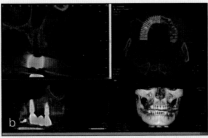 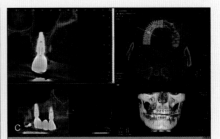

图3-11-43 （a~c）术后影像学检查。

病例12　骨片应用于下颌后牙水平向骨增量

● **病例信息**

患者，女，38岁。右下46、47缺牙，就诊要求种植修复。

口内检查显示46、47缺牙区骨弓轮廓塌陷，附着龈宽度良好，咬合空间相对不足。术前影像学检查显示缺牙区颊侧水平向骨吸收，外斜线处骨量充足，可作为供区（图3-12-1，图3-12-2）。

● **治疗计划**

利用骨片行缺牙区生物导向骨增量，分阶段种植修复。

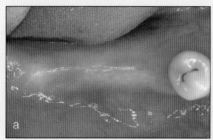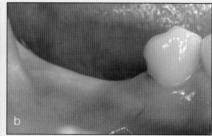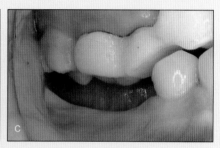

图3-12-1　（a~c）46、47缺牙区颊侧骨水平向吸收，附着龈宽度良好，咬合空间相对不足。

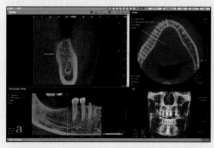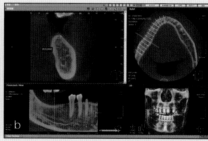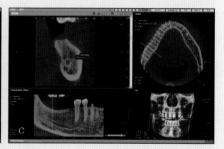

图3-12-2　（a，b）术前影像学检查显示46、47牙槽嵴颊侧骨量不足，因此计划在理想位置上种植的同时进行颊侧骨增量手术。（c）术前影像学检查显示右下外斜线平台宽度、高度骨量充足，为合适的骨片取骨区。

● **一期手术**（图3-12-3 ~ 图3-12-14）

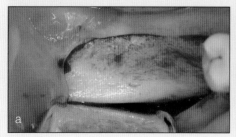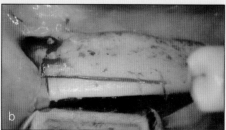

图3-12-3　（a）正中牙槽嵴切口，远中绕磨牙后垫偏颊侧弧形切口，切开翻瓣以暴露种植区及取骨区，可见颊侧骨缺损及右下外斜嵴平台。（b）使用超声骨刀切透皮质骨，再使用骨凿将骨片敲击取下。

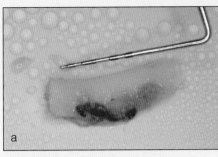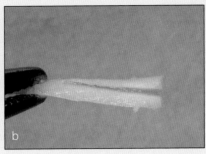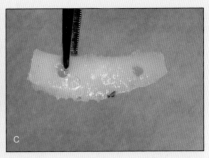

图3-12-4 （a）截取下来的骨块。（b，c）将骨块用骨刀分切成骨片，大小以吻合骨缺损区域，并在骨片上根据植入的角度提前打孔。

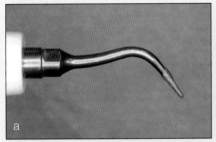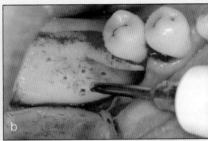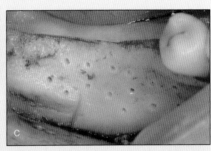

图3-12-5 （a）本病例使用超声骨刀尖头钻头打孔，其优点是稳定、不振动、好操作。（b）利用超声骨刀尖头钻头打滋养孔，尽管生物导向骨增量不强调要打滋养孔，但是在某一些皮质骨化很严重的区域血供不足，打滋养孔会增加血供，从而对骨增量有所帮助。（c）打好的滋养孔。

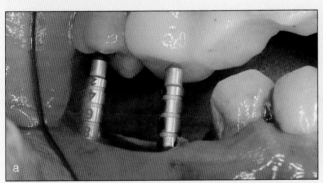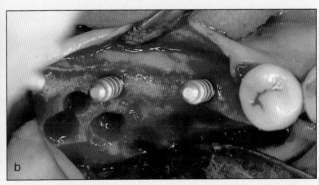

图3-12-6 （a，b）使用指示杆检查种植体的位置和角度。

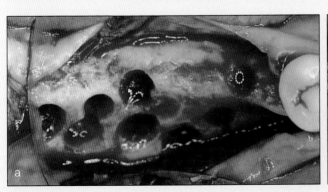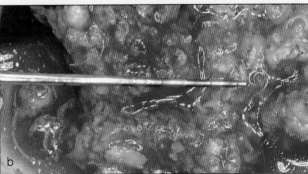

图3-12-7 （a，b）在颊侧根尖位置及外斜线平台使用取骨钻取骨屑。

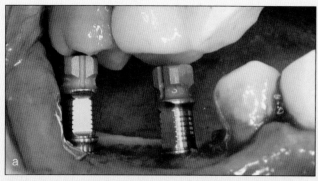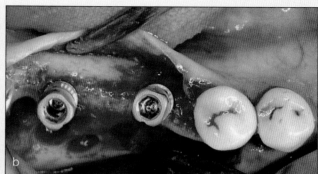

图3-12-8 （a，b）将种植体植入在理想的位置和角度。

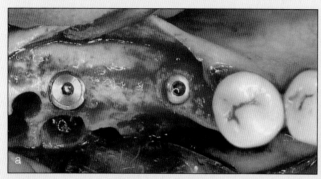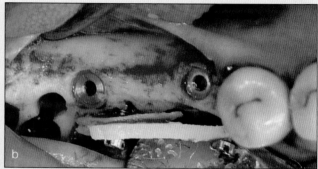

图3-12-9 （a）种植体植入后的殆面观，见明显颊侧骨缺损。（b）锁入的骨片有些不稳定，所以使用小骨片卡在缝中以稳定外侧骨片，骨片固定要求非常的稳定，不能有移动，要能抵抗口腔的功能性肌肉活动，因肌肉活动有可能造成骨片的微小移动，致使纤维母细胞入侵影响骨增生。

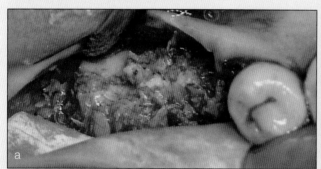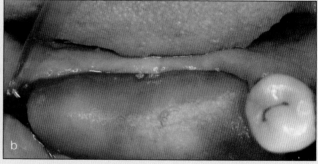

图3-12-10 （a，b）自体骨屑紧密填塞植骨间隙，表面覆盖可吸收胶原膜。

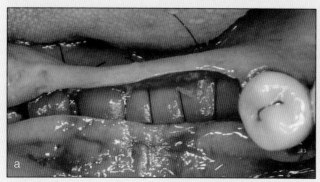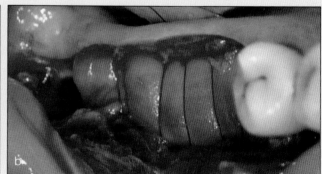

图3-12-11 （a，b）用5-0尼龙线水平褥式缝合固定骨膜。

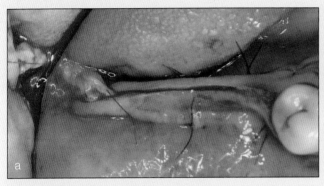
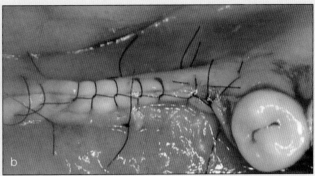

图3-12-12 （a，b）使用水平向褥式缝合及连续缝合来关闭创口。

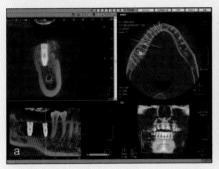
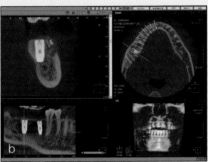
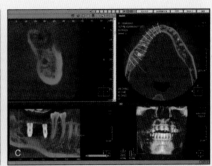

图3-12-13 （a，b）术后即刻影像学检查可见46、47颊侧植骨量充足。（c）外斜线平台有取骨缺口但与下牙槽神经管之间存在充足的安全距离。

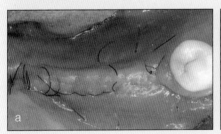
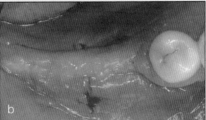
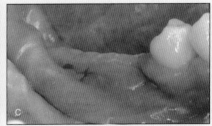

图3-12-14 （a~c）手术2周后拆线，创口愈合良好。

● **二期修复**（图3-12-15 ~ 图3-12-29）

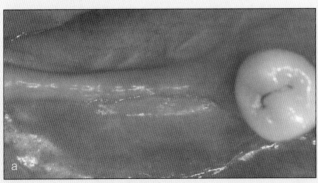
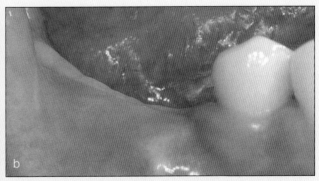

图3-12-15 （a，b）种植术后4个月，二期手术之前𬌗面观及颊侧观，因之前施行骨增量减张及冠向复位瓣，致使前庭沟太浅，颊侧无足够角化牙龈宽度，必须施行游离龈瓣移植，以改善种植体周围软组织及前庭深度，便于清洁。

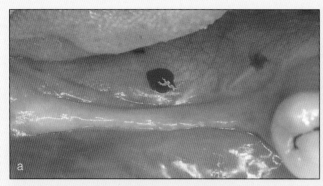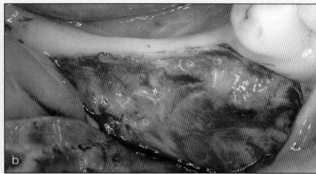

图3-12-16 （a）打完麻药之后可以直观地看到附着龈宽度不足。（b）翻半厚瓣。

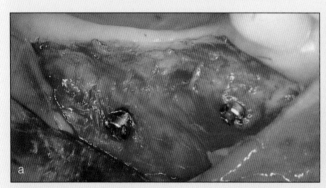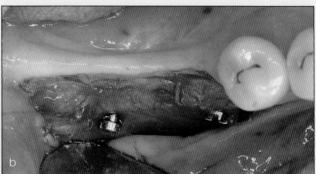

图3-12-17 （a，b）取出骨钉。

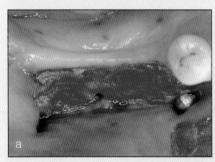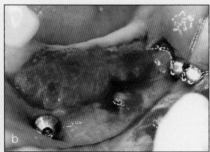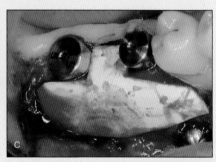

图3-12-18 （a，b）以特殊设计的防刮骨钉固定根向皮瓣的𬌗面观及颊侧观。（c）可使用缝合线内包装中的无菌纸板剪裁作为模版，量出大小适中的游离龈瓣。

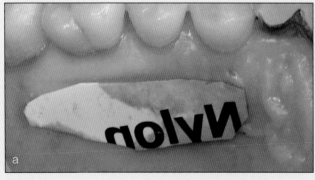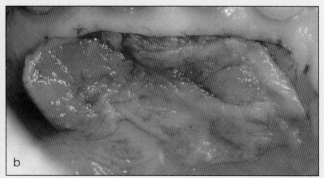

图3-12-19 （a~d）在右边上腭区切出跟受移植区大小、形状接近的游离龈瓣，用PRF膜进行创口覆盖，外层覆盖止血贴，再用个性化的树脂压板利用邻牙倒凹固位压住供区，保护创面。

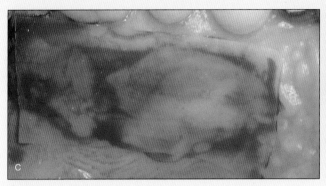
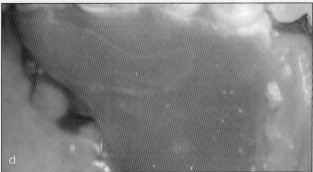

图3-12-19（续）

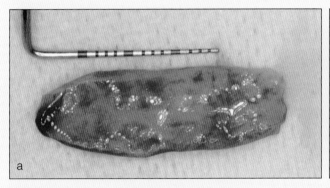
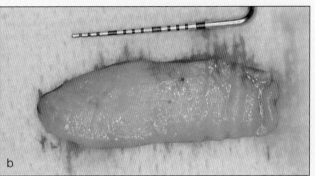

图3-12-20　（a，b）游离龈瓣上的脂肪组织必须去除并修平整。

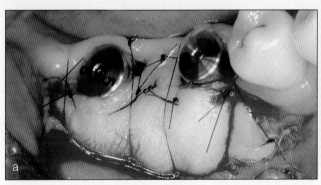
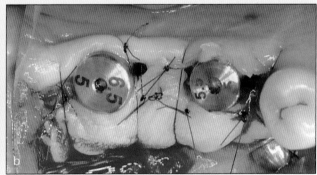

图3-12-21　（a，b）将游离龈瓣服帖缝合于受区。

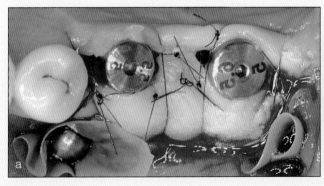
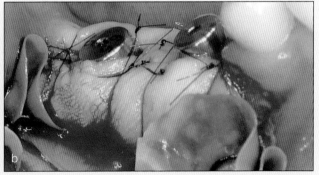

图3-12-22　（a，b）使用橡皮障套住防刮骨钉，这样防刮骨钉在愈合过程中就不会被脸颊包覆。

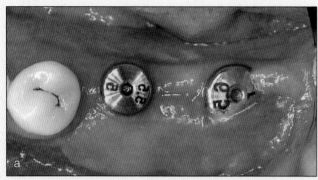
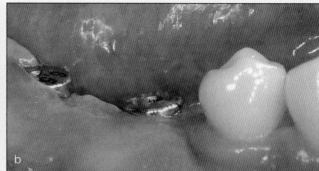

图3-12-23 （a，b）软组移植术后3周完全愈合状况。

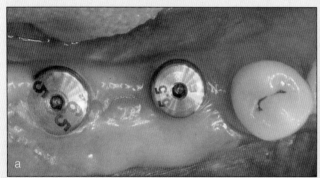
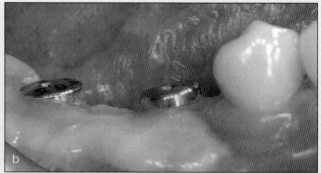

图3-12-24 （a，b）2个月后完全愈合，准备取模。

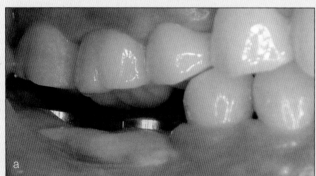
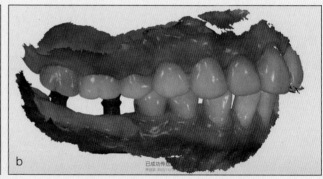

图3-12-25 （a，b）使用口扫取得咬合纪录。

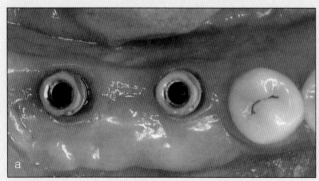
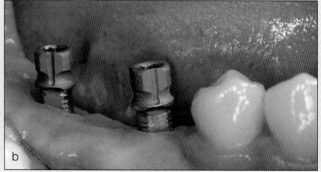

图3-12-26 （a~d）使用闭口转移杆取模型。

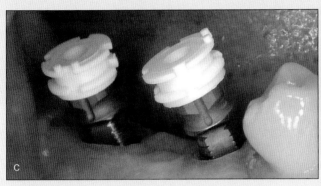
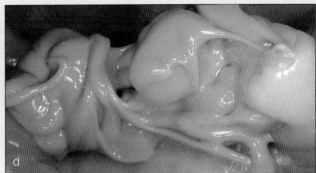

图3-12-26（续）

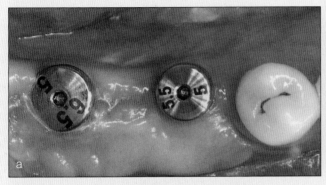
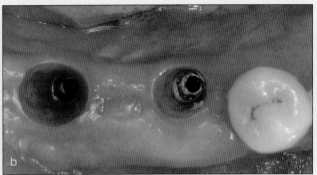

图3-12-27 （a，b）取下愈合帽，穿龈轮廓形态良好。

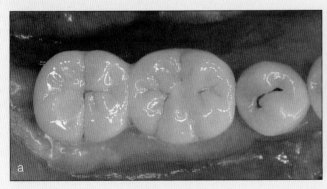
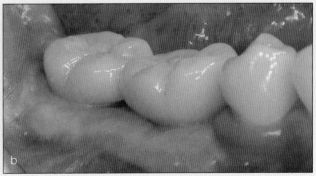

图3-12-28 （a，b）最终戴入修复体。

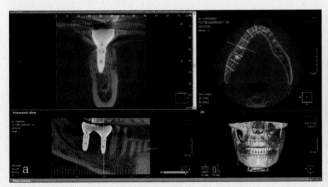
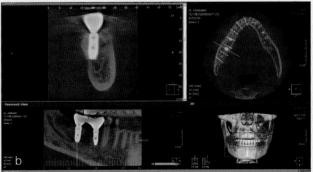

图3-12-29 （a）46治疗完成后的CBCT显示明显的颊侧骨增量。（b）47治疗完成后的CBCT显示有明显的颊侧骨增量。

病例13   "一取两用"——骨片应用于上下颌后牙水平向+垂直向骨增量

● **病例信息**

患者，男，55岁。左侧上下颌后牙缺失要求种植修复。

口内检查显示24-26缺失，44-47颊侧骨缺损，附着龈宽度4~5mm。影像学检查显示缺牙区骨宽度不足，且为不利型骨缺损。44-47缺失，

牙槽嵴明显吸收，影像学检查显示牙槽嵴顶成刀刃状。

● **治疗计划**

右侧下颌外斜线取骨块，同时应用于左上颌后牙及右下颌后牙的颊舌侧生物导向骨增量。

● **一期骨增量手术**（图3-13-1~图3-13-8）

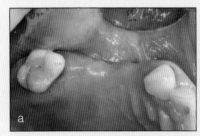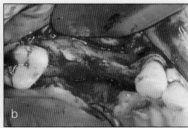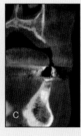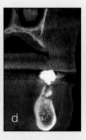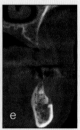

图3-13-1　（a~e）24-26牙槽嵴正中切口，23颊侧垂直切口，全厚瓣翻开，见24-26严重水平向骨缺损。

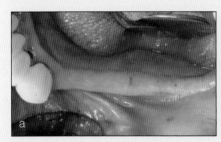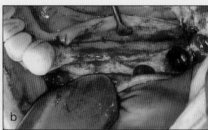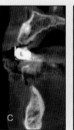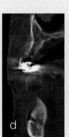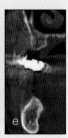

图3-13-2　（a~e）44-47颊侧骨缺损，牙槽嵴顶成刀刃状，为不利型骨缺损。

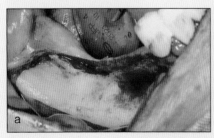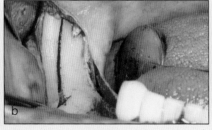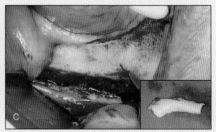

图3-13-3　（a~c）左下颌牙槽嵴顶做正中切口，远中绕磨牙后垫偏颊侧做弧形切口，全厚瓣翻开，根据受区骨缺损的大小，用超生骨刀在外斜线近远中做垂直切口，切透皮质骨到松质骨，深度约3.5mm，水平切口超过近远中做垂直切口线。骨块底部用骨刀切皮质骨，切线同样要超过垂直切口线，用骨锤轻轻敲击骨凿，骨凿撬松取下骨块。

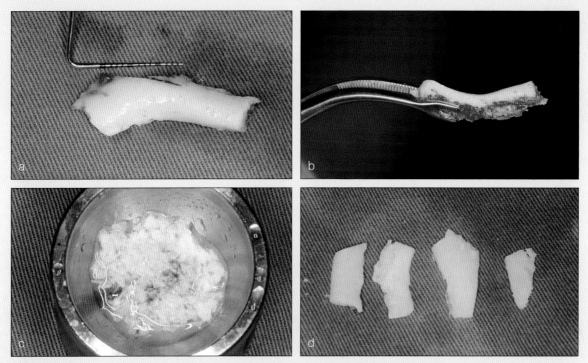

图3-13-4 （a~d）取下骨块后测量上下颌需要的骨片大小，用骨锯将骨块分切成4片，分切后的骨片厚度为1~1.5mm，并用直径6.1mm的自体骨屑提取钻在37、38颊侧取足量的自体骨屑。

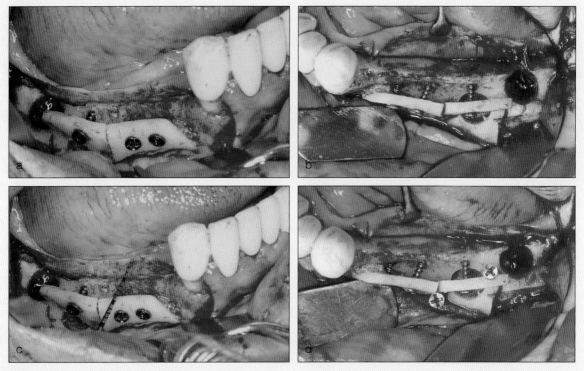

图3-13-5 （a~d）44、45颊侧用直径1.3mm，长度6mm、8mm的2枚骨钉固定，46、47颊侧用直径1.3mm、长度8mm的1枚骨钉固定，并拼接2块骨片。在拼接处用1枚直径1.3mm、长度8mm骨钉颊侧加压固定，防止骨片撬动，在47的颊侧也放置1枚直径1.3mm、长度6mm的骨钉压住骨片。骨片与颊侧之间预留足够间隙。

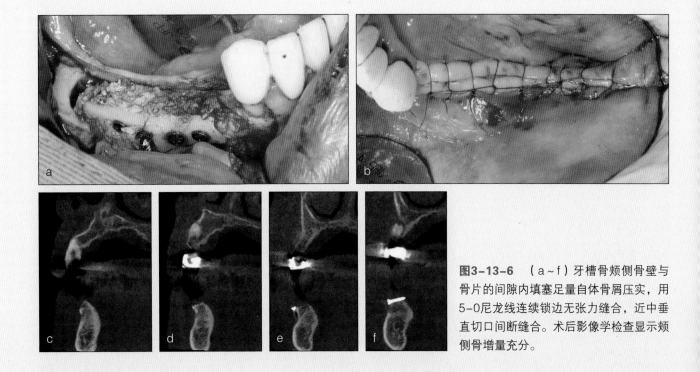

图3-13-6 （a~f）牙槽骨颊侧骨壁与骨片的间隙内填塞足量自体骨屑压实，用5-0尼龙线连续锁边无张力缝合，近中垂直切口间断缝合。术后影像学检查显示颊侧骨增量充分。

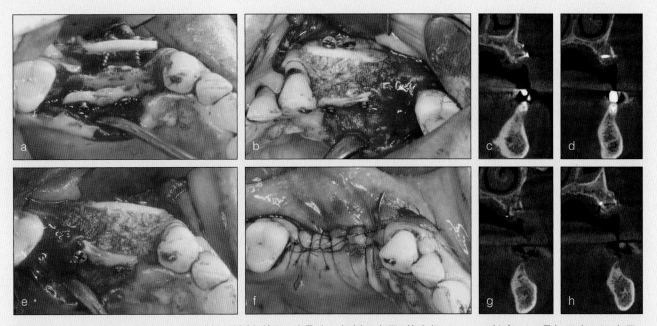

图3-13-7 （a~h）24、25、26颊侧和腭侧各放置1片骨片，颊侧近中用1枚直径1.3mm，长度8mm骨钉固定，远中用1枚直径1.3mm、长度8mm骨钉稍倾斜固定，目的是2枚骨钉通过角度改变撑开与颊侧的骨壁间隙，腭侧用2枚直径1.3mm、长度6mm骨钉固定骨片，撑开与腭侧的骨壁间隙。调整骨片，顺应牙弓弧度，用金刚砂球钻喷水修整锐利的骨片边缘，让其圆钝。防止刺破软组织。23近中用6-0尼龙线间断缝合，用5-0尼龙线连续锁边无张力缝合。CBCT显示24、25、26植骨饱满。

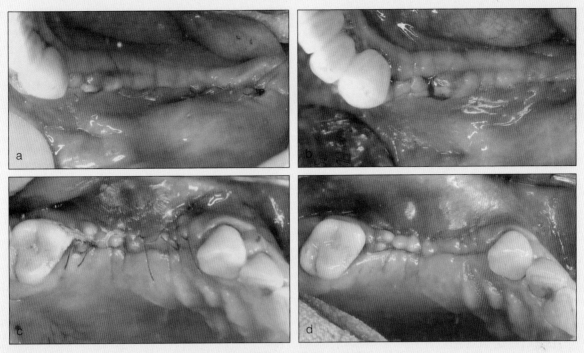

图3-13-8 （a~d）24-27、44-47创口愈合良好，一期愈合，拆线。

● 种植体植入手术（图3-13-9~图3-13-11）

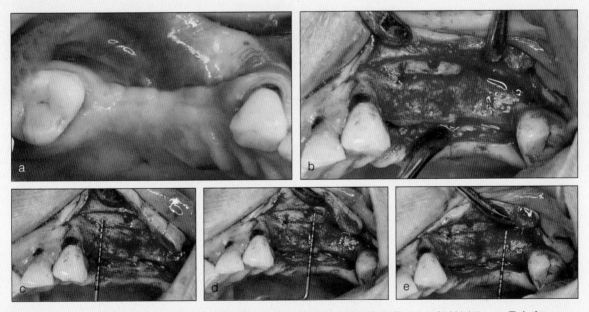

图3-13-9 （a~e）24-27 4个月后切开翻瓣，少量骨吸收，成骨非常饱满。牙周探针测量：24骨宽度9mm，25骨宽度10mm，26骨宽度7mm。

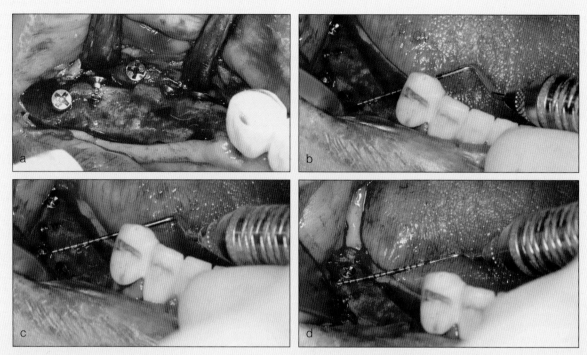

图3-13-10　（a~d）44-47 4个月后切开翻瓣，成骨非常饱满。牙周探针测量：44骨宽度7mm，45骨宽度6.5mm，47骨宽度6mm。

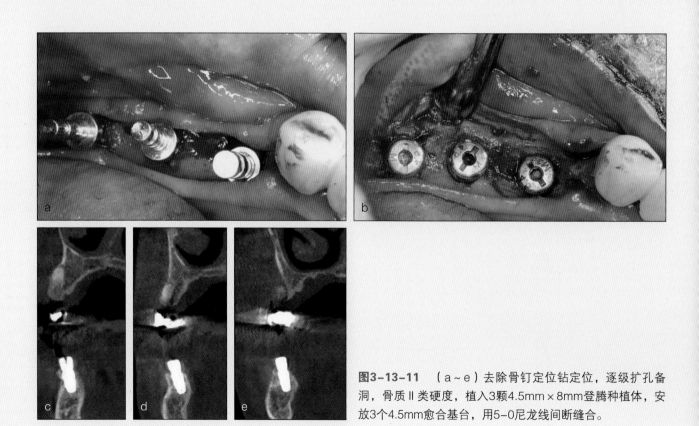

图3-13-11　（a~e）去除骨钉定位钻定位，逐级扩孔备洞，骨质Ⅱ类硬度，植入3颗4.5mm×8mm登腾种植体，安放3个4.5mm愈合基台，用5-0尼龙线间断缝合。

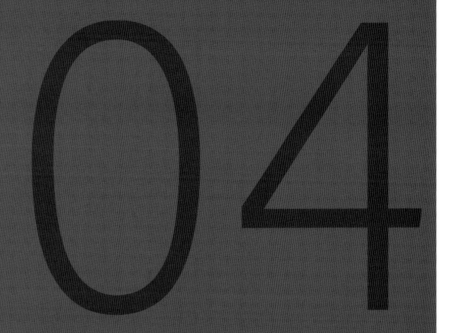

04

FLEXIBLE CLINICAL
APPLICATION OF BONE CORE
AND SPLIT BONE BLOCK
TECHNIQUES

第4章
骨柱与骨片技术的
临床应用拓展

微创、高效、经济等优势，使得生物导向骨增量成为种植手术的必然趋势，通过对自体骨移植生物学原理以及骨愈合潜能的深入理解，骨柱与骨片技术在临床中也有多维度的应用拓展。有一些方式是笔者已经研发并使用的，还有更多方式值得种植医生继续探索。

病例1　骨柱应用于邻牙骨缺损

● **病例信息**

患者，女，43岁。后牙缺失多年，要求种植修复。

术前检查显示34、36缺失，37牙周状况差，PD～10mm，松动Ⅰ度，术前影像学见37近中角型骨吸收（图4-1-1）。

● **治疗计划**

36种植位点提取骨柱用于37近中引导组织再生（GTR）。

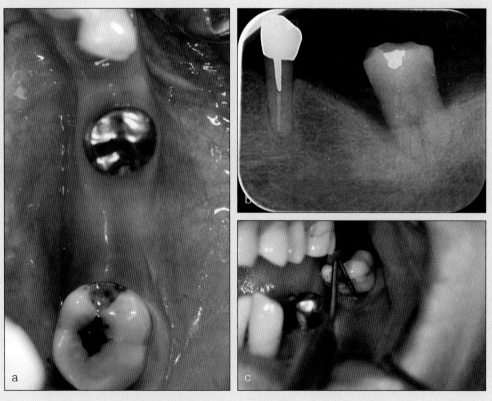

图4-1-1　（a～c）34、36缺失多年，口内见骨弓轮廓可。37探及深牙周袋。

● 一期手术（图4-1-2～图4-1-5）

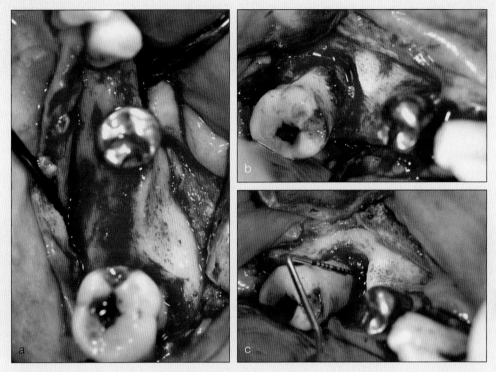

图4-1-2　（a～c）翻瓣，远中邻牙牙周状况差，大量牙石，存在明显的牙槽骨吸收。邻牙刮治及根面平整以后，见5mm骨内袋。

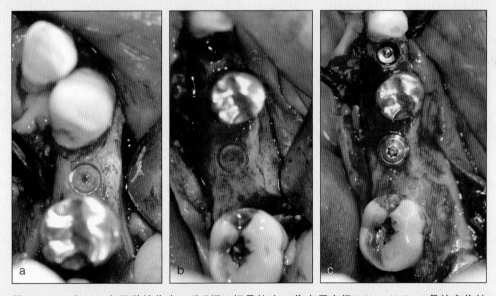

图4-1-3　（a～c）于种植位点，分别取2根骨柱（34位点用直径2.5mm/3.5mm骨柱定位钻定位，直径2.5mm/3.5mm骨柱取骨钻提取骨柱。26位点用直径2.9mm/3.9mm骨柱定位钻定位，直径2.9mm/3.9mm骨柱取骨钻提取骨柱），植入种植体。

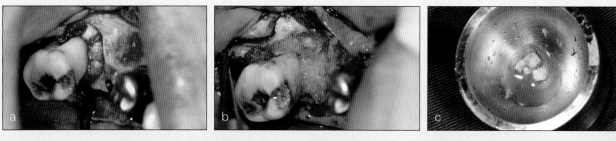

图4-1-4 （a~c）17%EDTA处理根面3分钟，将自体骨柱填塞于远中邻牙骨缺损处，剩余间隙填塞脱钙同种异体骨（DFDBA）。

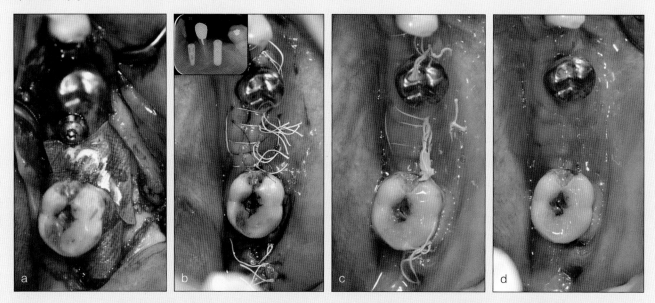

图4-1-5 （a，b）覆盖可吸收胶原膜，减张后严密缝合。（c，d）减张缝合，术后2周拆线，创口一期愈合。

● **二期修复（图4-1-6）**

● **最终修复（图4-1-7）**

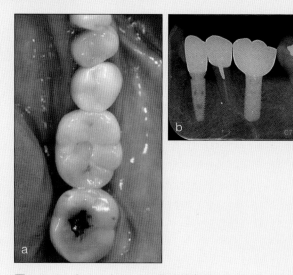

图4-1-6 （a~c）34、36术后3个月，37松动（–），PD~4mm，翻瓣后见37骨缺损区域成骨良好。

图4-1-7 （a，b）34、36最终修复后。

病例2　利用骨柱邻牙位点保存

● **病例信息**

患者，男，左上颌后牙缺失，为求治疗就诊。

口内检查显示25、27缺失，28近中倾斜，与26位点间距约7mm。软组织愈合良好（图4-2-1）。

● **治疗计划**

与患者沟通后，拟行25、27种植修复，利用骨柱技术行28位点保存以缩短27的修复时间，患者接受并配合治疗。

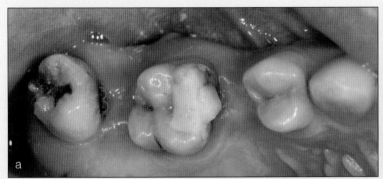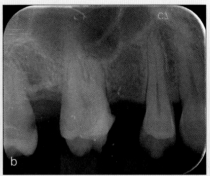

图4-2-1 （a，b）术前口内观及影像学检查。

● **一期手术**（图4-2-2～图4-2-8）

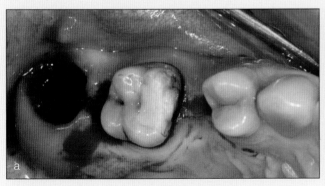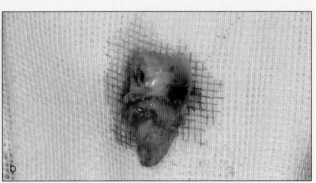

图4-2-2 （a，b）28拔除后拔牙创内情况。

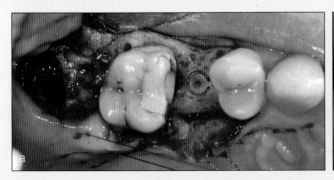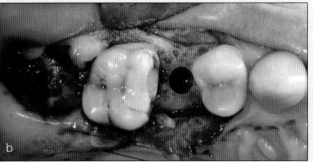

图4-2-3 （a）翻瓣，与25种植位点利用骨柱定位钻（直径2.5mm/3.5mm）进行骨柱定位。（b）完整取出骨柱后。

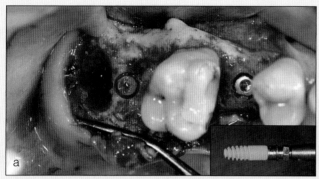
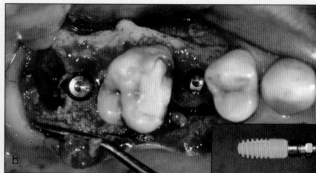

图4-2-4 （a）同理于27种植位点取出直径2.9mm的骨柱，于25位点植入1颗3.8mm×11mm的西泰克种植体，置入愈合螺丝。（b）27位点植入1颗4.3mm×11mm的西泰克种植体。

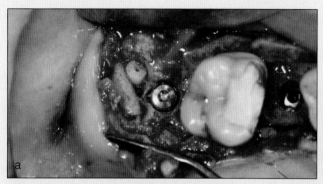
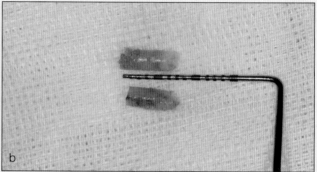

图4-2-5 （a）将所取骨柱置于28拔牙位点内，通过揳入的力量固定。（b）利用25、27种植位点取出的骨柱。

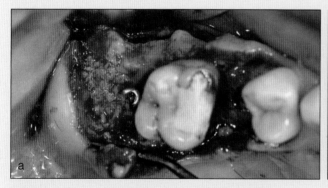
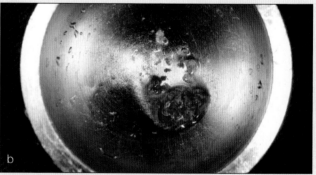

图4-2-6 （a，b）收集自体骨屑，覆盖于骨柱表面。

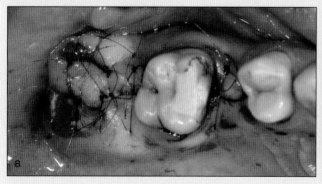
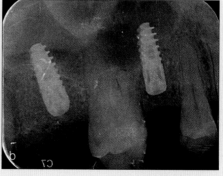

图4-2-7 （a）28偏远中位点转移瓣关闭创口。用5-0尼龙线间断缝合。（b）术后即刻X线片。

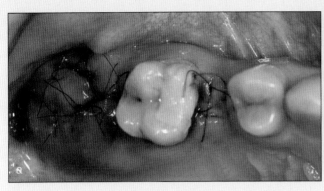
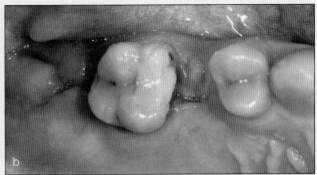

图4-2-8 术后10天拆线，创口一期愈合。（a）拆线前。（b）拆线后。

● **二期修复**（图4-2-9～图4-2-13）

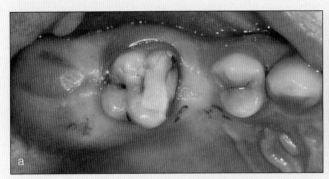
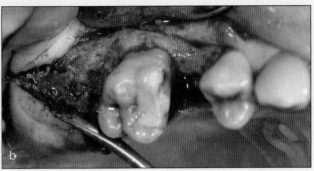

图4-2-9 （a）术后3个月，软组织愈合良好。（b）切开翻瓣，28位点骨柱成骨良好。

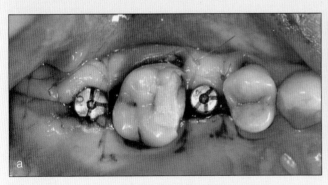
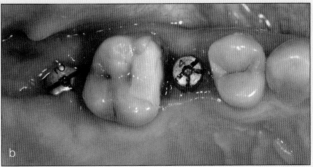

图4-2-10 （a）放置基台，用6-0尼龙线间断缝合。（b）2周后拆线。

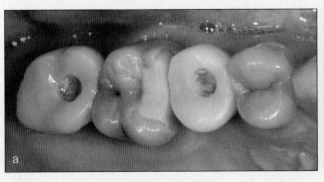
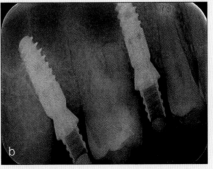

图4-2-11 25、27戴入种植临时修复体的（a）口内观及（b）影像学检查。

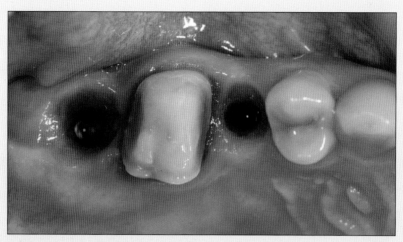

图4-2-12 临时修复后2个月，患者无明显不适，行永久修复，26行高嵌体预备。

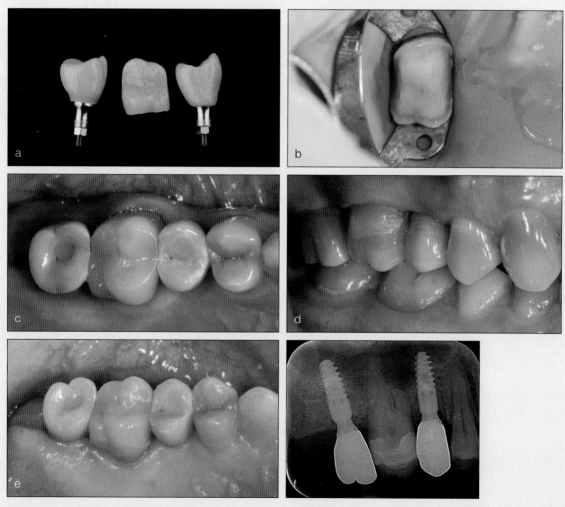

图4-2-13 最终修复体及戴牙后最终效果。（a）25、27种植全瓷冠，26瓷嵌体。（b）26行橡皮障下嵌体粘接。（c）种植修复体戴入后殆面观。（d）修复体咬合关系及颊侧观。（e）修复体舌侧观。（f）戴牙后影像学检查。

病例3 下颌前牙半月形骨片+骨柱水平向骨增量

● **病例信息**

患者，男，35岁。下前牙缺失多年，要求种植修复。

口内检查显示41缺失，水平向牙槽嵴缺损明显，薄龈型，系带附丽高。影像学检查显示缺损处刃状牙槽嵴，最窄处宽度仅约1.6mm（图4-3-1）。

● **治疗计划**

本病例中，41为刃状牙槽嵴，宽度不足

2mm，无法植入种植体，因此考虑先行水平向骨增量。下颌前牙区的病例，肌肉张力大，多为Ⅰ类骨，血供及成骨细胞来源缺乏，GBR等手术的可预期性较差，因此选择骨片技术进行缺损的牙槽嵴重建后，再分阶段植入种植体。现如今，半月形骨片技术作为骨片技术的延伸，取骨程序简化，降低创伤，进一步增加手术的可预期性，为本病例的不二之选。

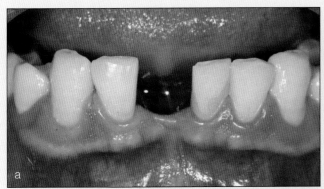
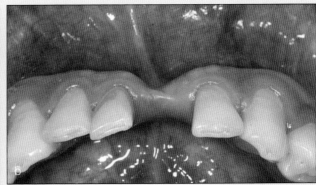
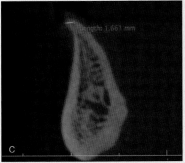
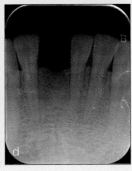

图4-3-1 （a~d）术前口内观及影像学检查。

● **一期植骨手术**（图4-3-2～图4-3-9）

扫码观看视频5
41唇侧半月形骨片水平向骨增量

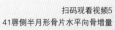

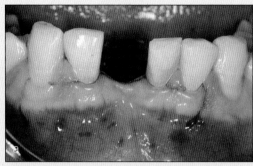
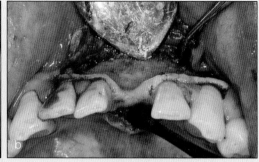

图4-3-2 （a，b）牙槽嵴顶正中切口＋保留31与32之间，42与43之间3mm龈乳头做水平切口，32远中，43远中做过膜龈联合2mm的垂直切口。翻瓣后，见颊舌侧水平向骨缺损。

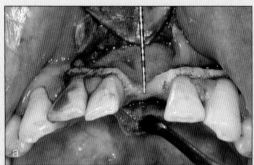
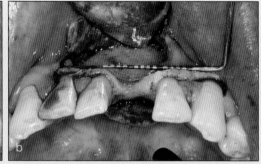

图4-3-3 （a，b）牙槽嵴宽度仅1.5mm，近远中向缺损达10mm。

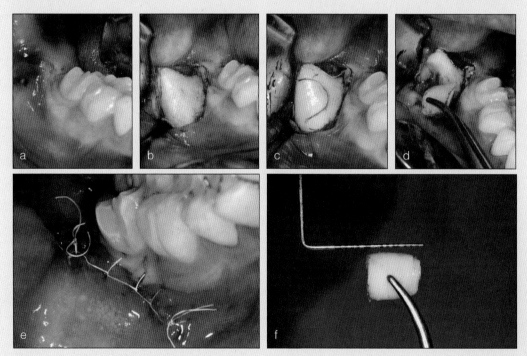

图4-3-4 （a～f）在左下颌外斜线用直径9mm/10mm的骨环钻取长度10mm、厚度2mm的半月形骨块。

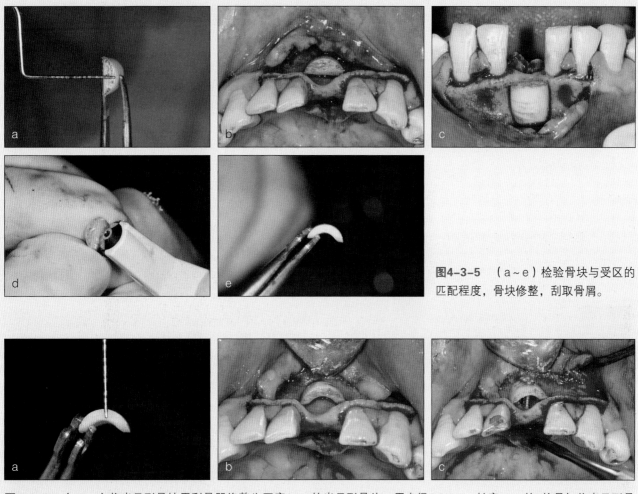

图4-3-5 （a~e）检验骨块与受区的匹配程度，骨块修整，刮取骨屑。

图4-3-6 （a~c）将半月形骨块用刮骨器修整为厚度1mm的半月形骨片，用直径1.3mm、长度8mm的2枚骨钉将半月形骨片垂直加压固定在骨缺损的颊侧。

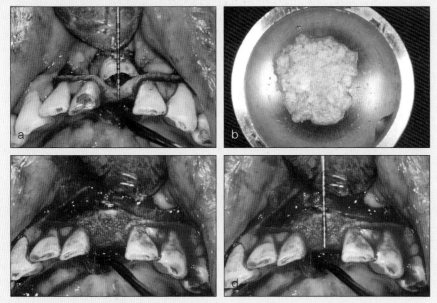

图4-3-7 （a~d）间隙填塞自体骨屑，获得6.5mm牙槽嵴宽度。

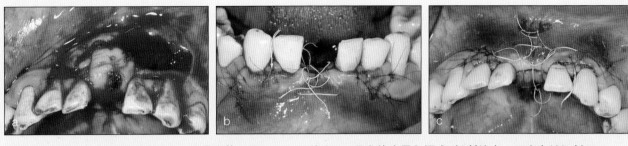

图4-3-8 （a~c）骨膜充分减张，系带修整，用4-0 PTFE线和6-0尼龙线水平向褥式+间断缝合，无张力关闭创口。

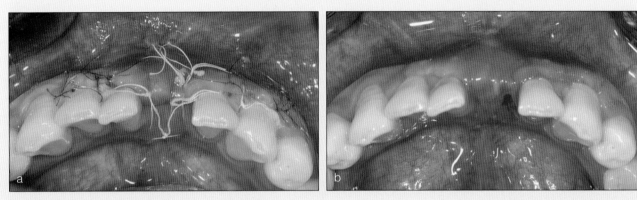

图4-3-9 （a，b）14天后拆线，创口一期愈合（拆线前后照片）。

● **二期种植手术**（图4-3-10~图4-3-15）

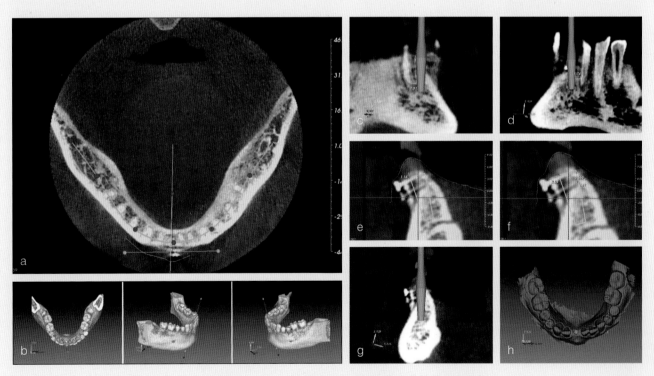

图4-3-10 （a~h）拆线后3个月后，牙槽嵴丰满，设计种植手术及提取位点骨柱的双导导板。

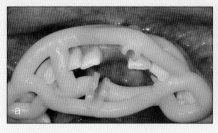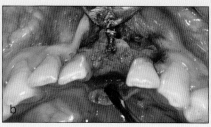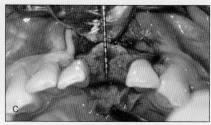

图4-3-11 （a~c）双导导板就位（C-TEC），导板密贴。翻瓣后见半月形骨片稳固，去除骨钉，见牙槽嵴顶少量骨吸收，获得6mm牙槽嵴宽度。

扫码观看视频6
41种植位点双导取骨柱
钛条舌侧水平向骨增量

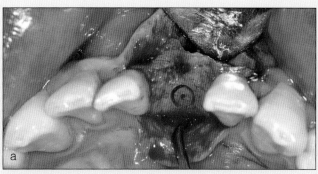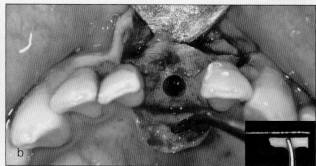

图4-3-12 （a）用直径2.1mm/3.1mm的骨柱定位钻进行骨柱定位。（b）用直径2.1mm/3.1mm的骨柱提取钻提取9mm长骨柱。

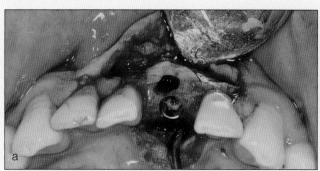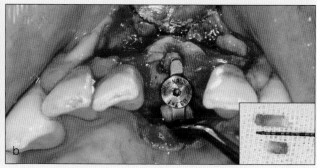

图4-3-13 （a）植入3.5mm×9mm的百齿泰种植体，三维位置理想，使用肉芽钻彻底清理半月形骨片与颊侧未成骨间隙里面的肉芽组织。（b）将长度9mm的骨柱拆分成两段（颊侧6mm、舌侧3mm），使用宽度2mm，厚度0.35mm的钛条进行预弯塑形，颊侧间隙揳入长度为6mm的骨柱，舌侧骨缺损水平向放置长度3mm的骨柱，用钛条结合固定帽固定在种植体上。

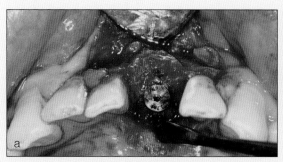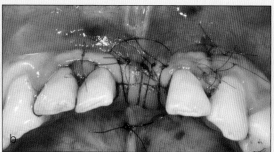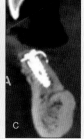

图4-3-14 （a）间隙填塞自体骨屑（周围刮取）。（b）创口无张力缝合。（c）术后即刻CBCT。

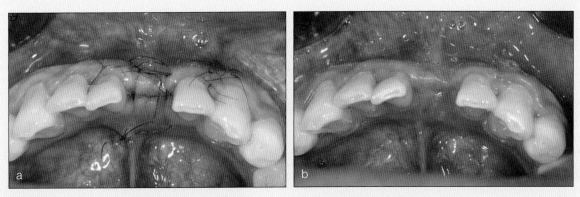

图4-3-15 （a，b）2周后拆线，创口一期愈合。

● 修复过程（图4-3-16～图4-3-22）

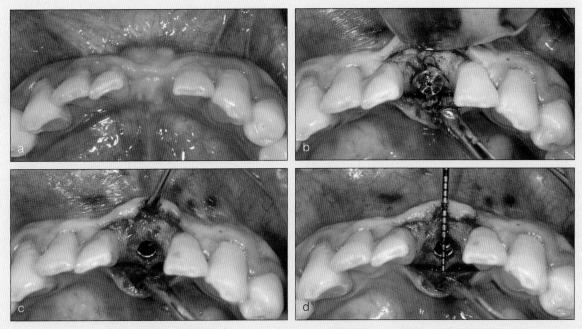

图4-3-16 （a～d）3个月后种植二期切开翻瓣，钛条稳定，成骨良好，去除钛条，牙周探针测量唇侧骨宽度3mm，舌侧骨宽度1.5mm。

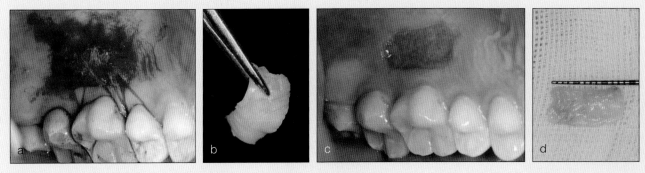

图4-3-17 （a～d）在25-27腭侧取长度12mm、宽度5mm的游离龈瓣（FGG），去除上皮化后，CTG厚度1mm。

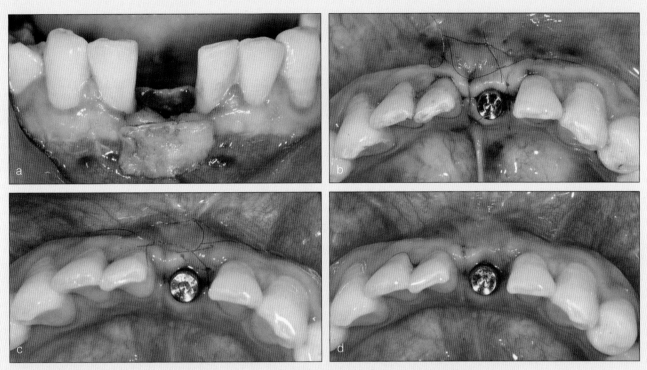

图4-3-18 （a~d）41近远中用6-0尼龙线水平向褥式缝合固定CTG，增加唇侧软组织厚度。

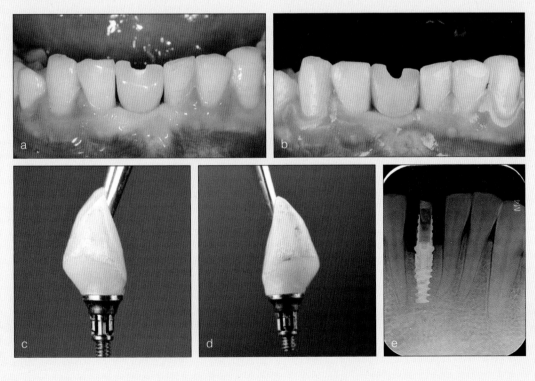

图4-3-19 （a~e）戴入种植临时冠塑形，每10天复诊临时冠添加树脂，挤压塑形。

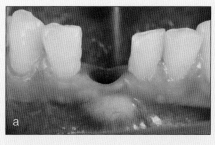
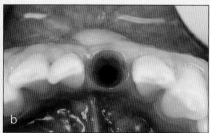
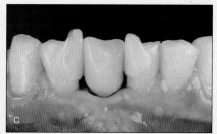

图4-3-20 （a~c）41临时冠塑形3个月，软组织轮廓饱满。

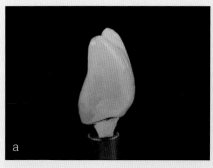
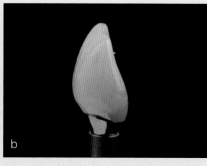
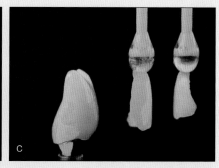

图4-3-21 （a~c）41近远中修复间隙较宽，单颗种植冠修复形态比较大，在31、42近中邻面用不磨牙树脂贴面修复，让31、41、42牙冠形态比例协调（感谢北京佳依美皓医疗器械有限公司）。

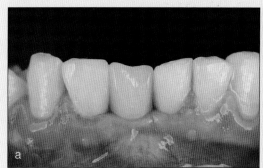
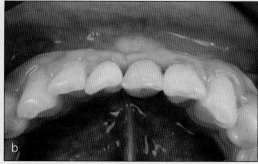
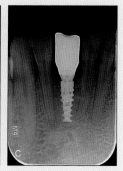

图4-3-22 （a~c）最终戴入氧化锆种植冠，X线片显示完全就位。

病例4 半月形骨片联合骨柱上颌后牙水平向骨增量

● **病例信息**

患者，男，50岁。右上后牙缺失要求种植修复。

口内检查显示14-17缺失，14-16颊侧骨凹陷，附着龈宽度3~4mm。影像学检查显示可14骨宽度约3.5mm，15骨宽度1.5mm，17骨宽度7mm

高度均大于10mm。

● **治疗计划**

在14、15、17 3个位点取骨柱，右下颌升支取半月形骨片，种植同期生物导向骨柱+骨片水平向骨增量。

● **一期手术**（图4-4-1~图4-4-7）

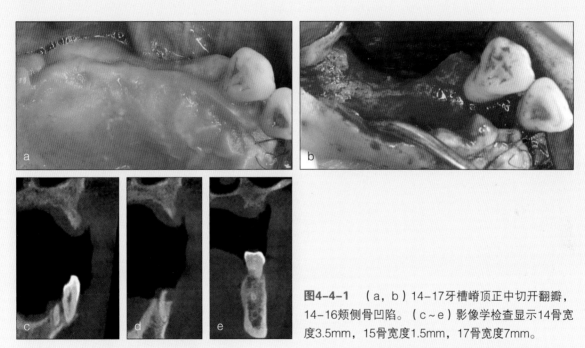

图4-4-1 （a，b）14-17牙槽嵴顶正中切开翻瓣，14-16颊侧骨凹陷。（c~e）影像学检查显示14骨宽度3.5mm，15骨宽度1.5mm，17骨宽度7mm。

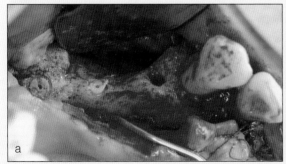
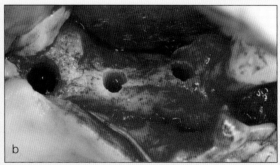

图4-4-2 （a，b）14、15位置用2.1mm/3.1mm直径骨柱定位钻定位，17位置用直径2.9mm/3.9mm的骨柱定位钻定位。14、15用直径2.1mm/3.1mm的骨柱取骨钻提取骨柱，钻孔深度均为10mm；17用直径2.9mm/3.9mm的骨柱取骨钻提取骨柱，钻孔深度10mm。

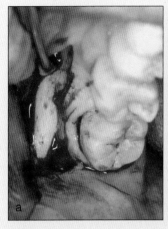
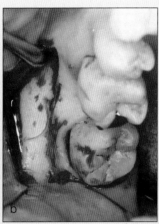
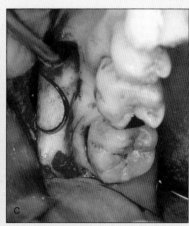

图4-4-3 （a~c）在右下颌46、47颊侧用直径8mm/9mm的取骨环钻提取半月骨片，厚度2mm。

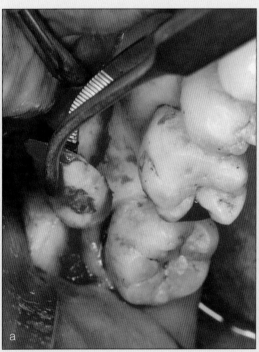
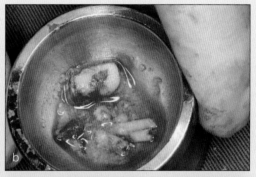
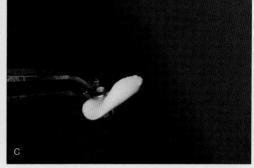

图4-4-4 （a~c）在16、17颊侧提取半月骨片同时，用6.1mm直径自体骨屑取骨钻提取足量的自体骨屑，半月骨片用刮骨器修整到约1mm厚度。

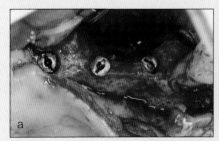
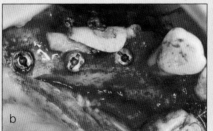
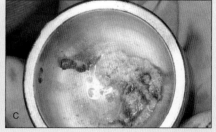

图4-4-5 （a~c）14、15植入3.5mm×10mm的斯诺康种植体，17植入4.3mm×10mm的斯诺康种植体，在14颊侧竖直放置，于15水平放置2根直径2.1mm、长度7~8mm的骨柱，14、15之间放置修整的半月骨片，用直径1.3mm、长度8mm的固钉固定在腭侧，为保证半月骨片稳定性，在骨片近远中各放置2枚骨钉加压固定。

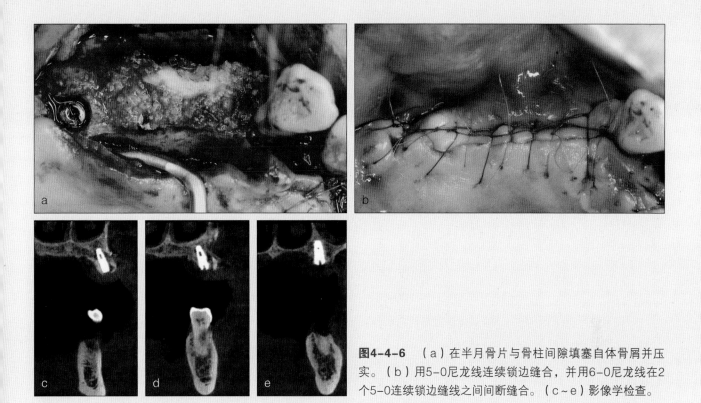

图4-4-6 （a）在半月骨片与骨柱间隙填塞自体骨屑并压实。（b）用5-0尼龙线连续锁边缝合，并用6-0尼龙线在2个5-0连续锁边缝线之间间断缝合。（c~e）影像学检查。

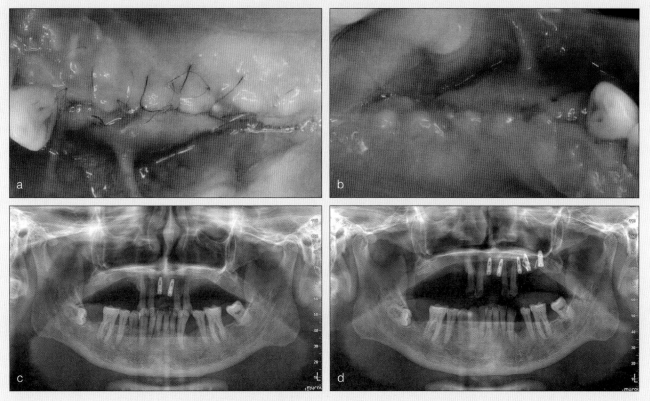

图4-4-7 （a~d）14天拆线，创口愈合良好，一期愈合。

● **二期修复（图4-4-8，图4-4-9）**

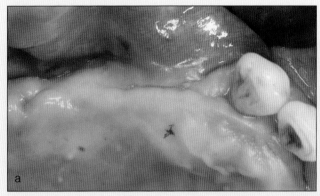
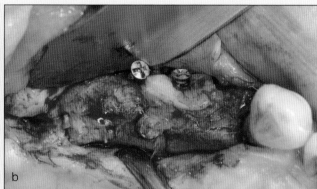

图4-4-8 （a，b）3个月后二期手术，切开翻瓣，成骨饱满。

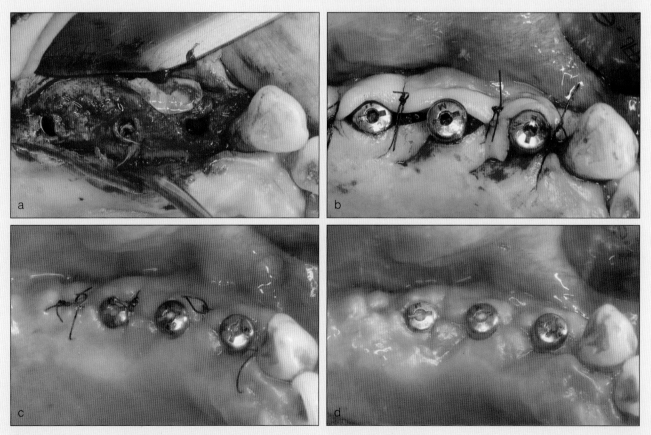

图4-4-9 （a~d）放置愈合基台，用5-0尼龙线间断缝合，1周拆线创口愈合良好。

● 最终种植上部修复（图4-4-10～图4-4-12）

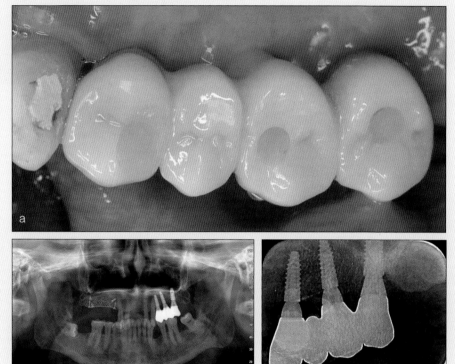

图4-4-10　（a~c）最终戴入种植氧化锆桥体修复，X线片显示牙冠密合，完全就位。

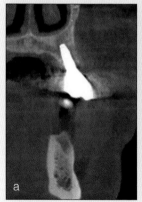
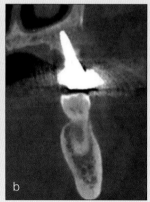
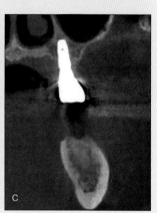

图4-4-11　（a~c）CBCT显示14、15、17颊侧骨宽度均大于2mm。

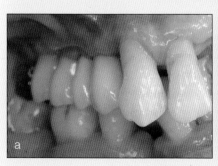
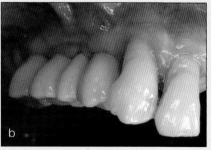
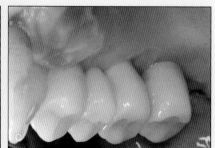

图4-4-12　（a~c）半年后复查，软硬组织稳定。

病例5 双导取骨柱下颌后牙即刻种植

● **双导导板引导下取骨柱**

虽然骨柱技术用于小范围骨缺损具有相当大的优势，但是种植位点、深度的把控相当受术者的经验限制。而由于传统静态引导系统的局限性，使得骨柱的提取难以在导板下完成，因此骨柱技术具备一定的技术敏感性。近年来，一种双导系统的引进解决了这一难题（图4-5-1）。

"Twinguide"双导静态系统在2007年被研发，与传统的导环+引导钻组成的静态导板系统不同。它由专用的双导手机与侧方开孔的引导柱组成，能在直视下观察钻的位置、深度、轴向，保证流程的精准与正确；同时，相对开敞的设计使得大量水冷却成为可能，这对于保证骨柱中骨细胞的活性至关重要。2021年，Tallarico等[53]的研究表明，双导导板在种植体深度、轴向、水平向的把控均优于传统的金属套环导板。再者，它不需要专用的导板工具盒，使得术者可以引导任意一组钻针，其中就包括了骨柱技术专用的取骨环钻。前文已经提到，使用取骨环钻时，需要"一钻到底"，同时也需要对种植的深度、轴向、位点进行精准把控，且在需要植骨的窄牙槽嵴位点，钻的把控就更为困难。因此，可以通过双导导板对种植位点进行设计，从而使手术更加流畅、精准，提高治疗的可预期性及患者的舒适度。

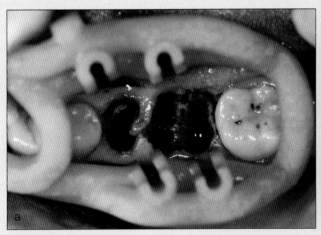
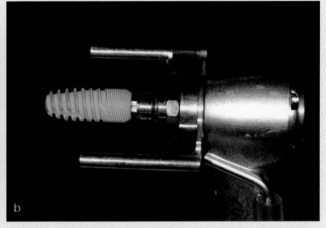

图4-5-1 （a，b）"Twinguide"双导静态系统。

● **病例信息**

患者，女，40岁。后牙缺损需要修复。

口内检查显示45、46残冠，45髓腔内少量腐质，46髓腔大量腐质，不松动。X线片显示根管影像欠充填，根尖无炎症（图4-5-2）。

● **治疗计划**

45考虑桩核冠修复，但由于牙本质肩领不足2mm，考虑远期效果，45、46拔除即刻种植，双导下取骨柱，骨柱填塞颊侧骨间隙，剩余骨间隙填塞猪骨骨替代材料，然后行个性化临时修复。

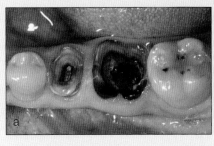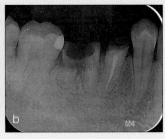

图4-5-2　（a，b）术前口内观及影像学检查。

● 一期手术（图4-5-3～图4-5-7）

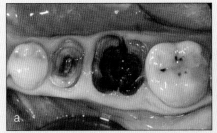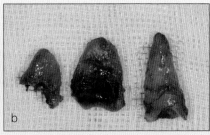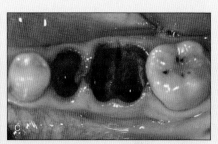

图4-5-3　（a～c）分根微创拔除牙根，清理干净拔牙窝内的肉芽。

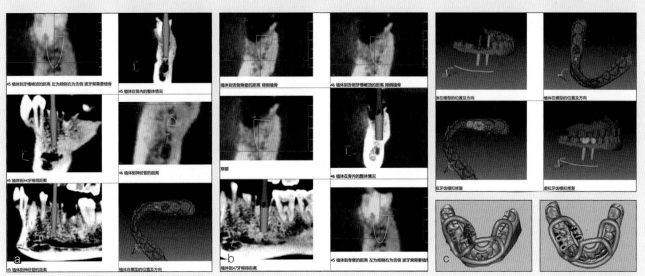

图4-5-4　（a～c）"Twinguide"双导静态系统设计。

扫码观看视频7
45、46双导即刻种植+
即刻临时修复

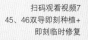

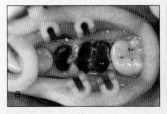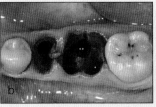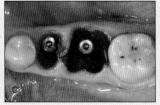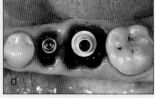

图4-5-5　（a～d）双导顺利就位，45用直径2.1mm/3.1mm、46用直径2.9mm/3.9mm的骨柱取骨钻提取骨柱，钻孔深度与种植体植入深度一致。种植体偏舌侧植入，预留颊侧足够剩余间隙，45植入3.8mm×11mm的西泰克种植体，46植入4.3mm×11mm的种植体，45安放金属临时基台，46安放PEEK临时基台。

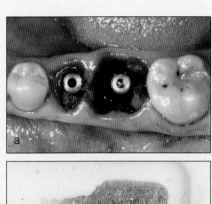
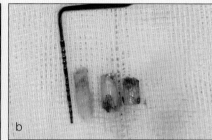
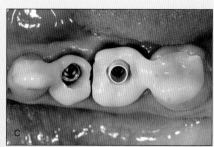
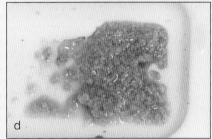
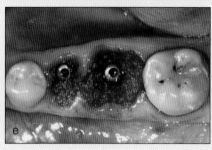

图4-5-6 （a~e）45、46骨间隔获取骨柱，填塞于种植体周围骨间隙内，确保骨柱稳定，剩余间隙填塞骨粉，戴入预先制作好的CAD/CAM树脂冠。

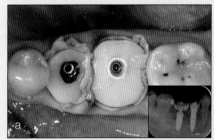
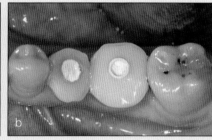
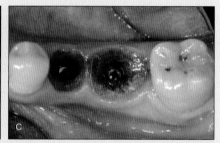

图4-5-7 （a，b）45、46树脂冠与临时基台的间隙用流体树脂衬垫，穿龈外形完整封闭拔牙窝，45、46拔牙窝与树脂临时修复之间垫PRF膜，戴入临时修复体。扭矩扳手加力15N，3个月后愈合良好。（c）取下临时修复体见颊侧少量改建吸收。轮廓丰满度维持理想。

● **二期修复（图4-5-8~图4-5-11）**

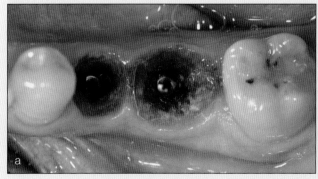
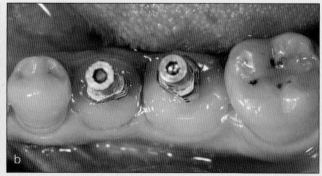

图4-5-8 （a，b）用树脂制作个性化开窗式转移杆，硅橡胶开窗式取模。制作最终修复体。

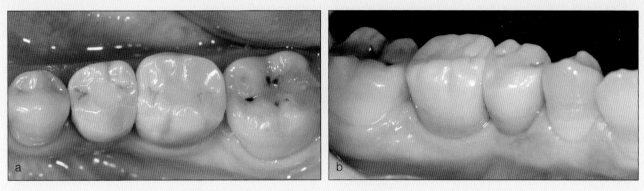

图4-5-9　（a，b）戴入氧化锆种植单冠，调整咬合及抛光后，光固化树脂封口，进一步抛光。

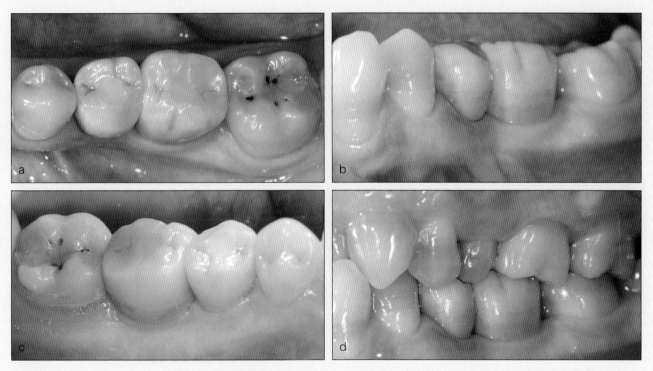

图4-5-10　（a~d）3个月后复查，软硬组织稳定。

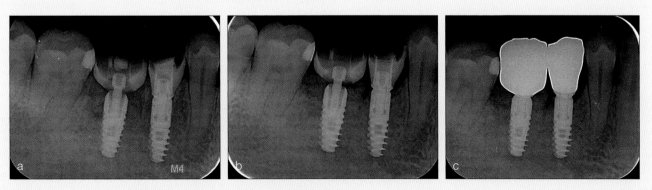

图4-5-11　（a~c）种植即刻，种植术后3个月，最终修复X线片。

病例6 骨柱+CTG技术解决唇侧骨凹陷、舌侧软组织不足

- **病例信息**

患者，女，18岁。下前牙缺失数年求诊。

口内检查显示41牙缺失，修复空间较正常，牙槽嵴顶骨宽度充足，根方见骨凹陷，附着龈宽度较理想。影像学检查显示缺牙区骨高度理想，余留牙

牙周状况较好（图4-6-1）。

- **治疗计划**

"Twinguide"双导静态系统下取骨柱，颊侧凹陷水平向骨增量。

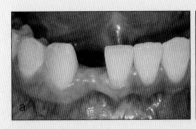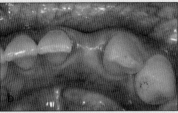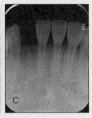

图4-6-1 （a~c）术前患者口内观及影像学检查，缺失牙牙槽嵴顶高度及宽度情况良好，颊侧根方凹陷，附着龈宽度充足。

- **一期手术**（图4-6-2~图4-6-5）

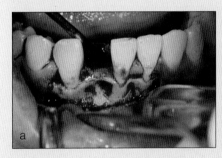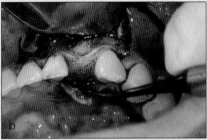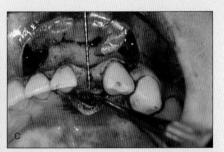

图4-6-2 （a~c）42牙槽嵴偏颊侧切口，43远中、31远中做过膜龈联合1~2mm的垂直切口，全厚瓣翻开，可见颊侧根方凹陷，舌侧是一个斜坡，牙槽嵴宽度约4mm。

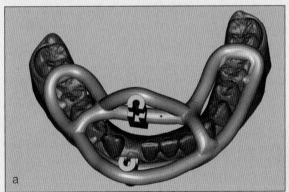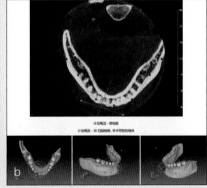

图4-6-3 （a~j）在"Twinguide"双导静态系统定位下用直径2.1mm/3.1mm的骨柱定位+取骨钻提取种植位点骨柱，放置定位杆检查种植体三维位置情况良好，植入1颗3.3mm×12mm的Straumann SLActive种植体。牙槽嵴顶颊侧剩余骨宽度大于2mm，舌侧是斜坡，剩余骨宽度不足1mm，种植二期时考虑CTG软组织增厚。

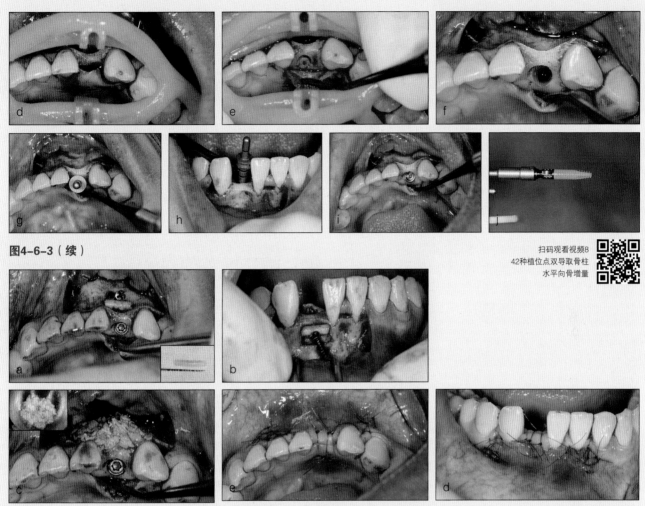

图4-6-3（续）

扫码观看视频8
42种植位点双导取骨柱
水平向骨增量

图4-6-4 （a~e）在种植位点颊侧偏根方用直径5.1mm自体骨屑提取钻取足量自体骨屑，由于颈部凹陷比较大，将提取的骨柱截断成两段水平置于颊侧骨凹陷处，用直径1.3mm、长度8mm的骨钉倾斜于颊侧钻开皮质骨，拧入1枚骨钉使2个骨柱固定，并用提取的自体骨屑填塞骨柱与骨钉及颊侧骨间隙，放置PRF膜，骨膜减张后牙槽嵴顶用5-0尼龙线，近远中垂直切口用6-0尼龙线间断+水平褥式无张力缝合。

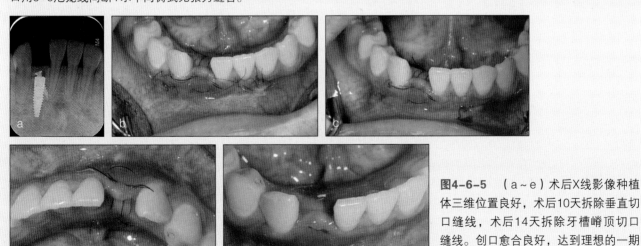

图4-6-5 （a~e）术后X线影像种植体三维位置良好，术后10天拆除垂直切口缝线，术后14天拆除牙槽嵴顶切口缝线。创口愈合良好，达到理想的一期愈合。

● 二期修复（图4-6-6～图4-6-12）

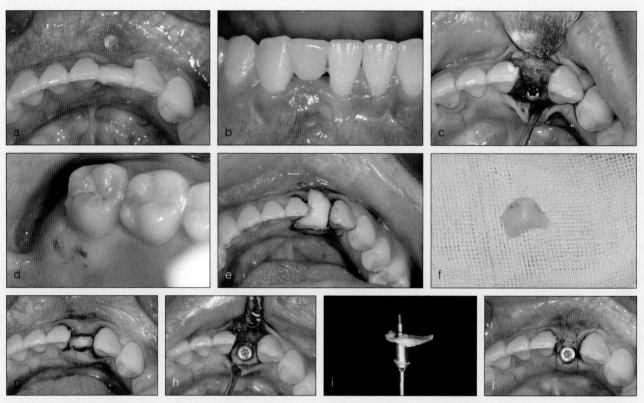

图4-6-6 （a～j）术后3个月口内观，切开翻瓣，颊侧成骨情况良好，种植体位点设计偏舌侧，隐约有些透色，种植二期计划CTG舌侧软组织增量，鉴于上颌结节处软组织致密，有自我生长力，于左侧上颌结节制取游离龈瓣，完整去除上皮及修整的外形，确认放置位置无误后将愈合基台穿通并置于舌侧，然后用6-0缝线间断缝合。

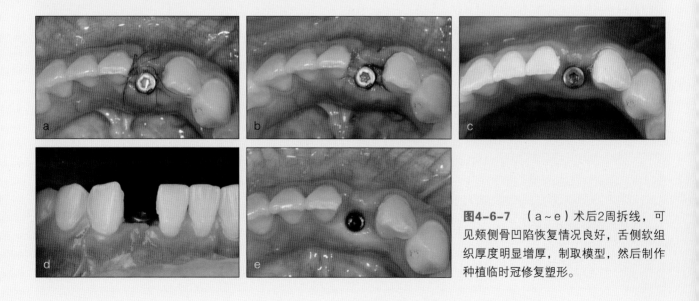

图4-6-7 （a～e）术后2周拆线，可见颊侧骨凹陷恢复情况良好，舌侧软组织厚度明显增厚，制取模型，然后制作种植临时冠修复塑形。

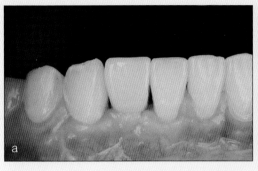
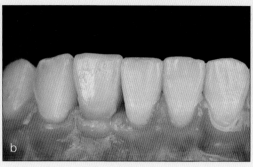
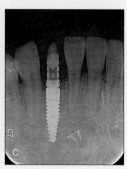

图4-6-8 （a~c）戴入种植临时冠，间隔10~12天添加树脂挤压塑形穿龈轮廓。软组织稳定3个月后行最终修复。

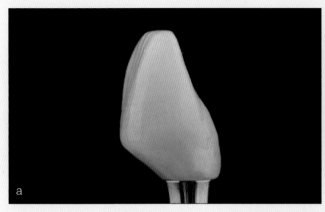
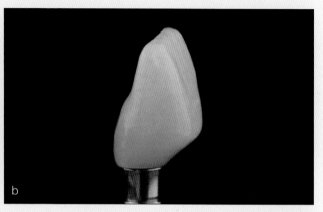

图4-6-9 （a，b）理想的穿龈轮廓对于美观和稳定组织非常重要，美学生物学轮廓（EBC）概念区分了重要的穿龈轮廓区域，并为这些区域推荐了特定的设计。C区为牙槽嵴顶区，是直的形态；B区为结合区，是凹陷的形态，具体根据组织厚度确定；E区为美学区，是凸的形态，稳定龈缘位置。

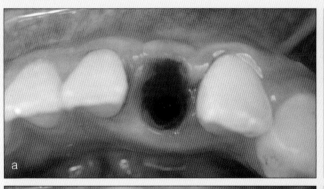
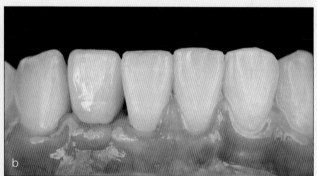
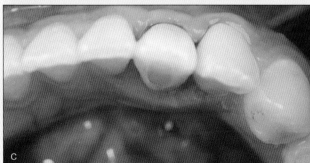
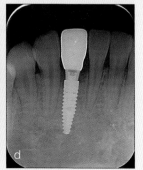

图4-6-10 （a~d）戴入最终种植修复冠。

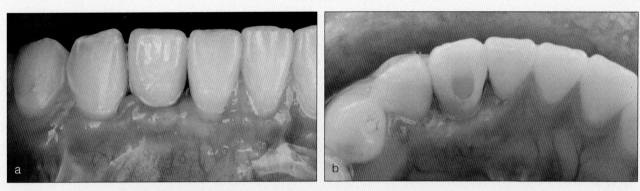

图4-6-11 （a，b）舌侧软组织厚度明显增加，未出现金属透色。

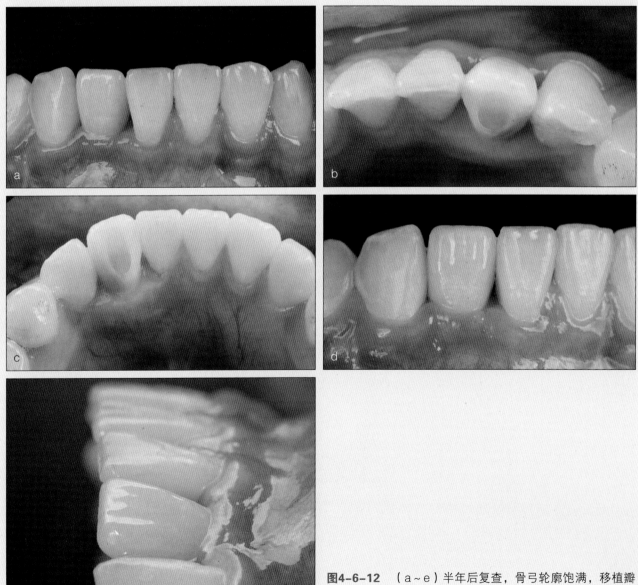

图4-6-12 （a~e）半年后复查，骨弓轮廓饱满，移植瓣稳定。

病例7 骨柱技术解决后牙颊侧骨吸收

● **病例信息**

患者，女，60岁。左下后牙咬合无力，前来就诊。

口内检查见35-37烤瓷桥修复，35冠边缘不密合，其内见大量腐化物，松动 I 度，牙龈黏膜形

态、色泽良好（图4-7-1）。

● **治疗计划**

35拔除后延期种植，35、36用骨柱行水平向骨增量[54]。

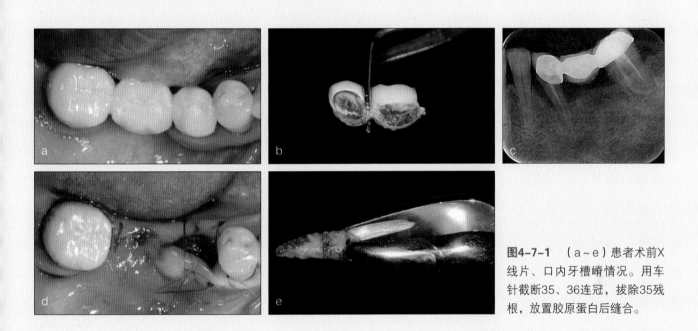

图4-7-1 （a~e）患者术前X线片、口内牙槽嵴情况。用车针截断35、36连冠，拔除35残根，放置胶原蛋白后缝合。

● **一期手术**（图4-7-2~图4-7-6）

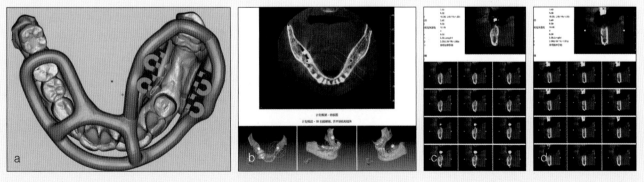

图4-7-2 （a~c）术后3个月患者复诊，行"Twinguide"双导静态系统设计。

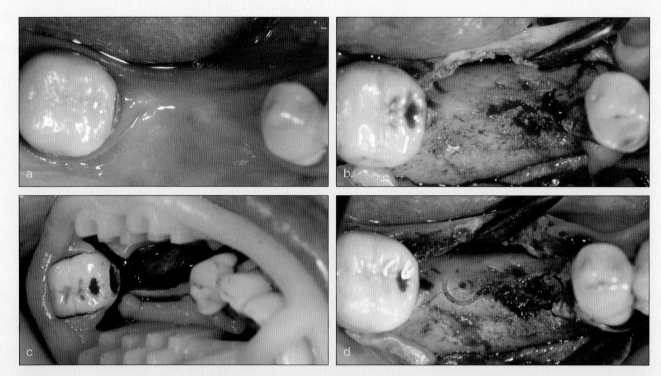

图4-7-3 （a~d）35、36牙槽嵴顶正中偏颊侧切口，34近中、37远中做过膜龈联合2mm的垂直切口，全厚瓣翻开。35用直径2.5mm/3.5mm的骨柱定位钻定位，用直径2.5mm/3.5mm的骨柱取骨钻提取骨柱，深度为8mm；36用直径2.9mm/3.9mm的骨柱定位钻定位，用直径2.9mm/3.9mm的骨柱取骨钻提取骨柱，深度8mm，备洞并提取骨柱。

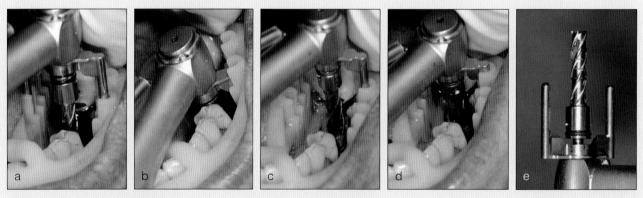

图4-7-4 （a~e）双导下定位取骨柱。

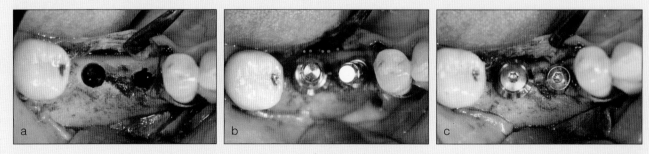

图4-7-5 （a~c）35植入1颗4.1mm×8mm的Straumann® SP亲水种植体，36植入1颗4.8mm×8mm的Straumann® SP亲水种植体。

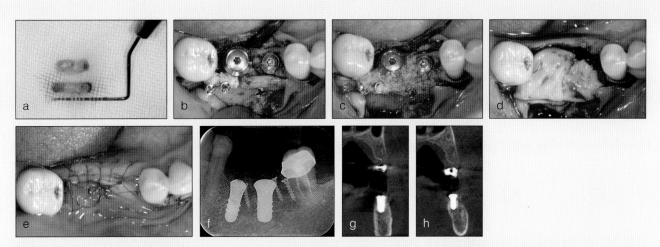

图4-7-6 （a~h）在37颊侧用直径6.1mm自体骨屑提取钻提取足量自体骨屑，将提取的骨柱置于种植位点颊侧，用3枚直径1.3mm、长度6mm的骨钉加压固定，36颊侧用2根短的骨柱拼接在一起固定。将提取的自体骨屑填塞骨柱与骨钉及骨壁之间的间隙，放置PRF膜，骨膜减张后用5-0尼龙线连续锁边无张力缝合，近远中垂直切口用6-0尼龙线间断缝合。

● **二期修复**（图4-7-7~图4-7-10）

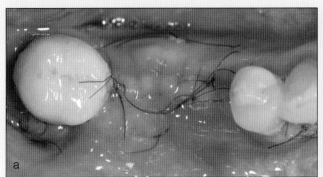
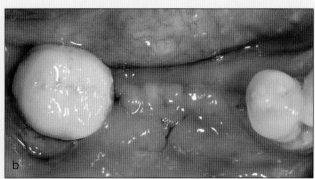

图4-7-7 （a，b）术后14天拆除缝线，术区愈合情况良好，一期愈合。

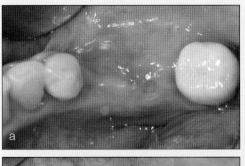
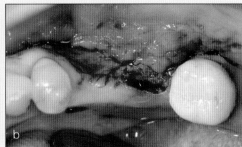
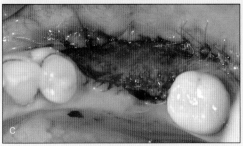
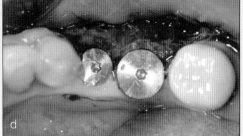

图4-7-8 （a~d）术后3个月，复查见术区愈合情况良好，颊侧附着龈少，需要根向复位瓣的同时行游离龈瓣移植。35、36从牙槽嵴顶顺应膜龈联合设计切口线，半厚瓣切开，把黏膜推向根方，预留足够附着龈移植宽度，用5-0可吸收缝线缝合固定在骨膜上。

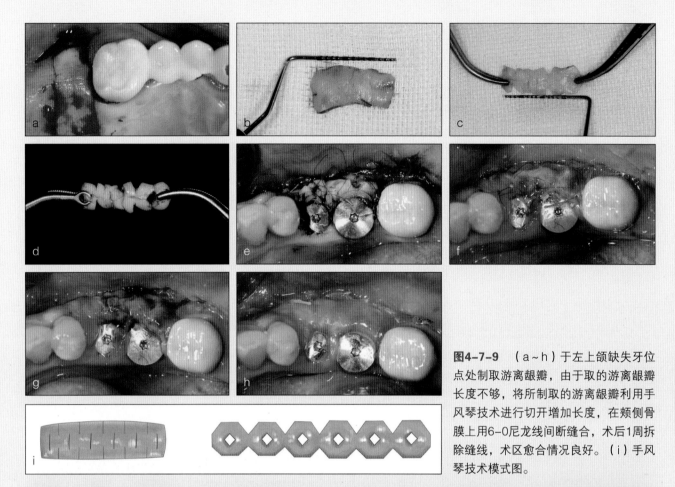

图4-7-9 （a~h）于左上颌缺失牙位点处制取游离龈瓣，由于取的游离龈瓣长度不够，将所制取的游离龈瓣利用手风琴技术进行切开增加长度，在颊侧骨膜上用6-0尼龙线间断缝合，术后1周拆除缝线，术区愈合情况良好。（i）手风琴技术模式图。

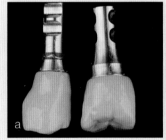
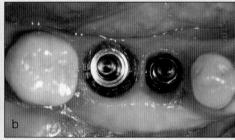
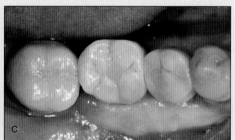

图4-7-10 （a~c）制取模型永久修复，颊侧游离龈瓣恢复理想，附着龈宽度充足。

● 随访（图4-7-11）

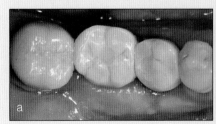
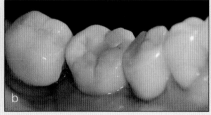
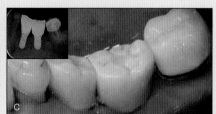

图4-7-11 （a~c）半年复查，软硬组织稳定。

病例8　骨柱与骨片应用于全口种植

● **病例信息**

患者，男，年龄52岁。1个月前拔除上颌多颗牙齿，由于牙齿缺失影响进食，要求种植修复。

既往有拔牙史，下颌半口氧化锆桥架修复。否认全身系统性疾病等，否认传染病、外伤、输血史等。

面部检查面型左右基本对称，皮肤稍松弛，鼻唇沟加深，面下1/3过短，嘴角下垂，侧面型为凹面型，头面部无包块及瘢痕组织。

上颌无牙颌，上牙弓为卵圆形，牙槽骨高度降低，宽度变窄，根据Atwood牙槽嵴吸收分类为3类，上下唇系带与面中线一致，唾液分泌量适中。影像学检查见手术导板报告。

● **治疗计划**

治疗方案可分：

（1）传统活动义齿修复。

（2）种植固定修复，延期修复。

（3）种植覆盖义齿修复。

与患者及家属沟通后选择方案（2）。

治疗难点：患者牙槽嵴吸收较多，行全口种植前期达不到良好初期稳定性，需大量骨增量。

● **一期手术**（图4-8-1～图4-8-9）

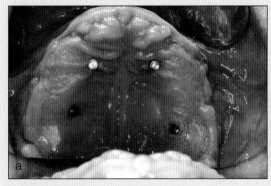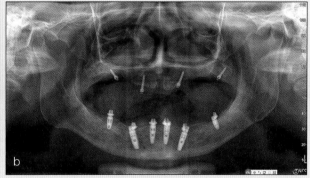

图4-8-1　（a，b）选取骨量较理想的位置，植入4枚支抗钉，作为手术导板的支持。

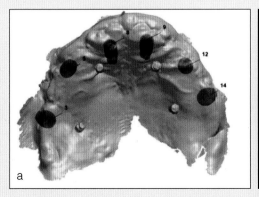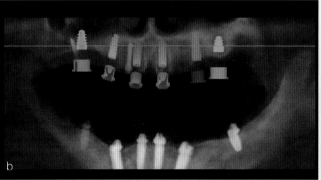

图4-8-2　（a，b）运用3shape软件进行数字化导板设计。

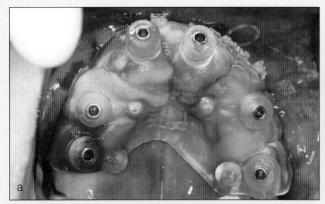
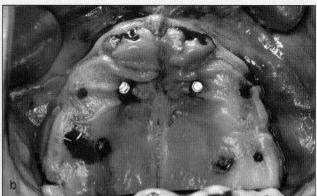

图4-8-3 （a，b）试戴导板就位，先锋钻定种植位点及深度。

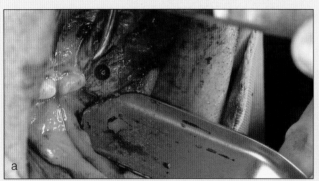
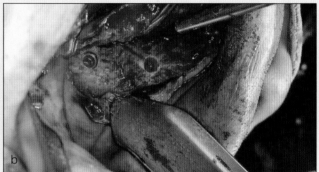

图4-8-4 （a，b）16位点植入4.5mm×8mm的B&B种植体，15位点植入4mm×10mm的B&B种植体。

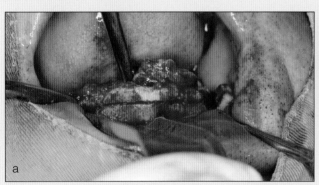
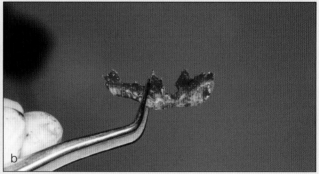

图4-8-5 （a，b）前牙区修整骨平面，取下自体骨备用。

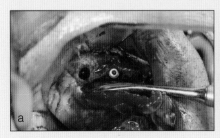
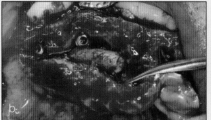
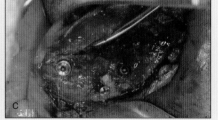

图4-8-6 （a，b）26植入4.5mm×8mm的种植体，24植入4.0mm×10mm的种植体，见腭侧骨宽度不足，将牙槽嵴顶截骨的骨片拆解合适的宽度固定于24腭侧，增加骨宽度。（c）14远中骨缺损用直径1.3mm、长度6mm的骨钉固定骨柱，恢复远中垂直高度。

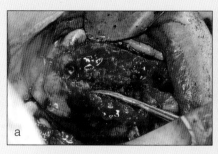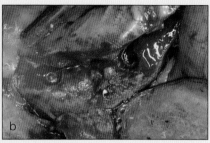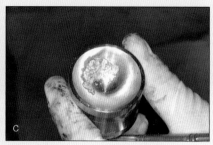

图4-8-7　（a~c）将收集的自体骨屑填塞于骨柱的间隙。

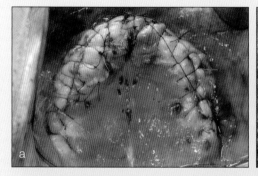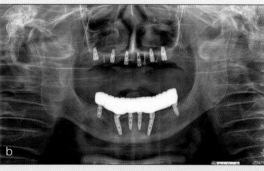

图4-8-8　（a，b）
严密缝合。术后即刻
影像学检查显示种植
体三维位置良好。

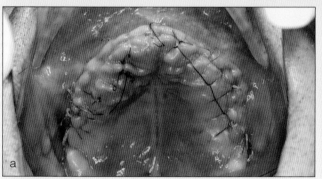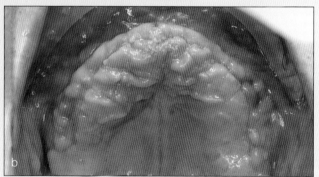

图4-8-9　（a，b）2周后拆线，创口一期愈合。

● **二期修复（图4-8-10 ~ 图4-8-25）**

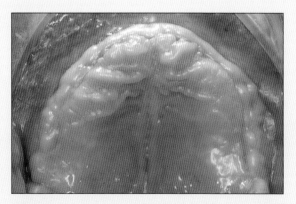

图4-8-10　种植术后3个月，软组织愈合良好，骨弓
轮廓饱满。

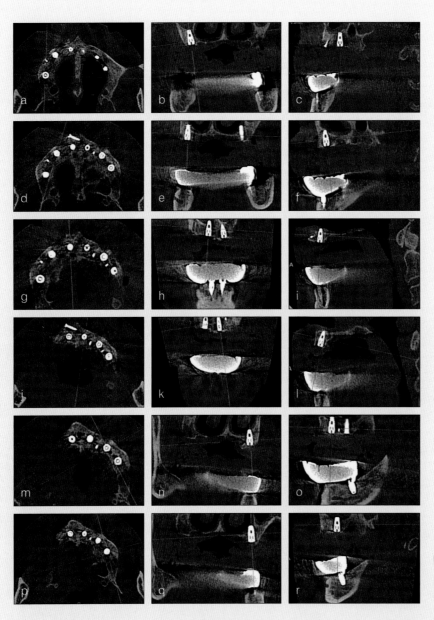

图4-8-11 （a~r）术后3个月，种植位点影像学检查显示成骨良好。

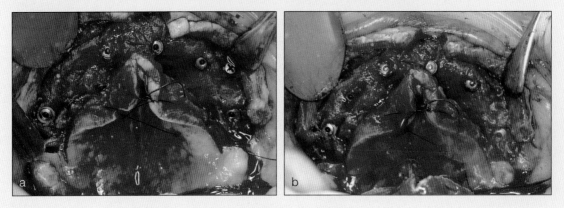

图4-8-12 （a，b）切开翻瓣，见骨增量区成骨良好，骨钉稳定。

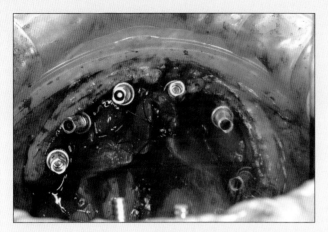

图4-8-13 安装转移杆，取模型做临时修复体。

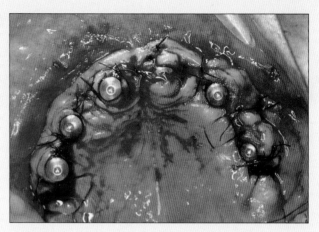

图4-8-14 置基台保护帽，用4-0尼龙线间断缝合。

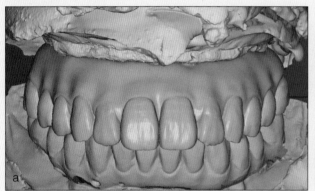

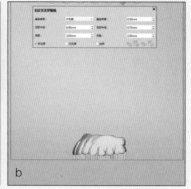

图4-8-15 （a，b）临时牙CAD设计与制作。

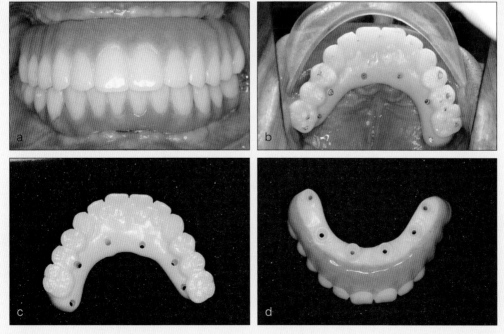

图4-8-16 （a～d）戴临时修复体，调整至咬合均匀。

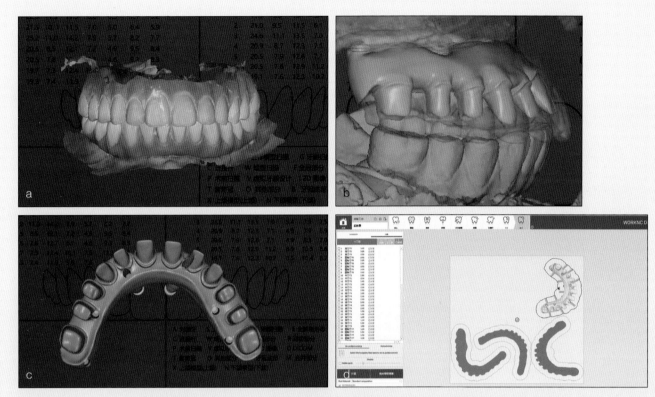

图4-8-17 （a~d）临时牙试戴完成后采集口扫数据，根据口扫数据设计和切削纯钛桥架。

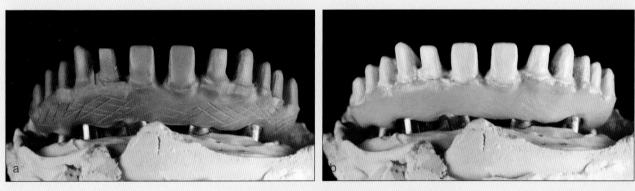

图4-8-18 （a，b）钛桥架牙龈区做固位槽表面粗化处理，做牙龈与基牙部分遮色处理。

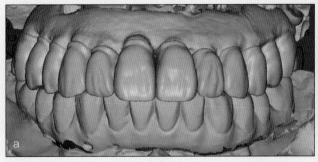
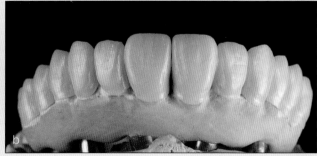

图4-8-19 （a，b）设计牙冠形态，进一步外形修改。

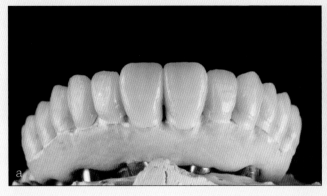 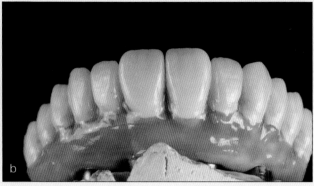

图4-8-20 （a，b）上釉染色，将牙冠与桥架进行粘接后制作聚合瓷牙龈，牙龈表面涂布流体牙龈树脂。

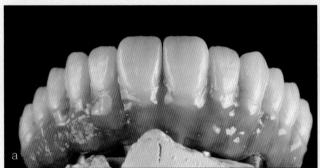 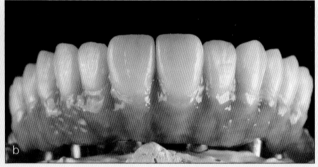

图4-8-21 （a，b）附着龈、游离龈多层色彩覆盖交叠制作；制作血管色，表面覆盖蓝色，在骨突区加入黄色。

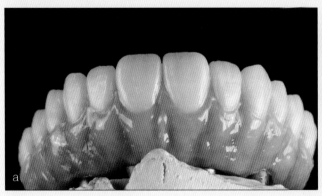 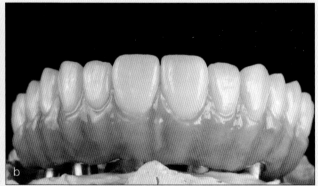

图4-8-22 （a，b）游离龈+透明瓷增加牙龈透度，抛光后完成。

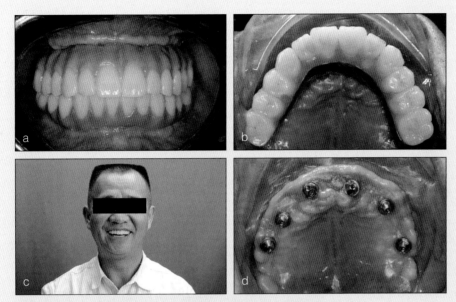

图4-8-23 （a~d）戴入最终修复体（感谢北京佳依美皓医疗器械有限公司）。

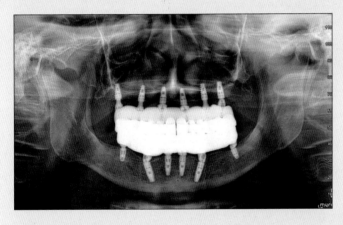

图4-8-24 戴入最终修复体后的影像学检查。

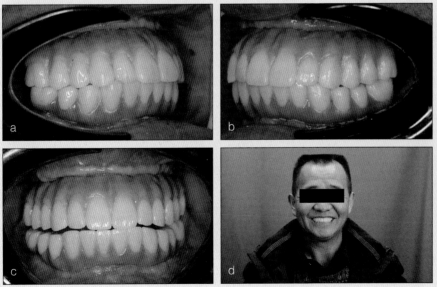

图4-8-25 （a~d）半年后复查。

病例9 骨柱早期种植水平向+垂直向骨增量

● **病例信息**

患者，男，53岁。右上颌后牙缺失，要求种植修复，吸烟约2包/天（图4-9-1）。

口内检查显示26、27缺失，26颊侧骨凹陷，27骨弓饱满。26、27附着龈宽度足。影像学检查显示26颊舌侧骨缺损，骨高度不足，上颌窦腔窦膜增厚。27骨宽度及高度足。

● **治疗计划**

26早期种植骨柱颊舌侧水平向+垂直向骨增量。

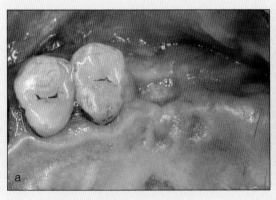
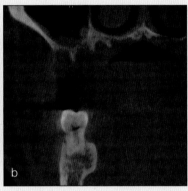

图4-9-1 （a，b）16拔除后6周，26牙槽嵴顶软组织凹陷，附着龈宽度充足。拔除6周后影像学检查。

● **一期手术**（图4-9-2～图4-9-8）

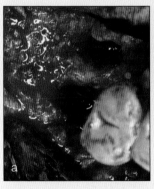
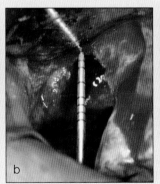
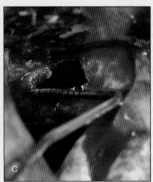

图4-9-2 （a～c）检查术区骨缺损情况见骨高度、骨宽度缺失。

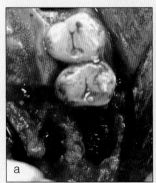
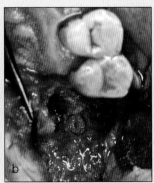
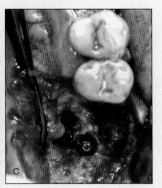

图4-9-3 （a～c）于26牙槽间隔偏远中骨壁用直径2.9mm/3.9mm的骨柱定位钻定位，用直径2.9mm/3.9mm的骨柱取骨钻提取骨柱，保留剩余距离窦底3mm骨高度，取骨钻钻孔深度控制在距离窦底1mm处停钻，用骨柱内提升敲击凿敲击窦底，将3mm骨柱敲击进入窦腔内。

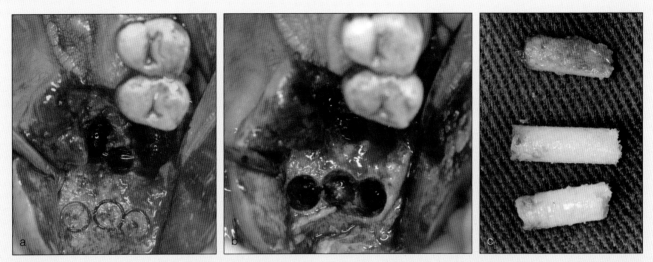

图4-9-4 （a~c）于17位点牙槽嵴顶并列用直径2.9mm/3.9mm的骨柱定位钻定位，用直径2.9mm/3.9mm的骨柱取骨钻提取3根骨柱。

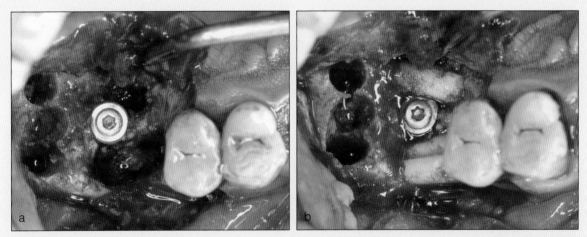

图4-9-5 （a，b）16植入1颗4.8mm×8mm的Straumannn骨水平种植体。颊侧两根骨柱水平叠放，舌侧1根骨柱水平放置敲击揳入骨缺损区卡紧固定。

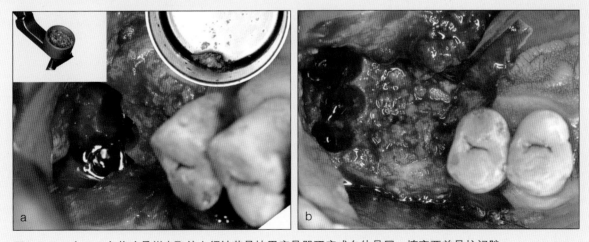

图4-9-6 （a，b）将咬骨钳夹取的上颌结节骨块用磨骨器研磨成自体骨屑，填塞覆盖骨柱间隙。

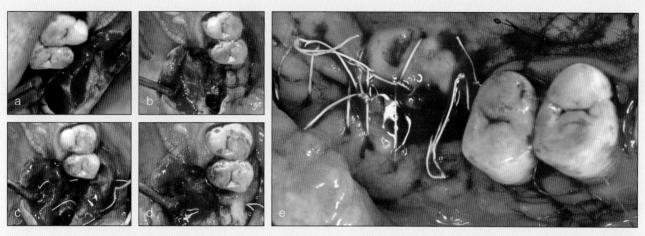

图4-9-7 （a~e）腭侧用15C号刀片制取半厚瓣，半厚瓣覆盖于牙槽嵴顶用4-0 PTFE水平褥式缝合固定在颊侧，牙槽嵴顶用4-0 PTFE间断缝合，15颊舌侧垂直切口用6-0尼龙线间断缝合。

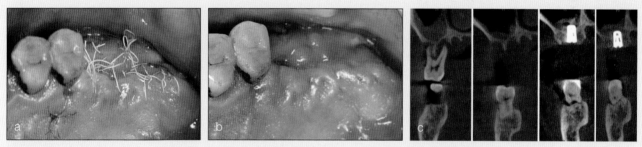

图4-9-8 （a，b）术后14天拆除缝线，创口愈合情况良好。（c）从左至右依次为患者拔牙前、拔牙6周、术后即刻、术后3个月的影像学检查，画红圈处颊侧偏牙槽嵴顶低密度影，疑似成骨不佳，骨柱有吸收。

● **二期修复**（图4-9-9~图4-9-15）

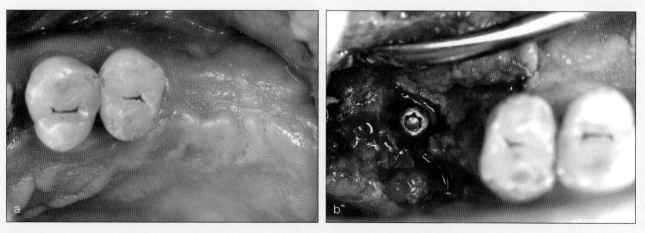

图4-9-9 （a，b）术后4个月，切开翻瓣见牙槽嵴顶偏颊侧上端骨柱吸收，肉芽组织侵入。

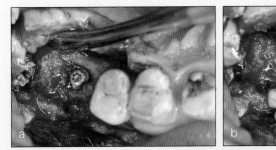
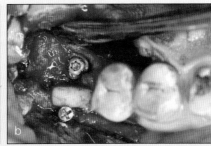
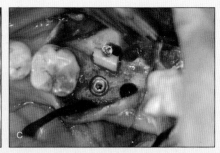

图4-9-10 （a~c）术后4个月，翻瓣后见颊侧骨吸收，将37、38牙槽嵴顶提取的骨柱选择1根放置于16颊侧骨缺损处，用直径1.3mm、长度8mm的骨钉固定，37颊侧骨缺损也用同样直径及长度的骨钉固定。

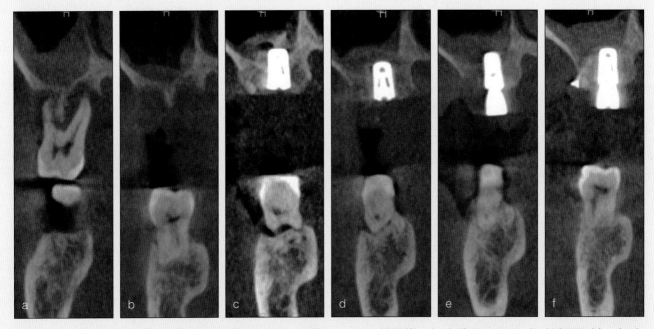

图4-9-11 影像学检查显示植骨术前、术后对比情况。依次为：（a）拔牙前。（b）拔牙后6周。（c）术后即刻。（d）术后3个月。（e）术后4个月。（f）术后4个月骨柱二次植骨。

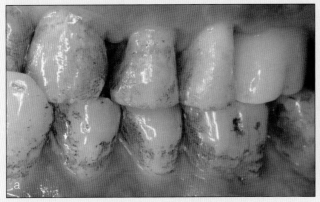
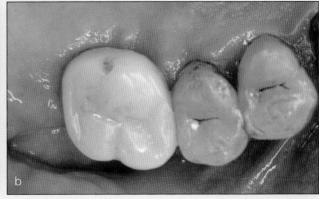

图4-9-12 （a，b）种植临时冠修复牙龈塑形。

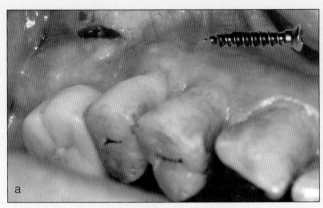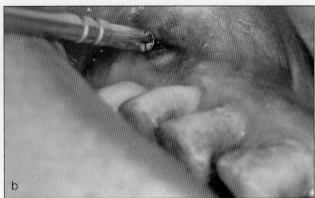

图4-9-13 （a，b）16颊侧微创切口拆除骨钉。

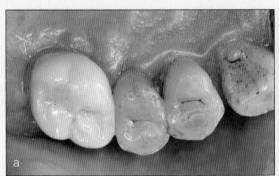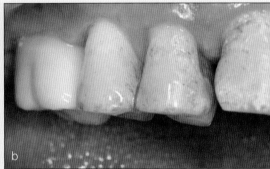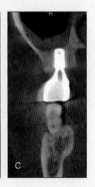

图4-9-14 （a～c）16戴入最终种植氧化锆冠。

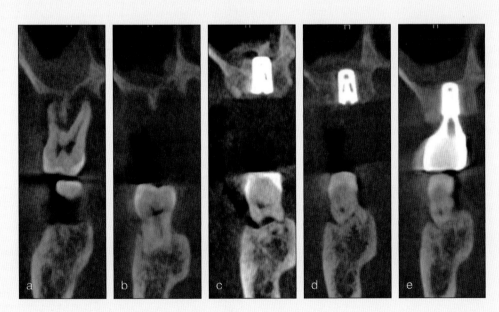

图4-9-15 （a～e）26术后1年复查，软硬组织稳定。术前、术后影像对比，从左至右依次为患者拔牙前、拔牙6周、术后即刻、术后3个月、最终修复的影像学检查。

病例10 GBR位点取骨柱用于二次水平向骨增量

● 病例信息

患者，男，67岁。左上颌后牙咬合疼痛，牙龈溢脓出血，就诊要求治疗。

口内检查显示24、25、26金属烤瓷冠修复，25、26叩诊疼痛，颊侧牙龈退缩，扣压溢脓出血，25牙周探针深度9mm，26牙周探针深度8mm，松动Ⅱ度。影像学检查显示25、26根管治疗后，根尖大面积低密度影像（图4-10-1）。

● 治疗计划

25、26拔牙早期（6周）位点保存，6个月后行种植修复。

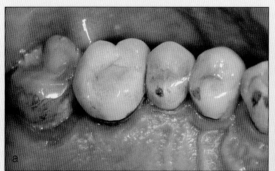
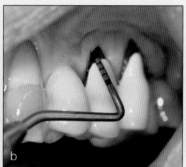
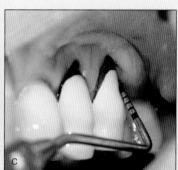
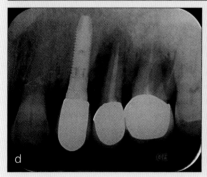
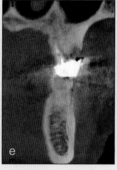
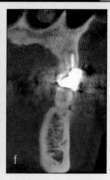

图4-10-1 （a～c）术前口内观。（d～f）影像学检查。

● 拔牙与位点保存（图4-10-2～图4-10-9）

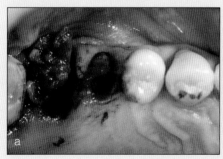
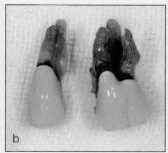
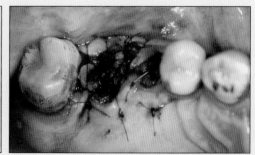

图4-10-2 （a，b）微创拔牙，从拔牙窝翻起肉芽，彻底清理拔牙窝后填塞胶原蛋白。（c）用5-0尼龙线缝合肉芽组织关闭创口。

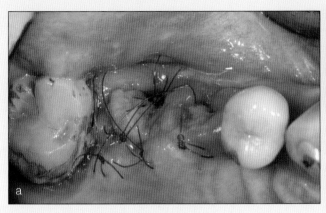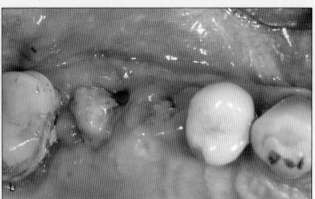

图4-10-3 （a，b）拔牙后7天拆线。

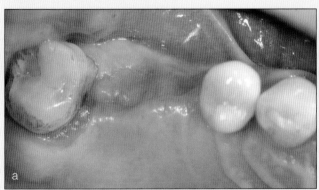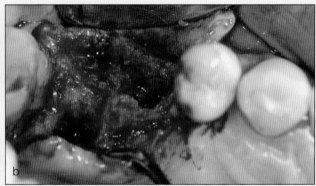

图4-10-4 （a，b）拔牙后6周，软组织愈合良好。牙槽嵴顶正中切口，24远中，27近中做垂直切口，翻瓣。

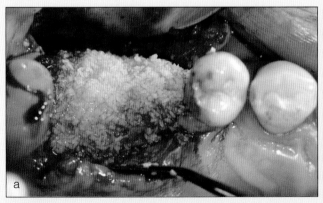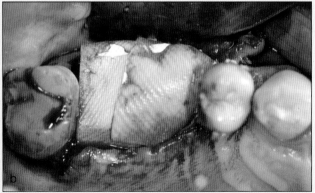

图4-10-5 （a，b）拔牙窝及骨缺损区域植入FDBA颗粒，覆盖可吸收猪心包膜。

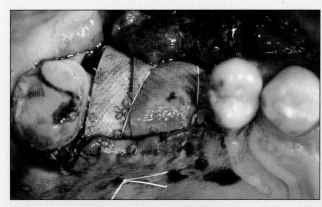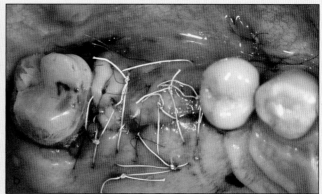

图4-10-6 （a，b）黏骨膜瓣减张，用4-0 PTFE线水平向褥式缝合以固定骨膜；牙槽嵴顶用4-0 PTFE线间断+水平向褥式缝合，近远中垂直切口用6-0尼龙线缝合。

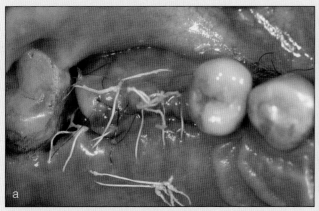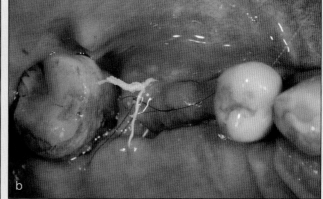

图4-10-7 （a，b）术后10天，部分拆线，牙槽嵴顶远中创口裂开，仍保留缝线。

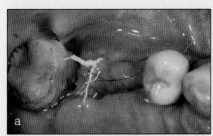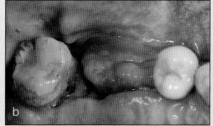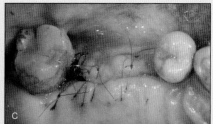

图4-10-8 （a~c）术后14天，完全拆线，用6-0尼龙线拉拢缝合远中创口。

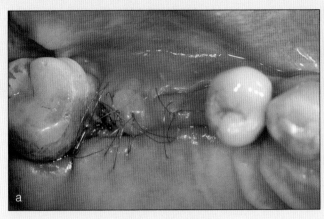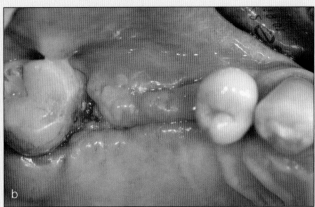

图4-10-9　（a，b）1周后，再次拆线。

● 一期手术（图4-10-10～图4-10-16）

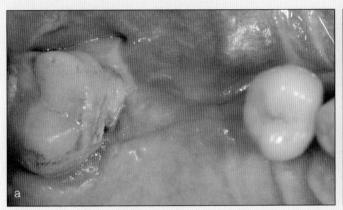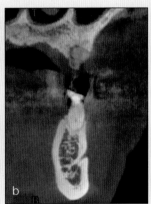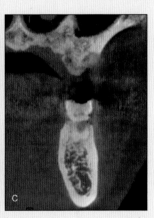

图4-10-10　（a）位点保存术后6个月，26颊侧骨弓轮廓凹陷。（b，c）影像学检查显示颊侧骨凹陷吸收。

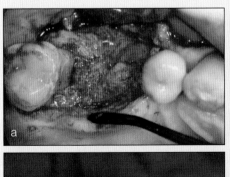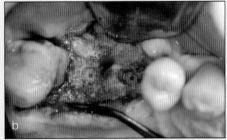

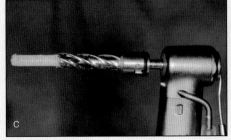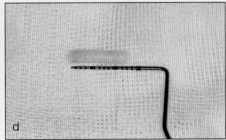

图4-10-11　（a～d）切开翻瓣，见颊侧骨缺损。25、26种植位点使用直径2.5mm/3.5mm的骨柱定位钻定位，直径2.5mm/3.5mm的骨柱取骨钻取骨柱。

器刮取自体骨屑，填塞骨柱
间隙。

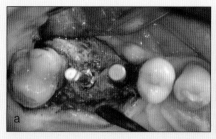 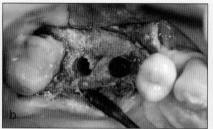 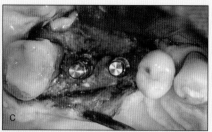

图4-10-12 （a~c）25、26分别植入4.1mm×10mm的Straumann骨水平种植体。

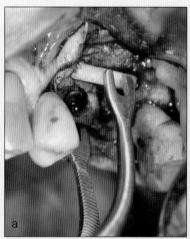 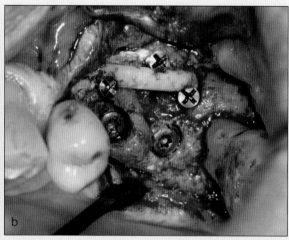

图4-10-13 （a，b）使用6mm、3mm、4mm骨钉交替固定骨柱。

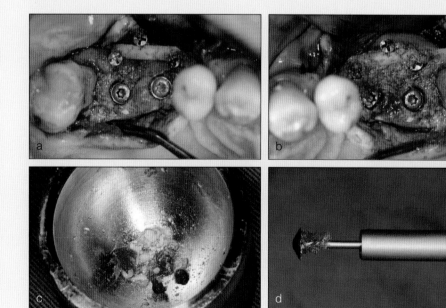

图4-10-14 （a~d）刮骨器刮取自体骨屑，填塞骨柱间隙。

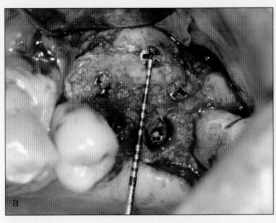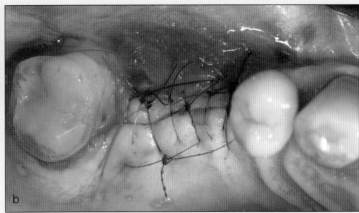

图4-10-15 （a，b）种植体颊侧得到充分的骨增量，用5-0及6-0尼龙线间断+水平向褥式缝合。

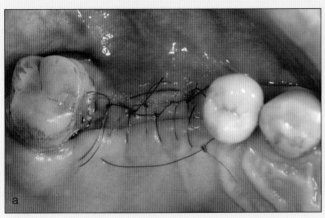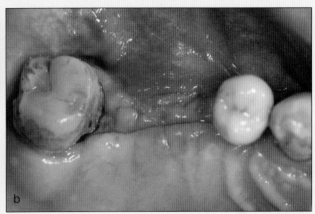

图4-10-16 （a，b）术后2周拆线，创口一期愈合。

● 二期修复（图4-10-17 ~ 图4-10-30）

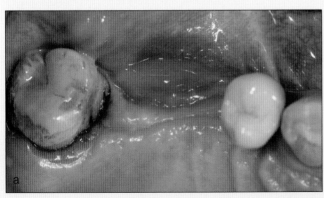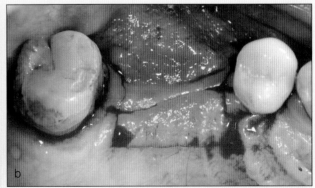

图4-10-17 （a，b）种植术后3个月，颊侧附着龈宽度不足，拟利用根向复位瓣增加附着龈宽度。

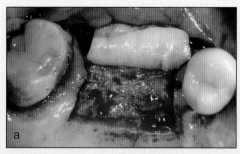
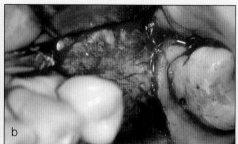
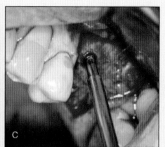

图4-10-18 （a～c）切半厚瓣，取出骨钉。

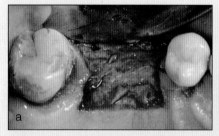
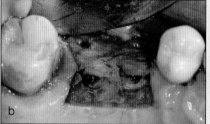
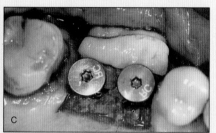

图4-10-19 （a～c）暴露种植体，半厚瓣根向复位。

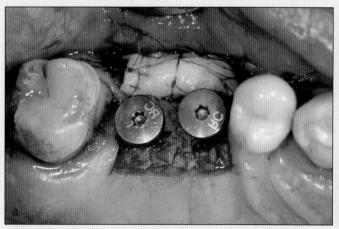
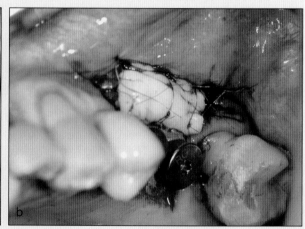

图4-10-20 （a，b）根向复位瓣用6-0尼龙线间断缝合。

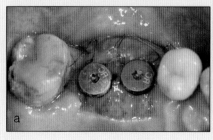
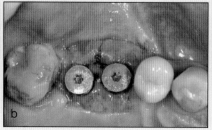
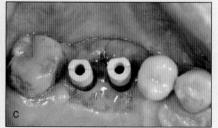

图4-10-21 （a～c）1周后拆线，数字化扫描杆取光学印模。

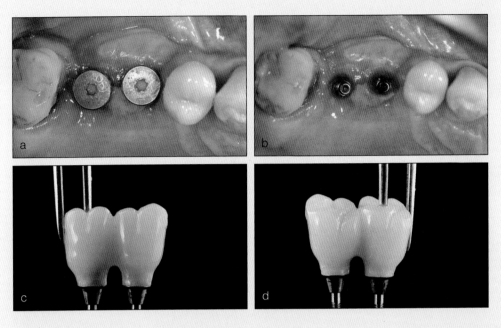

图4-10-22 （a～d）2周后，25、26戴入种植临时冠。

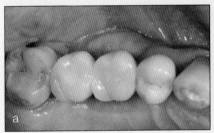
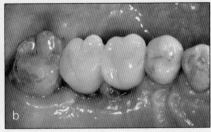
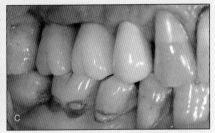

图4-10-23 （a～c）25、26戴入种植临时冠进行牙龈塑形。

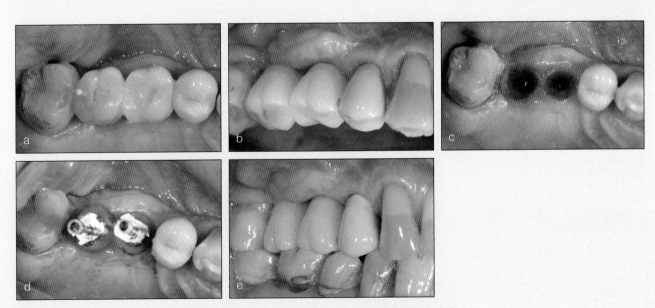

图4-10-24 （a～e）25、26种植临时冠修复塑形2个月后，龈外展隙软组织基本填满。

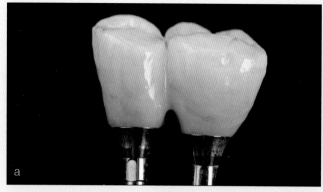
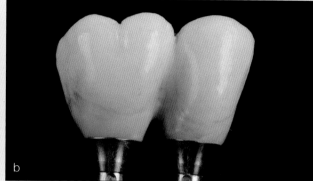

图4-10-25 （a，b）25、26种植临时冠塑形。

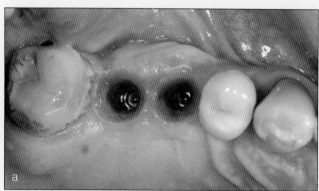
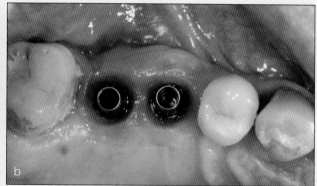

图4-10-26 （a，b）25、26二氧化锆种植连冠修复。

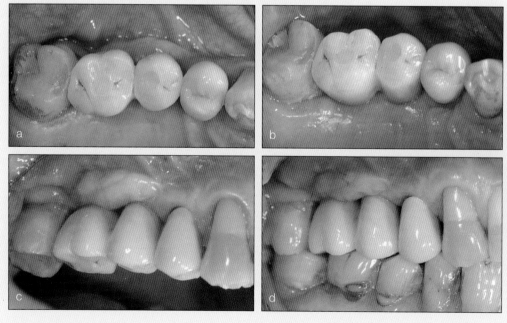

图4-10-27 （a~d）戴入最终修复体。

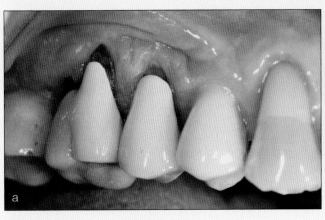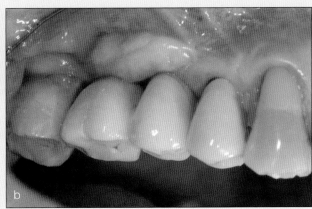

图4-10-28 （a, b）治疗前后对比。

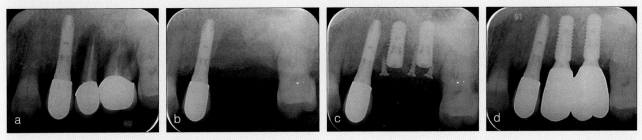

图4-10-29 （a~d）治疗前后影像学检查。

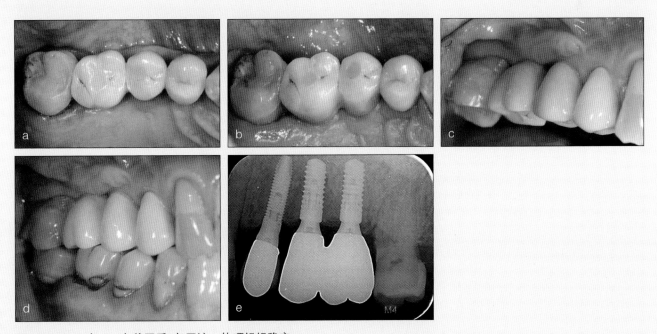

图4-10-30 （a~e）戴牙后1年回访，软硬组织稳定。

病例11 骨片水平向+垂直向骨增量

● **病例信息**

患者，女，55岁。左下颌后牙缺失要求种植修复。

口内检查显示36、37缺失，36、37颊侧骨凹陷，附着龈宽度3～4mm。术前影像学显示26骨宽度约2mm，37骨宽度2mm；垂直向骨缺损骨高度约3mm，26剩余骨高度9mm，27剩余骨高度8mm。

● **治疗计划**

在左下颌升支取骨块，制作骨片，生物导向水平向+垂直向骨增量。

● **一期植骨手术**（图4-11-1～图4-11-6）

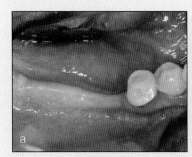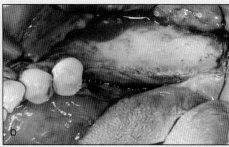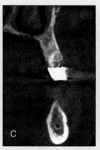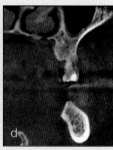

图4-11-1　（a～d）34近中做垂直切口（过膜龈联合2mm），36-38牙槽嵴顶正中偏颊侧切口至左下颌磨牙后垫偏颊侧弧形切口，全厚瓣翻开，见36、37颊舌侧骨凹陷，36水平向＋垂直向骨缺损，37水平向骨缺损。

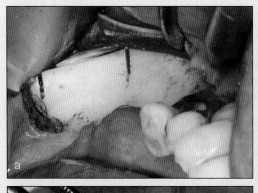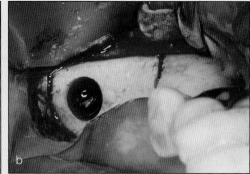

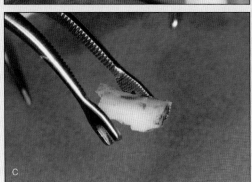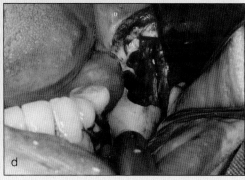

图4-11-2　（a～d）左下颌升支超声骨刀根据36、37测量骨缺损宽度，进行近远中垂直切口，切透皮质骨到松质骨，深度约3mm，用直径6.1mm取骨钻提取自体骨屑，然后颊侧水平切口切透皮质骨，水平切口切线近远中超过近远中的垂直切线。底部切线不一定要切，用骨锤敲击骨凿分离骨块。

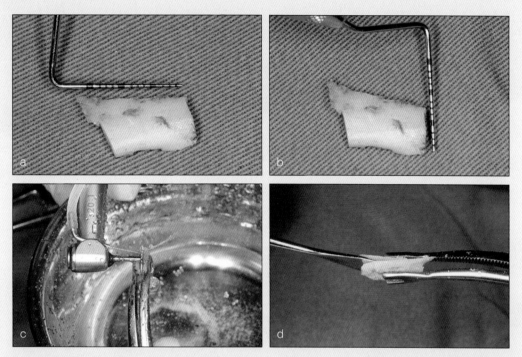

图4-11-3　（a~d）取下的骨块长度大于15mm、宽度7mm，用夹骨钳夹紧骨块，骨锯片切骨块，厚度约1mm。

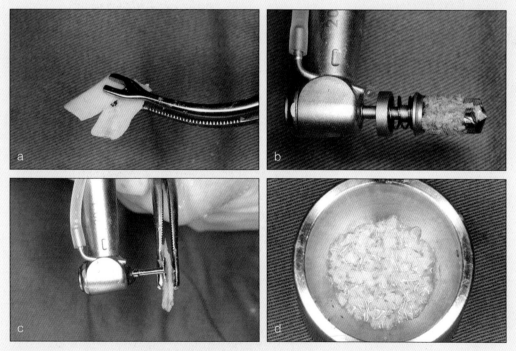

图4-11-4　（a~d）制备好骨片及提取的自体骨屑浸泡在骨粉杯的生理盐水里面。

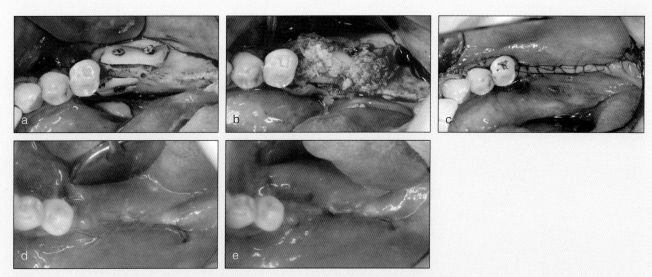

图4-11-5 （a，b）骨片打孔，颊侧用2枚直径1.3mm、长度6mm骨钉固定；舌侧用直径1.3mm、长度4mm骨钉固定骨片，同时撑开颊舌骨间隙，自体骨屑填塞压实。（c）用5-0尼龙线无张力连续锁边缝合＋颊舌侧垂直切口的间断缝合。（d，e）14天拆线创口一期愈合。

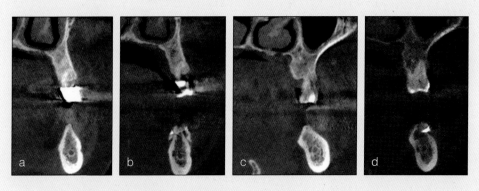

图4-11-6 （a～d）术前、术后影像学对比。

● **种植体植入手术**（图4-11-7～图4-11-9）

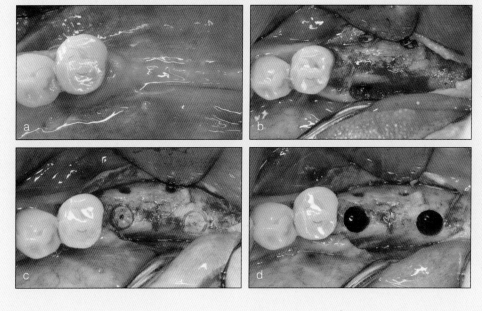

图4-11-7 （a～d）植骨后3个月，切开、翻全厚瓣，成骨良好，36、37位点用直径2.9mm/3.9mm的骨柱定位钻定位；用2.9mm/3.9mm的骨柱提取钻取骨柱，36取骨深度10mm，37取骨深度8mm。

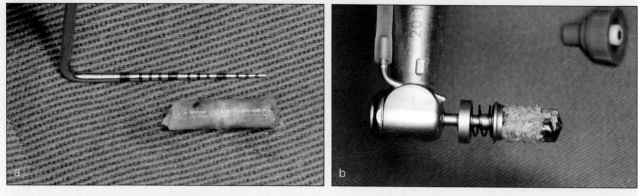

图4-11-8 （a，b）牙周探针测量骨柱长度10mm，用直径6.1mm的自体骨屑提取钻在37远中颊侧提取足量的自体骨屑。

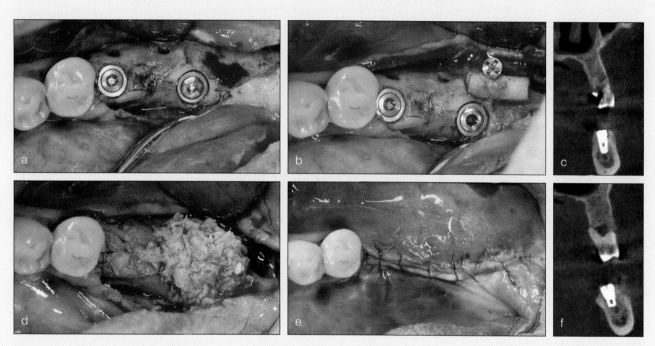

图4-11-9 （a~f）36植入1颗4.5mm×10mm的B&B 3P种植体，37植入1颗4.5mm×8mm的B&B EV种植体，颊侧用直径1.3mm×6m的骨钉把骨柱加压固定在37远中颊侧的骨缺损处，自体骨屑填塞骨柱与骨钉间隙，骨柱进行二次植骨目的，用于代偿骨弓轮廓凹陷有可能带来的远期吸收。用5-0尼龙线连续锁边无张力缝合。

病例12 骨柱用于即刻种植水平向骨增量及天然牙GTR

● **病例信息**

患者，女，55岁。右上前牙松动就诊。

口内检查显示12缺失，13残根，牙槽嵴顶偏颊侧小瘘道；11冠修复，冠边缘探查不密合，松动度Ⅱ度。影像学检查显示11唇侧骨壁吸收达根长

2/3，13残根，颊侧骨壁完全吸收（图4-12-1）。

● **治疗计划**

13即刻种植骨柱水平向骨增量，11唇侧骨柱GTR。

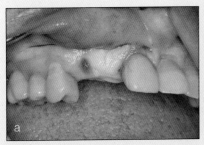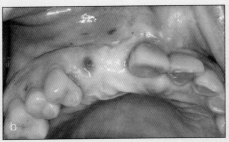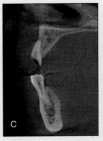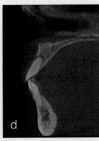

图4-12-1　（a，b）12缺失，13残根，牙槽嵴顶偏颊侧小瘘道；11冠修复，冠边缘探查不密合，松动度Ⅱ度。（c，d）影像学检查显示11唇侧骨壁吸收达根长2/3，13残根，颊侧骨壁完全吸收。

● **一期手术**（图4-12-2～图4-12-10）

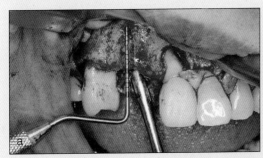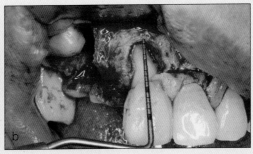

图4-12-2　（a，b）12、13牙槽嵴顶偏颊侧切口，14远中做过膜龈联合1～2mm的垂直切口，保留11、21龈乳头水平切口，21远中做过膜龈联合处1～2mm的垂直切口，全厚瓣翻开，刮匙清理干净肉芽组织，拔出13残根，见11颊侧成U形骨缺损，13颊侧成V形骨缺损。牙周探针测量显示11颊侧垂直向骨缺损8mm；13颊侧垂直向骨缺损9mm。

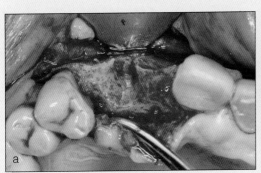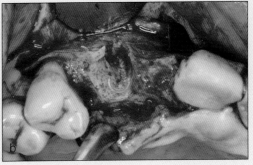

图4-12-3　（a，b）13偏腭侧用直径2.1mm/3.1mm的骨柱定位+取骨钻定位提取种植位点骨柱。

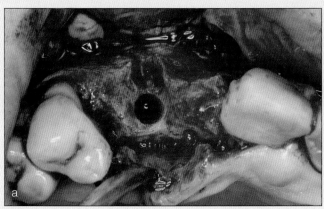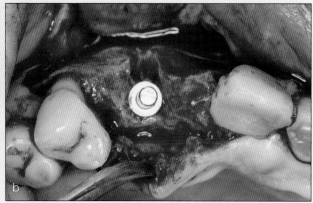

图4-12-4　（a，b）提取骨柱深度为13mm，插入方向指示杆，植入位置理想。

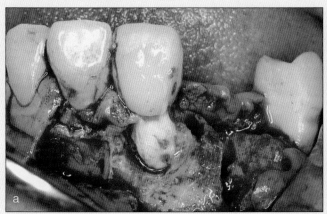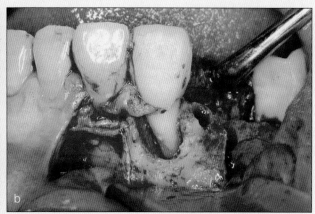

图4-12-5　（a，b）11根面用牙周刮治器刮除根面肉芽及牙石，根面用17%EDTA处理根面玷污层3分钟，然后用大量生理盐水冲洗干净。

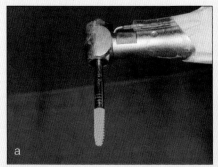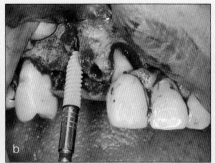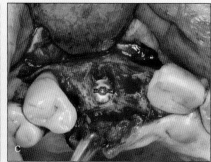

图4-12-6　（a～c）13位点植入1颗3.5mm×12mm的斯诺康种植体，拧入封闭螺丝。种植体初期稳定性达到30N，同时在12位点用直径2.1mm/3.1mm的骨柱定位取骨钻提取骨柱。

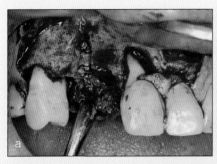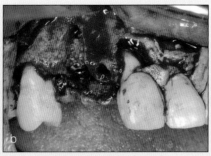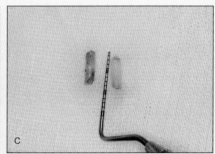

图4-12-7 （a~c）13唇侧暴露的螺纹表面用术区刮取的自体骨屑覆盖。

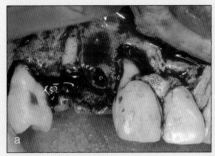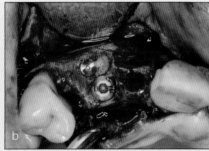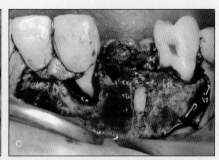

图4-12-8 （a~c）用直径2.1mm、长度9mm骨柱放置在13唇侧骨缺损处；用直径1.3mm、长度3mm骨钉在牙槽嵴顶颊侧固定。骨柱顺应颊侧骨弓轮廓。

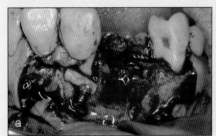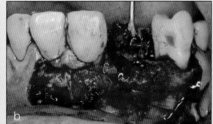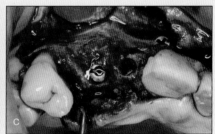

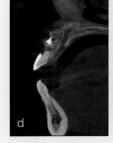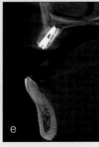

图4-12-9 （a~e）11颊侧骨缺损水平向放置骨柱，用直径1.3mm、长度6mm骨钉倾斜牙根固定，13、11骨柱与骨钉及骨壁之间的间隙用刮取的自体骨屑填塞。

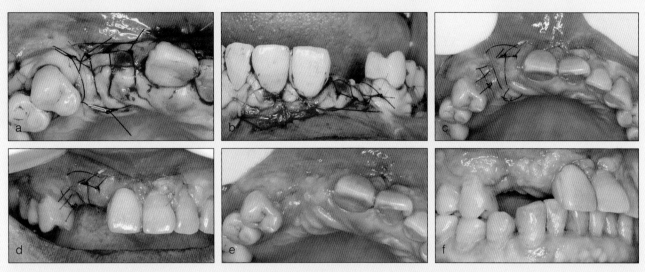

图4-12-10 （a~f）骨膜减张后13、12牙槽嵴顶用5-0尼龙线间断+水平向褥式无张力缝合，两侧垂直切口用6-0尼龙线间断缝合。2周后拆线，创口愈合良好，一期愈合。

● **二期修复**（图4-12-11~图4-12-18）

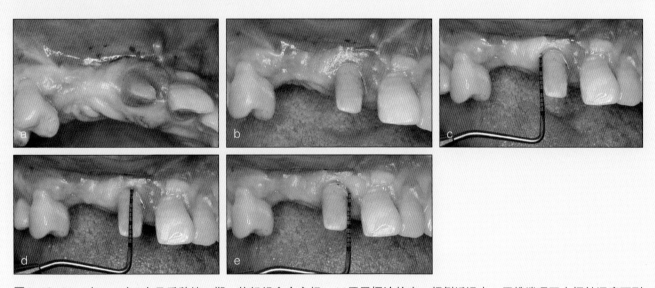

图4-12-11 （a~e）3个月后种植二期，软组织愈合良好，11牙周探诊检查，颊侧近远中、牙槽嵴顶正中探针深度不到2mm，牙齿不松动。

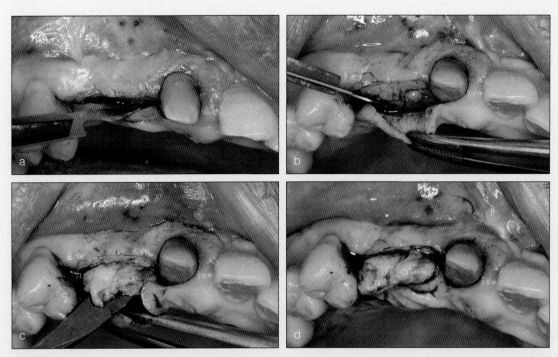

图4-12-12 （a~d）12、13牙槽嵴顶偏腭侧切口，切半厚瓣向腭侧根方延伸，瓣的长度足够翻转覆盖颊侧软组织凹陷区域。用骨膜剥离器翻黏骨膜瓣，取带蒂的结缔组织瓣（VIP-CT）翻转缝线固定于唇侧，用于增加唇侧软组织的厚度。

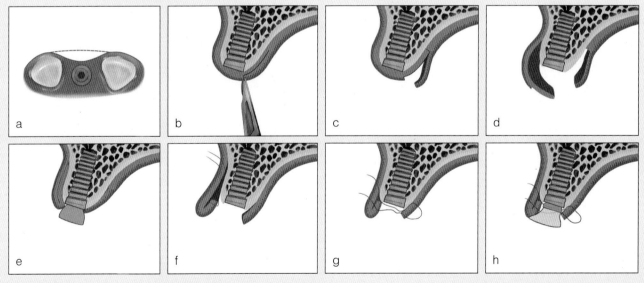

图4-12-13 （a~h）VIP-CT翻转增厚颊侧软组织厚度示意图。

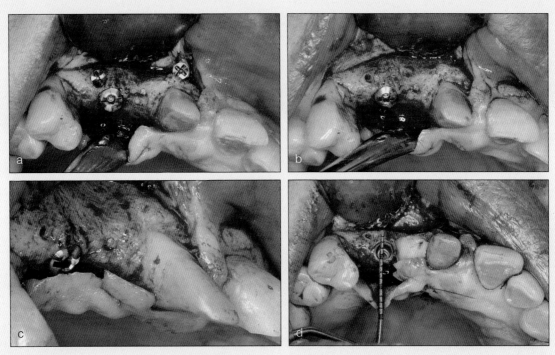

图4-12-14　（a~d）13骨弓轮廓内骨柱未见吸收，11颊侧根面成骨理想，超出骨弓轮廓外的骨柱超出部分吸收，血管化明显。

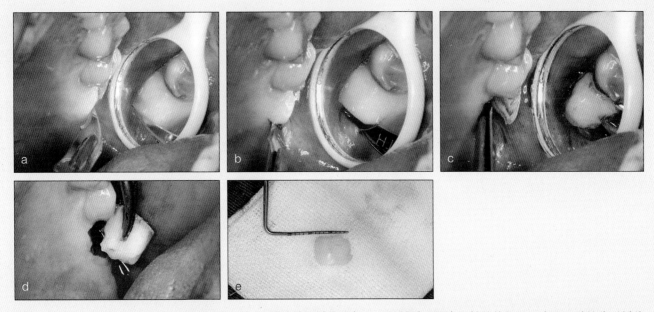

图4-12-15　（a~e）考虑在12位点设计13、12单端种植桥体修复，12牙槽嵴顶要有足够的软组织厚度用于种植临时桥体挤压塑形，用12号刀片从左上颌结节取游离龈瓣。

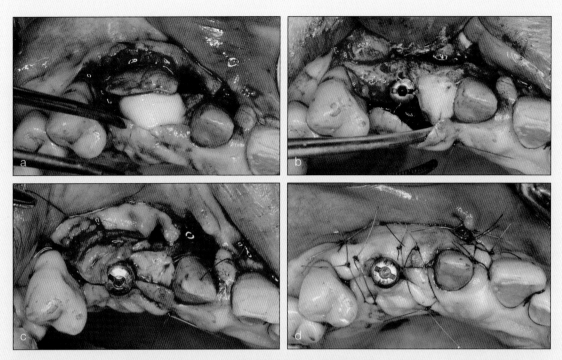

图4-12-16 （a）牙槽嵴顶做半厚切口，将腭侧带骨膜的半厚瓣翻起后，翻转塞入13种植体唇侧瓣下方，以增加13唇侧瓣厚度。（b~d）从上颌结节处获取的CTG用于增加12桥体位置的软组织高度，以利于后期牙龈塑形。通过11牙唇侧近中的悬吊缝合及腭侧远中的水平褥式缝合固定CTG，间断缝合关闭创口。

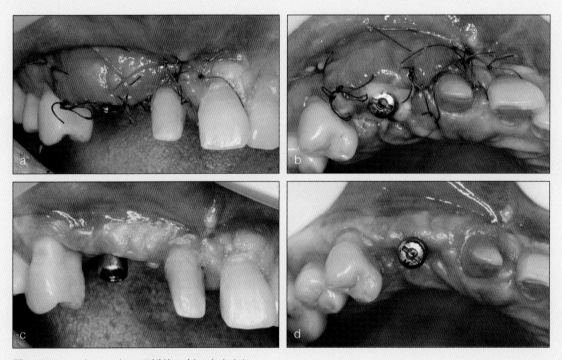

图4-12-17 （a~d）10天拆线，创口愈合良好。

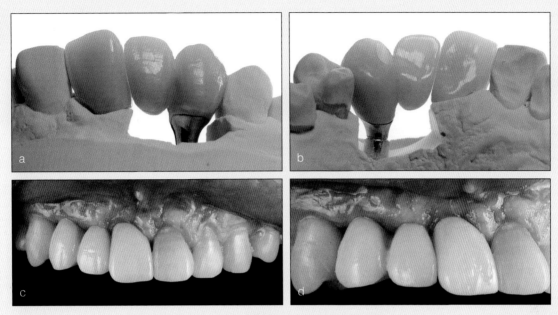

图4-12-18 （a，b）最终修复体。（c，d）最终修复体戴入口内的效果。

病例13 骨柱与骨片联合软组织处理恢复美学与功能

● **病例信息**

患者，男，64岁。全口多牙缺失多年，要求修复。

口内检查显示11、31缺失；21松动Ⅲ度，颈部龋坏，牙龈退缩；22残根；42溢脓，松动Ⅱ度；31松动Ⅰ度（图4-13-1，图4-13-2）。

● **治疗计划**

患者多颗牙缺失多年，口内残根、残冠较多，牙周情况尚可。患者强烈希望保留有价值的天然牙，同时希望修复无法保留的牙齿以及缺失牙。患者软硬组织条件差，缺牙时间久，因此决定充分利用种植位点的自体骨，将手术分为最少次数（左侧一次，右侧一次，上前牙分阶段种植）进行。故可以借助骨量丰沛位点的自体骨对骨缺损区域进行骨重建，把患者的手术次数、创伤、费用降至最低；同时利用一系列方法弥补软组织质和量的缺陷，为修复体的"长治久安"打下可靠基础。

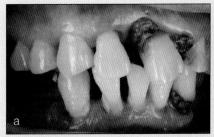
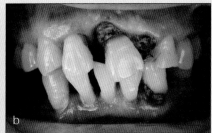
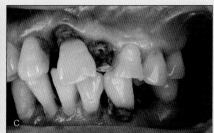
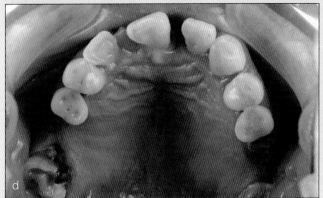
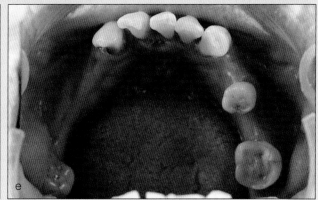

图4-13-1 （a~e）术前口内观。

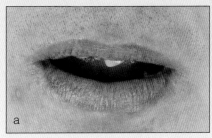
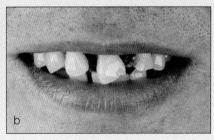

图4-13-2 （a~c）初诊息止颌、微笑像及影像学检查。

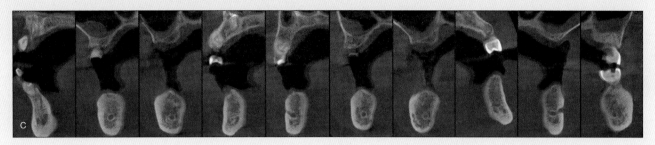

图4-13-2（续）

● 左下颌种植过程（图4-13-3～图4-13-9）

扫码观看视频9
34、36种植位点取骨柱，
36骨柱水平向骨增量

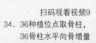

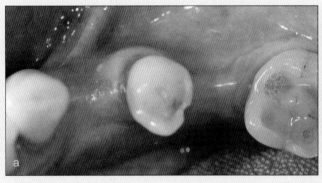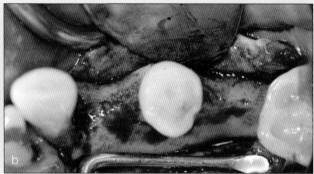

图4-13-3 （a，b）术前，34牙槽嵴丰满度尚可，36水平向骨缺损。

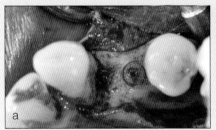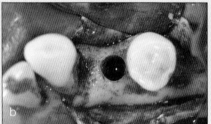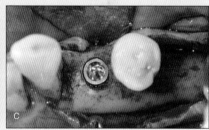

图4-13-4 （a～c）34位点用直径2.5mm/3.5mm的骨柱定位钻定位，骨质软未完整取现骨柱。34位点用4.0mm×10mm的B&B种植体植入后，三维位置理想。

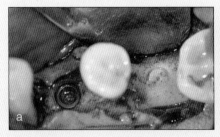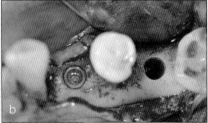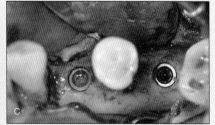

图4-13-5 （a～c）36位点用直径2.9mm/3.9mm的骨柱定位钻定位，完整取出骨柱后植入4.5mm×10mm的B&B种植体，颊侧骨壁薄。

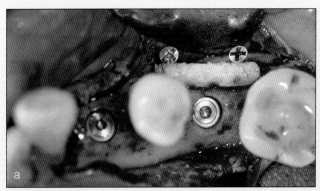
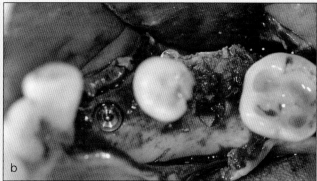

图4-13-6 （a，b）36颊侧用1.6mm×6mm的骨钉固定骨柱，间隙填塞自体骨屑（36的根方取自体骨屑）。

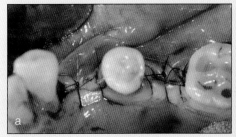
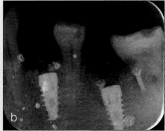
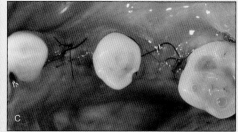

图4-13-7 （a，b）充分减张后，用5-0尼龙线间断缝合关闭创口。（c）10天后拆线，创口一期愈合。

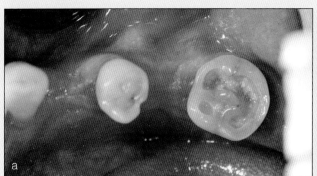
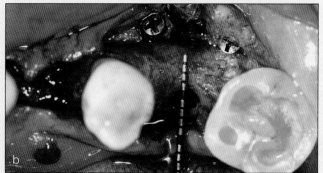

图4-13-8 （a，b）种植术后3个月，术区正常愈合，牙龈色粉、质韧，翻瓣，36位点成骨质量佳，骨钉稳定。

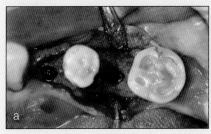
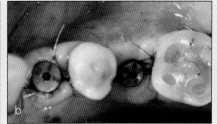
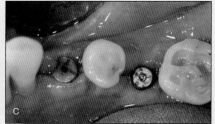

图4-13-9 （a~c）拆除骨钉，连接愈合基台，用5-0尼龙线间断缝合。

● 左下颌修复过程（图4-13-10，图4-13-11）

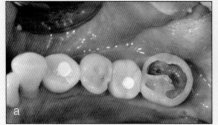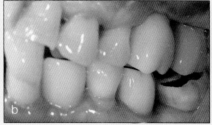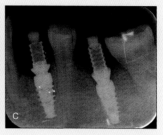

图4-13-10 （a~c）佩戴临时冠，诱导软组织成形，影像学检查显示临时基台完全就位，种植体周骨组织稳定。

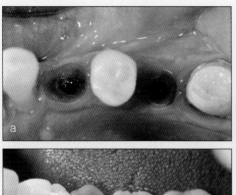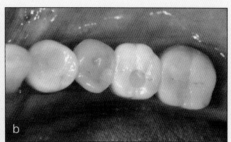

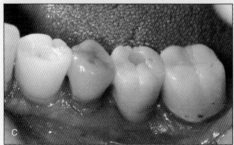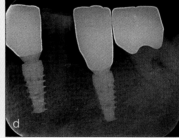

图4-13-11 （a~d）临时冠塑形1个月后，穿龈轮廓已成形，戴最终瓷修复体。

● 左上颌区段（即刻+延期，上颌窦内提）外科过程（图4-13-12~图4-13-17）

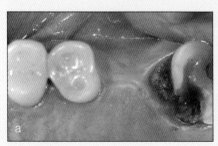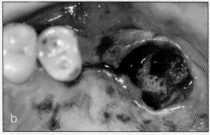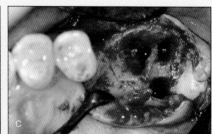

图4-13-12 （a）左上颌术前，26缺失，27残冠（术前影像）。（b，c）微创拔牙后，牙槽嵴顶正中切开翻瓣。

扫码观看视频10
26骨柱延期敲击式内提升，
27即刻种植敲击式内提升

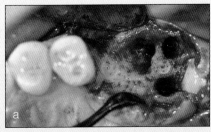 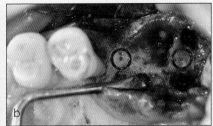 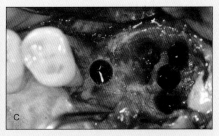

图4-13-13 （a~c）26、27位点用直径2.9mm/3.9mm的骨柱定位钻定位，取骨柱后，27位点取出2mm长骨柱，保留距离窦底3mm长的骨柱，骨柱钻深距离窦底1mm停钻，26、27用骨凿敲击骨柱内提来提升窦底。

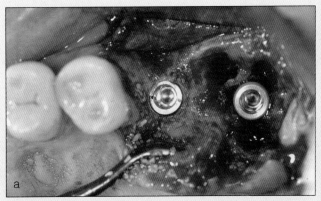 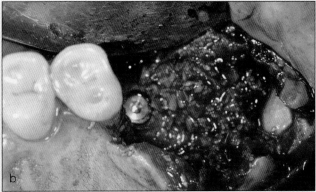

图4-13-14 （a，b）26位点植入4.5mm×8mm的B&B种植体，27位点植入5.0mm×8mm的种植体，间隙填塞自体骨屑。

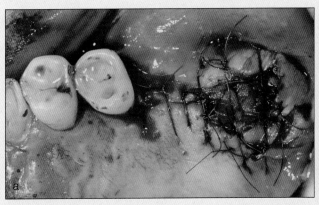 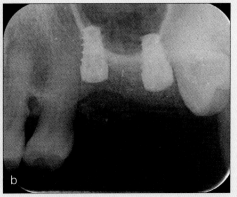

图4-13-15 （a，b）从27舌侧取半厚瓣，带蒂的结缔组织（VIP-CT）覆盖27牙槽嵴顶，用6-0尼龙线水平褥式缝合固定在27颊侧，用5-0尼龙线水平向褥式+间断缝合。

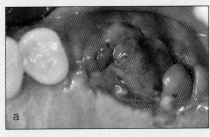 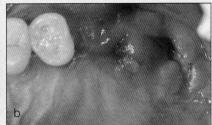 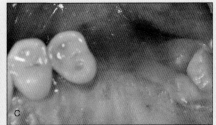

图4-13-16 （a~c）软组愈合情况。术后10天拆线，新生肉芽组织完全覆盖创面，术后4周，软组织质地渐韧，角化程度提高。术后4个月，黏膜完全愈合，颊侧角化龈不足。

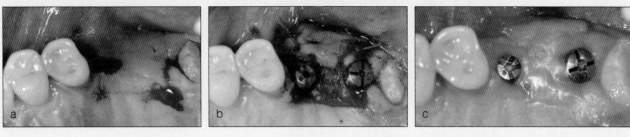

图4-13-17 （a，b）偏腭侧T形切口，翻半厚瓣，根向复位龈瓣，显露种植体，连接愈合基台。（c）术后4周，颊侧角化龈充足。

● **左上颌修复过程（图4-13-18，图4-13-19）**

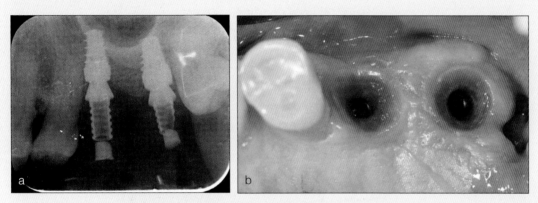

图4-13-18 （a，b）通过戴入临时冠完成穿龈轮廓塑形。

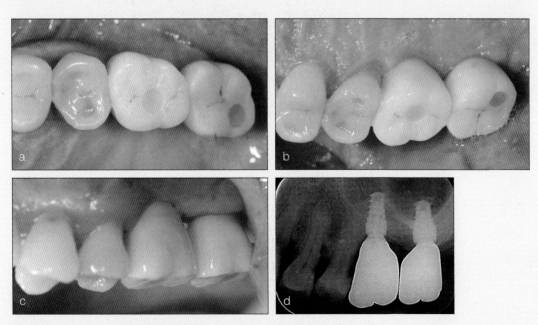

图4-13-19 （a~d）戴入最终修复体，软硬组织稳定。

● 右侧上下颌种植修复阶段外科过程（图4-13-20～图4-13-27）

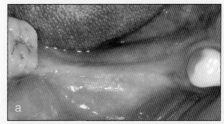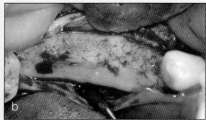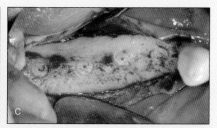

图4-13-20 （a）术前，牙槽嵴宽度尚可，角化龈窄。（b，c）切开翻瓣，使用骨柱定位钻定位。

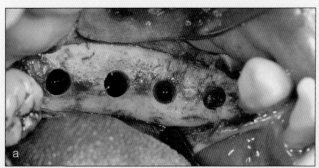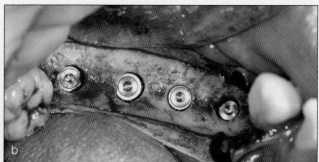

图4-13-21 （a，b）取骨柱后，植入种植体，三维位置理想。

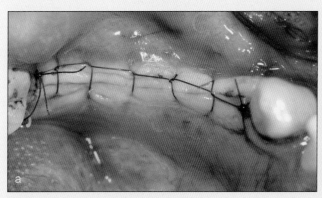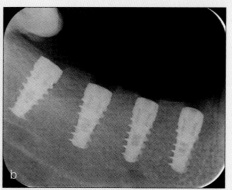

图4-13-22 （a，b）连续锁边缝合。

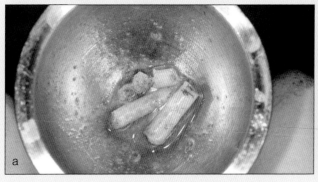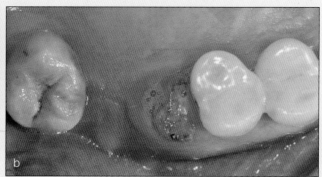

图4-13-23 （a）下颌种植位点取出的骨柱，备用于上颌。（b）右上颌术前，16残根、17缺失，附着龈宽度可。

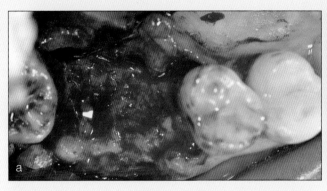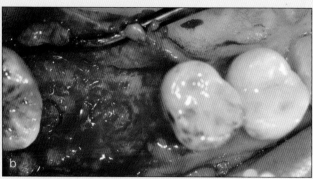

图4-13-24 （a，b）偏腭侧切口，翻瓣，可见颊侧骨缺损；用直径2.9mm/3.9mm的骨柱定位钻于种植位点定位。

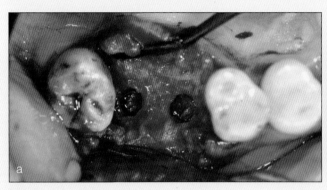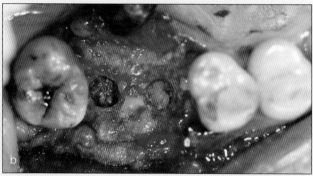

图4-13-25 （a，b）16、17用直径2.9mm/3.9mm的骨柱定位钻定位，用直径3.8mm的骨柱内提升骨凿，按植入方向敲击式内提升，下颌所取骨柱使用咬骨钳咬碎后填入上颌窦内，窦内填塞PRF膜。

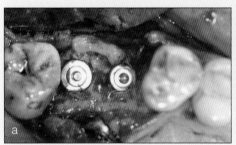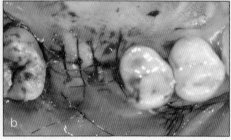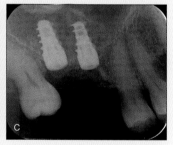

图4-13-26 （a~c）16植入4.5mm×8mm的B&B种植体、17位点植入5.0mm×8mm的B&B种植体，颊侧骨缺陷处使用自体骨屑GBR。减张后严密缝合。

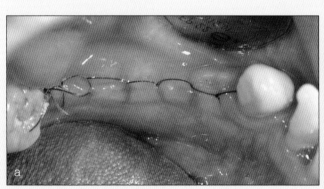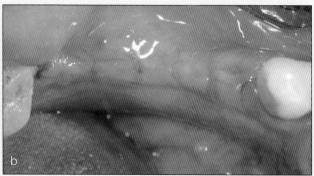

图4-13-27 （a~d）术后2周，创口一期愈合。

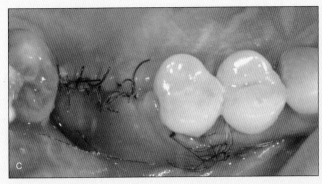
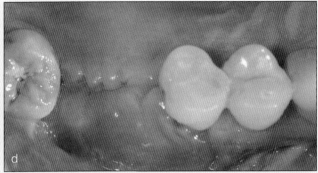

图4-13-27（续）

● 二期修复过程（图4-13-28～图4-13-33）

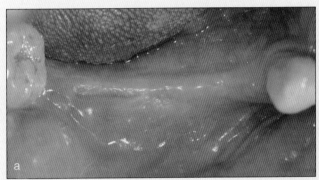
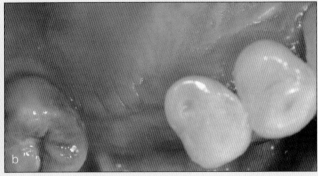

图4-13-28 （a，b）术后5个月，愈合情况可，下颌术区角化龈宽度不足。

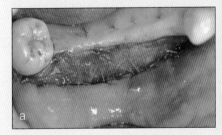
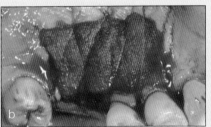
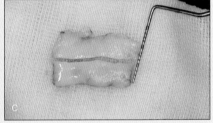

图4-13-29 （a～c）下颌翻半厚瓣，根向复位，制备受植床，于14-17腭侧取游离龈瓣，供区覆盖胶原蛋白海绵，缝线固定，组织3秒胶粘接保护创口。将取下的游离龈瓣移植物一分为二。

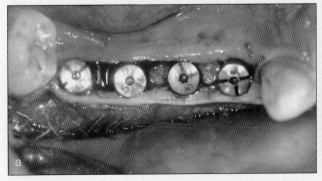
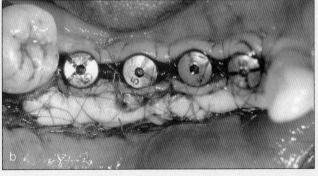

图4-13-30 （a，b）连接愈合基台，用6-0尼龙线间断+水平褥式缝合固定游离龈瓣。

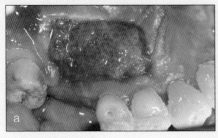
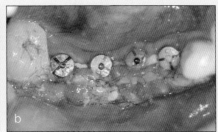
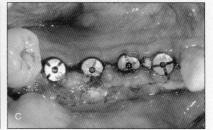

图4-13-31 （a，b）术后10天，供区拆线，愈合良好；受区见移植物表面色红，有明显的再血管化。（c）术后2周，下颌术区拆线。

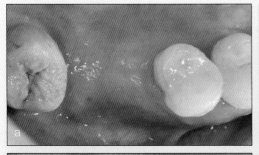
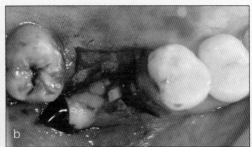
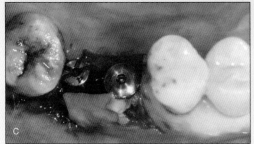
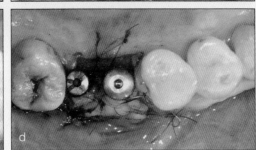

图4-13-32 （a~d）16、17种植术后5个月行二期手术，颊侧附着龈宽度欠佳，偏腭侧梯形切口，根向复位至颊侧，置愈合基台后缝合。

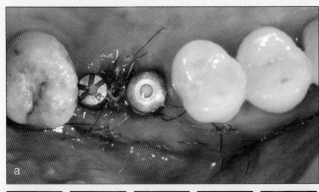
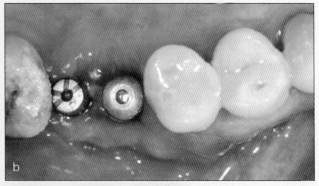

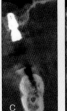
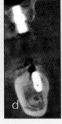
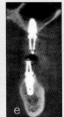
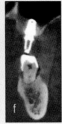
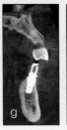
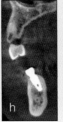
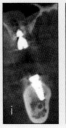
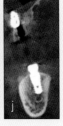

图4-13-33 （a，b）术后2周拆线，创口愈合良好。（c~j）戴入种植临时冠及种植后CBCT图。

● **右下颌修复过程（图4-13-34～图4-13-38）**

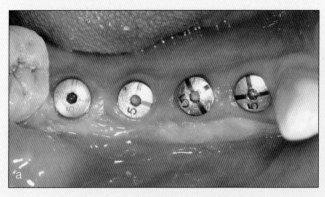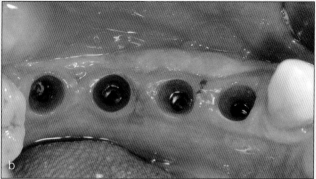

图4-13-34 （a，b）游离龈瓣移植手术后5个月，角化龈充足，黏膜色粉、质韧，穿龈轮廓健康。

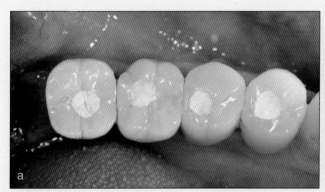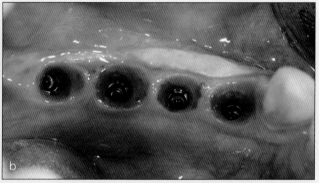

图4-13-35 （a，b）戴临时冠6周，穿龈轮廓诱导成形。

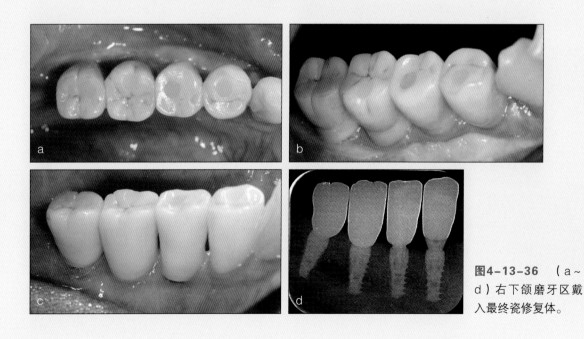

图4-13-36 （a～d）右下颌磨牙区戴入最终瓷修复体。

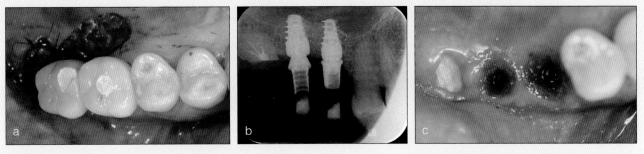

图4-13-37 （a~c）16、17戴入树脂临时冠，18截冠后腭侧转瓣覆盖，形成根盾。戴临时冠后6周，穿龈轮廓诱导成形。

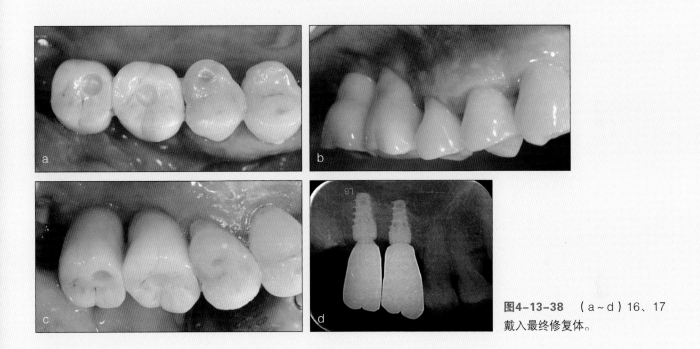

图4-13-38 （a~d）16、17戴入最终修复体。

● **前牙区骨片技术外科过程（图4-13-39~图4-13-51）**

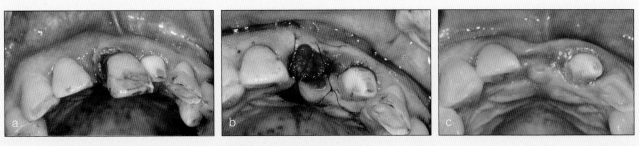

图4-13-39 （a，b）11伸长，松动，牙龈溢脓。拔牙窝填塞胶原蛋白海绵，缝线固定。（c）拔牙后3个月，可见牙槽嵴水平向及垂直向骨缺损。

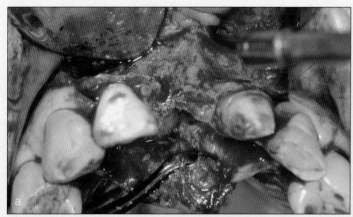
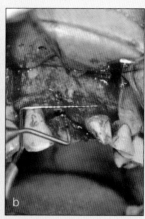

图4-13-40 （a，b）翻瓣后，可见水平向及垂直向骨缺损。

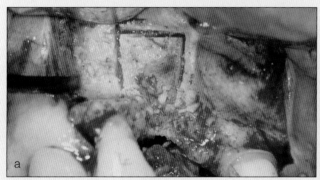
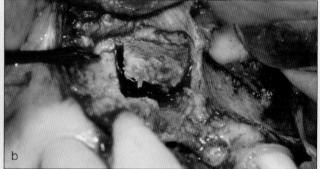

图4-13-41 （a，b）于鼻嵴处使用超声骨刀切透皮质骨，取下自体骨块。

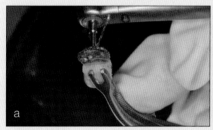
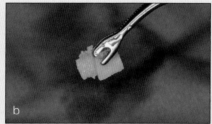
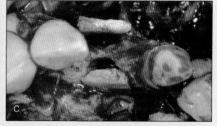

图4-13-42 （a~c）分割自体骨块，测试自体骨片与受区的吻合程度（固定的照片）。

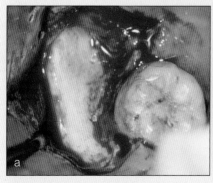
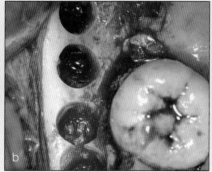
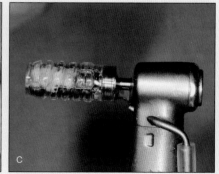

图4-13-43 （a~c）于右下外斜线处开辟第二术区，取自体骨屑。

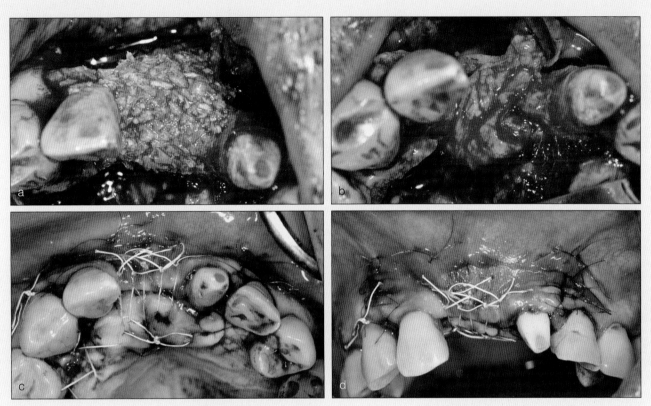

图4-13-44 （a~d）骨片植骨区覆盖自体骨屑，转腭侧带蒂结缔组织瓣，覆盖植骨区，充分减张后关闭创面（用4-0 PTFE线和6-0尼龙线，间断+水平向褥式缝合）。

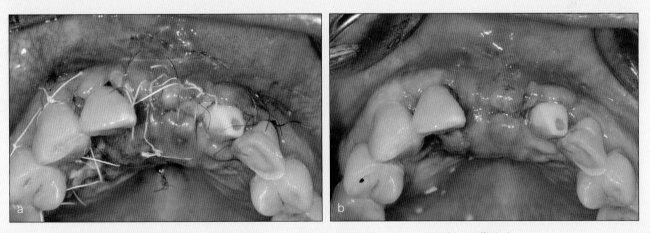

图4-13-45 （a，b）分阶段拆线（10天拆垂直切口，2周拆牙槽嵴顶切口），2周后创口一期愈合。

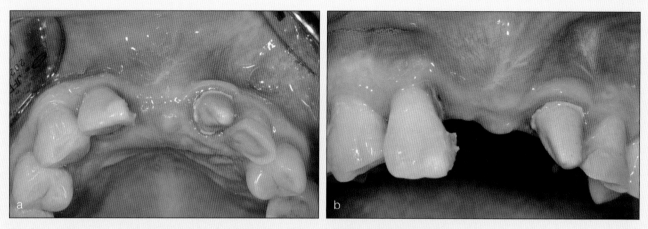

图4-13-46 （a，b）骨片植骨术后4个月，软组织愈合良好，牙槽嵴丰满度改善明显。

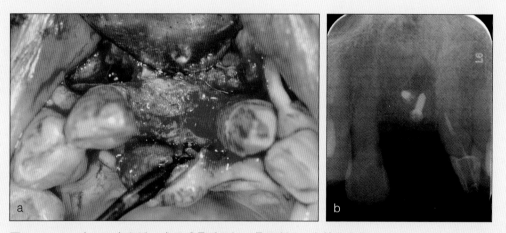

图4-13-47 （a，b）翻瓣，术区成骨质量好，骨量充足，血管化良好。

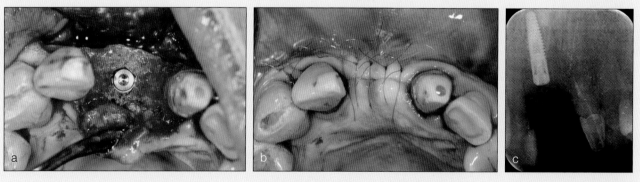

图4-13-48 （a~c）11位点植入3.5mm×12mm的B&B种植体，用6-0尼龙线间断缝合关创。

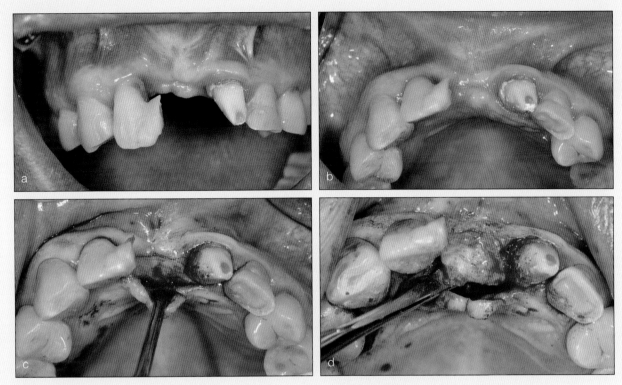

图4-13-49 （a~d）11种植术后3个月，黏膜色粉、质韧，12唇侧牙龈退缩，𬌗面观见颊侧软组织缺陷。制备11结缔组织瓣（VIP-CT）。

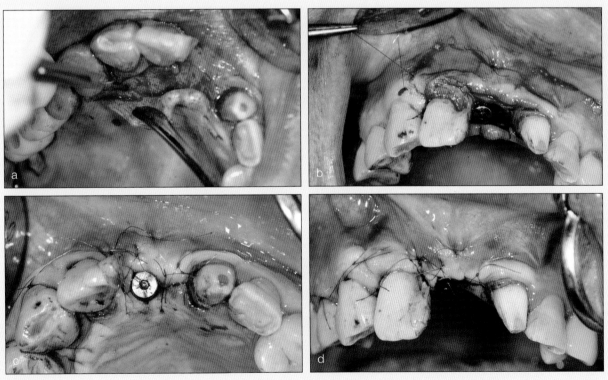

图4-13-50 （a~d）12唇侧用12-14腭侧带蒂的结缔组织瓣翻转覆盖根面。11唇侧用腭侧带蒂结缔组织瓣卷到唇侧增厚。

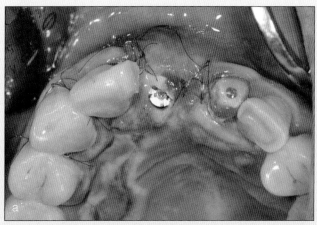
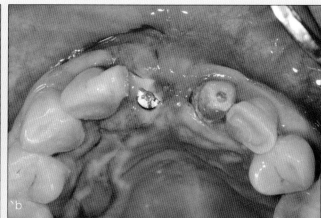

图4-13-51 （a，b）术后2周拆线后即刻，软组织轮廓丰满。

● 前牙区修复过程（图4-13-52～图4-13-55）

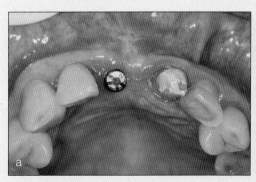
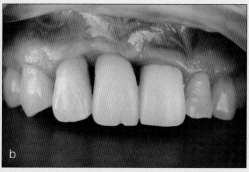
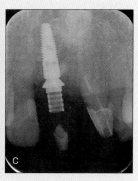

图4-13-52 （a~c）二期手术后6周，黏膜色粉、质韧，唇侧软组织轮廓饱满，戴入临时冠。

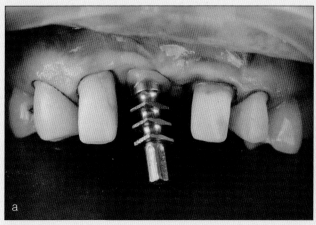
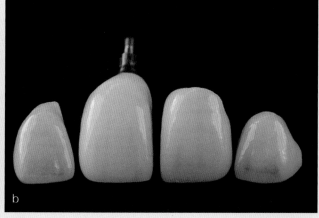

图4-13-53 （a，b）11种植体、12全冠和13、21、23贴面制备后取模型，制作完成的修复体。

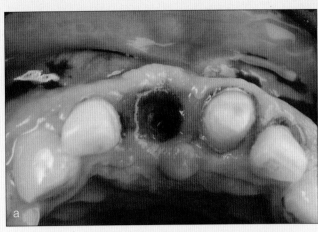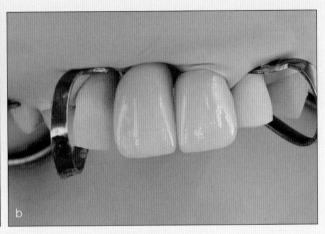

图4-13-54 （a，b）戴牙前，见骨弓及软组织轮廓饱满、健康，橡皮障下戴入种植冠、全冠、贴面。

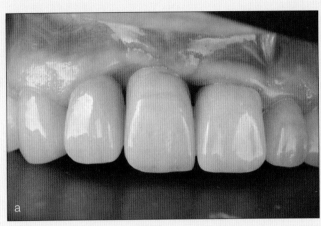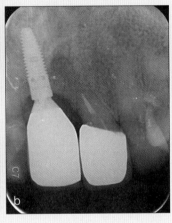

图4-13-55 （a，b）戴牙后即刻唇侧观及影像学检查。

● 全口修复完成后（图4-13-56，图4-13-57）

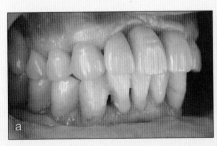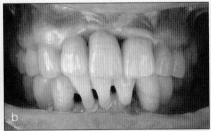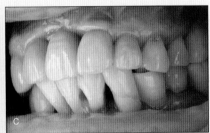

图4-13-56 （a～c）全口修复完成后。

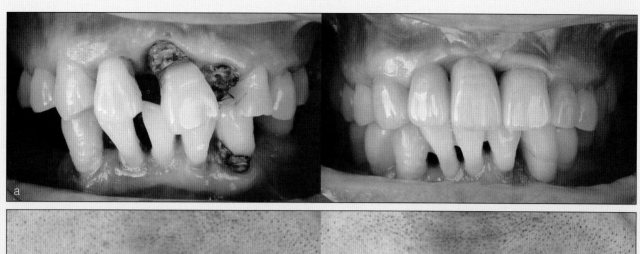

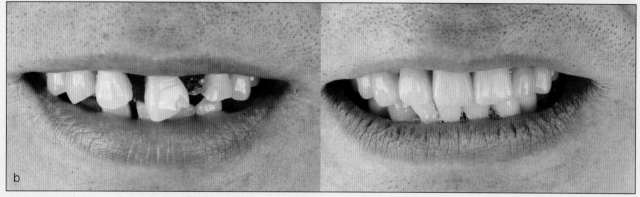

图4-13-57 （a，b）术前、术后微笑像对比。

● **讨论**

本病例尽可能保留有价值的患牙，对软硬组织缺损尽全力重建，虽然耗时长、手术次数多，但是能给患者带来极好的可修复性以及可维护性，为今后的二次修复也留下了后路。同时，本病例尽可能从术区本身获取自体骨，减少了开辟第二术区的需要，降低了患者的费用、减少了手术时间，同时也降低了总体创伤。

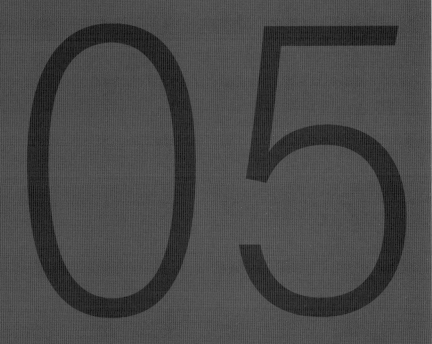

COMPLICATIONS

第5章
骨柱技术的并发症
及处理

　　虽然如前文所述，骨柱应用于骨增量具有微创、治疗周期短、经济等优势，但是同任何一种手术术式一样，骨柱技术也可能出现一些并发症，笔者在临床实践中遇到了以下几种并发症：

　　（1）在骨柱采集过程中取骨环钻引起的热损伤（骨灼伤），表现为种植周围的慢性疼痛以及影像学上种植体周围牙槽骨的吸收。

　　（2）固定骨柱的骨钉或钛条松动，骨柱松动吸收，肉芽组织形成。

　　（3）软组织开裂，早期骨柱暴露，缺血坏死，骨柱移植区域出现窦道及脓肿等感染迹象。

　　下面将通过3个病例来阐述可能出现的并发症以及如何处理。

病例1　骨柱提取过程中造成骨灼伤

● **病例信息**

　　患者，女，35岁。双侧下后牙缺失需要修复。

　　口内检查显示36、46缺失，邻牙近远中倾斜，颊侧骨凹陷，附着龈宽度不足。影像学检查显示骨质密度高。

● **治疗计划**

　　36、46水平向骨增量（图5-1-1～图5-1-4）。

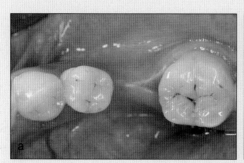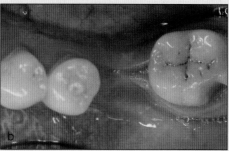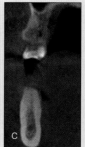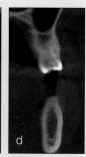

图5-1-1　（a～d）36、46缺失，影像学显示颊侧骨凹陷。

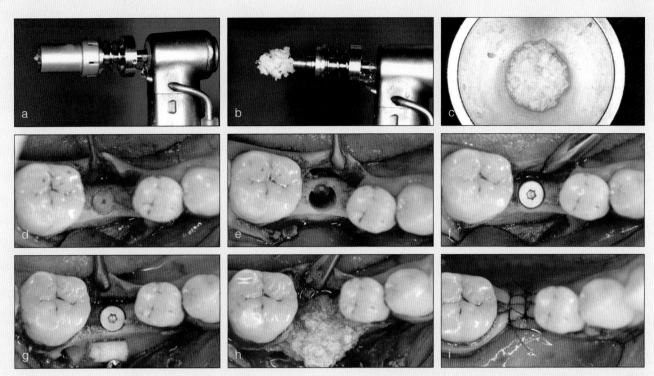

图5-1-2 36手术过程。（a~g）牙槽嵴顶正中偏颊侧切口，用直径2.9mm/3.9mm的骨柱定位钻定位，用直径2.9mm/3.9mm的骨柱取骨钻取骨柱，用直径5.1mm自体骨屑取骨钻在36颊侧远中偏根方取足量的自体骨屑。植入4.3mm×10mm的诺贝尔种植体，拧入覆盖螺丝。颊侧枪钻钻开皮质骨，用直径1.3mm、长度6mm的骨钉加压固定骨柱。（h）骨柱与骨钉颊侧间隙填塞足量自体骨屑。（i）骨膜减张后5-0尼龙线间断无张力缝合。

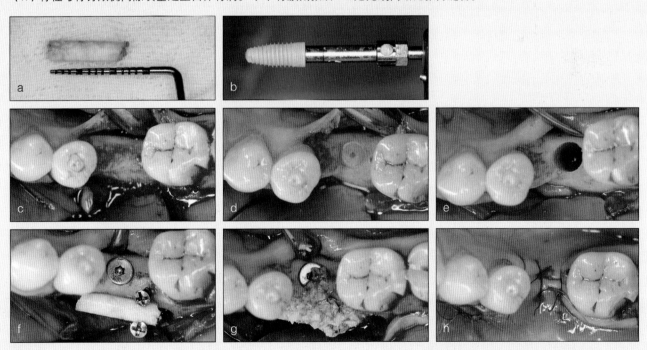

图5-1-3 46手术过程。（a~e）在牙槽嵴顶正中偏颊侧切口，用直径2.9mm/3.9mm的骨柱定位钻定位，用直径2.9mm/3.9mm的骨柱取骨钻取骨柱，植入4.3mm×10mm的诺贝尔种植体，拧入覆盖螺丝。颊侧枪钻钻开皮质骨。（f）用直径1.3mm、长度6mm与直径1.3mm、长度4mm的骨钉颊侧远中上下交叉加压固定骨柱。（g）骨柱与骨钉颊侧间隙填塞足量自体骨屑。（h）骨膜减张后用5-0尼龙线间断无张力缝合。

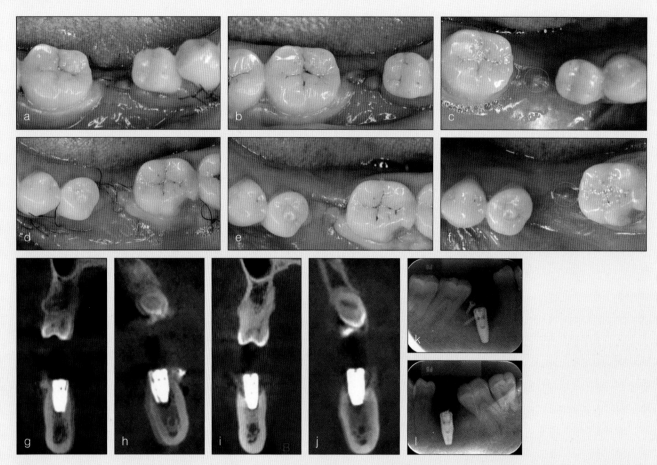

图5-1-4 （a~f）2周后双侧拆线，创口愈合良好。术后1个月，36、46牙槽嵴顶蓝圈处出现瘘道，患者表现为种植区域的慢性疼痛。（g~j）CBCT检查显示出现骨吸收。（k，l）X线片检查显示种植体周围低密度影。取出种植体，彻底清创，同期GBR，延期种植。

● 讨论

　　Ⅰ~Ⅱ类骨质，取骨柱时要注意内冷却和外冷却结合给取骨区域充分降温处理，术后给予充分抗炎，防止出现骨灼伤导致的感染。

病例2 骨钉松动导致骨柱吸收

● 病例信息

患者，男，55岁。下前牙及双侧后牙缺失需要修复。

口内检查显示31-42、35-37、45-47缺失，31-42颊侧骨凹陷，附着龈宽度不足，43龈缘微红。

● 治疗计划

31-42颊侧骨柱水平GBR（图5-2-1~图5-2-7）。

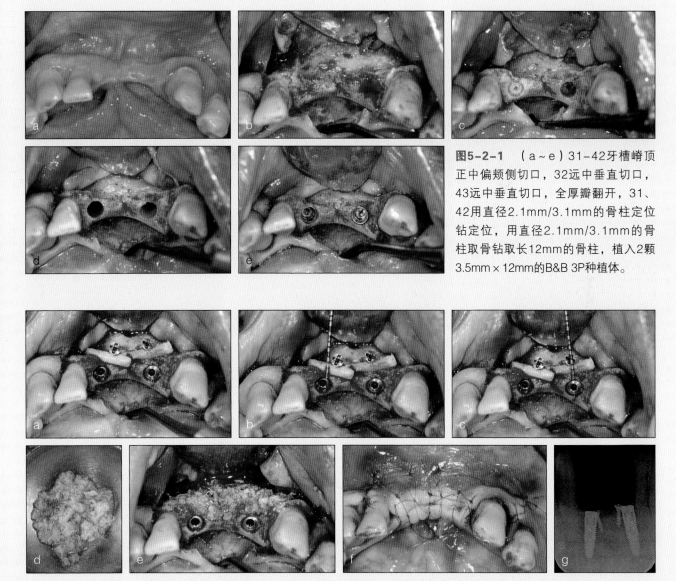

图5-2-1 （a~e）31-42牙槽嵴顶正中偏颊侧切口，32远中垂直切口，43远中垂直切口，全厚瓣翻开，31、42用直径2.1mm/3.1mm的骨柱定位钻定位，用直径2.1mm/3.1mm的骨柱取骨钻取长12mm的骨柱，植入2颗3.5mm×12mm的B&B 3P种植体。

图5-2-2 （a~g）牙槽嵴顶颊侧放置直径2.1mm骨柱，种植体斜下方用打孔钻钻开皮质骨表面，用2枚直径1.3mm、长度6mm的骨钉加压固定住骨柱，在31-42颊侧偏根方取足量自体骨屑，填塞骨柱与骨钉及颊侧间隙，骨膜减张后31-42牙槽嵴顶用5-0尼龙线间断+水平向褥式无张力缝合，32及43远中垂直切口用6-0尼龙线间断缝合。

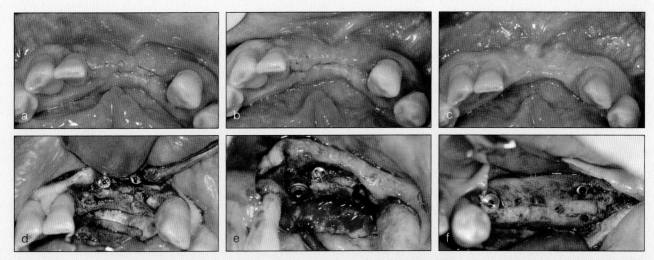

图5-2-3 （a~f）10~14天分2次拆线，创口愈合良好，一期愈合。术后3个月行种植二期，切开翻瓣见31唇侧骨柱吸收、骨钉松动、31颊侧种植体螺纹暴露，表面附着大量的肉芽组织，42颊侧骨钉稳固。

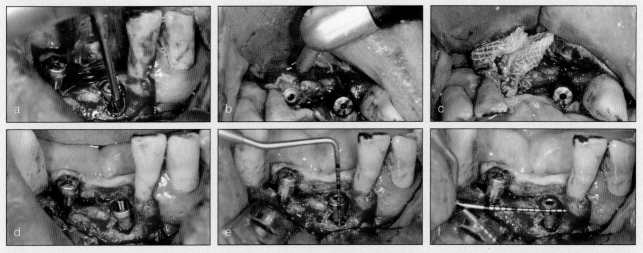

图5-2-4 （a~f）将污染的种植体表面清理干净，用钛刷清理种植体表面肉芽组织，用甘氨酸喷砂清理螺纹表面，使用规格为0.25g的四环素（25万单位）用蒸馏水浸湿纱布，覆盖种植体螺纹表面3分钟行杀菌处理。然后，用生理盐水冲洗干净。牙周探针测量垂直向骨吸收6mm，水平向骨吸收6mm。

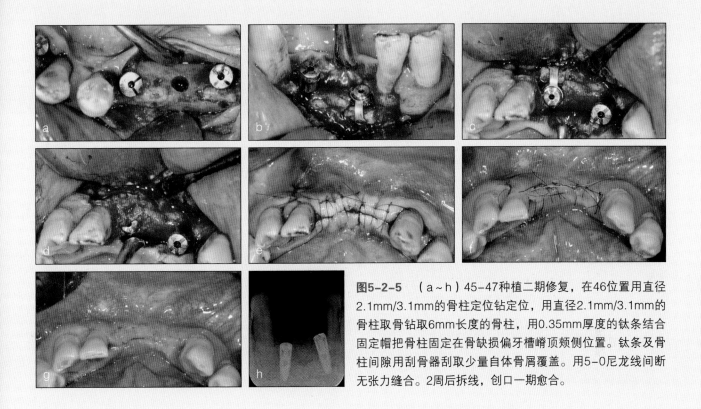

图5-2-5 （a~h）45-47种植二期修复，在46位置用直径2.1mm/3.1mm的骨柱定位钻定位，用直径2.1mm/3.1mm的骨柱取骨钻取6mm长度的骨柱，用0.35mm厚度的钛条结合固定帽把骨柱固定在骨缺损偏牙槽嵴顶颊侧位置。钛条及骨柱间隙用刮骨器刮取少量自体骨屑覆盖。用5-0尼龙线间断无张力缝合。2周后拆线，创口一期愈合。

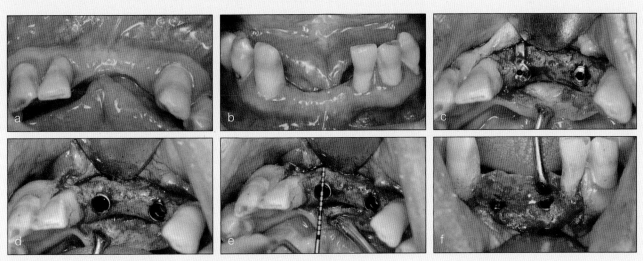

图5-2-6 （a~f）术后3个月，切开翻瓣，31钛条及固定帽稳固，成骨良好，去钛条及固定帽，牙周探针测量水平向骨宽度为3mm，垂直向6mm骨缺损也恢复良好。

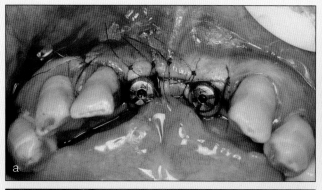

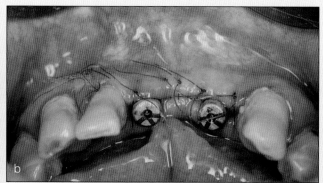

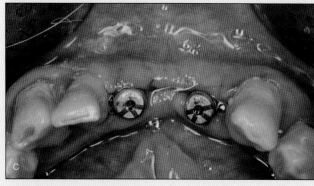

图5-2-7 （a~c）放置直径4mm、高度4mm的愈合基台，用6-0尼龙线间断缝合，1周拆线，创口一期愈合。

● **讨论**

　　骨柱水平向骨增量，骨钉固定受限于骨缺损类型：有利型骨缺损，底部骨宽度够，固定相对容易；不利型骨缺损，骨钉位置选择相对复杂。在愈合期间，唇颊肌肉的持续拉力也会导致骨钉的松动，让空间维持变得不稳定，骨柱出现吸收的情况。此病例的创口愈合没有问题，但是骨钉松动导致骨柱吸收，种植二期时按种植体周围炎处理程序清理暴露螺纹表面，利用另一术区二期修复提取骨柱二次增量，更换成钛条结合固定帽更为稳定的固定方式，以获得稳定的空间维持。3个月后获得可预期理想的成骨效果。

病例3 软组织开裂导致骨柱暴露

● **病例信息**

患者，男，30岁。左下颌前牙缺失需要修复。

口内检查显示33缺失，颊侧骨凹陷，附着龈宽度足，34龈缘软垢附着，稍红肿。

● **治疗计划**

33颊舌骨柱水平GBR（图5-3-1～图5-3-8）。

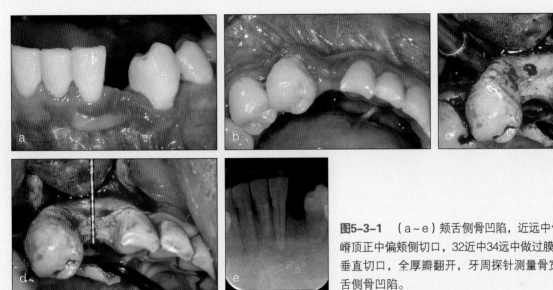

图5-3-1 （a～e）颊舌侧骨凹陷，近远中骨宽度窄。33牙槽嵴顶正中偏颊侧切口，32近中34远中做过膜龈联合1～2mm的垂直切口，全厚瓣翻开，牙周探针测量骨宽度为2.5mm，颊舌侧骨凹陷。

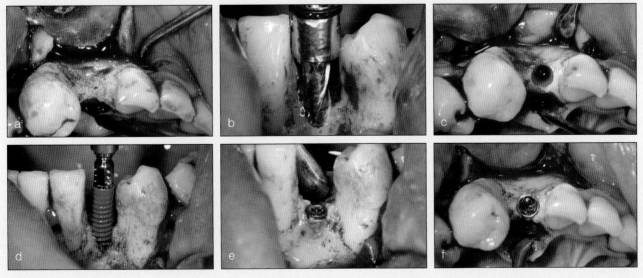

图5-3-2 （a～f）用直径2.1mm/3.1mm的骨柱定位钻定位，用2.1mm/3.1mm的骨柱取骨钻取骨深度为12mm的骨柱，植入3.3mm×12mm的ITI BL种植体，颊舌侧骨面种植体螺纹透色。

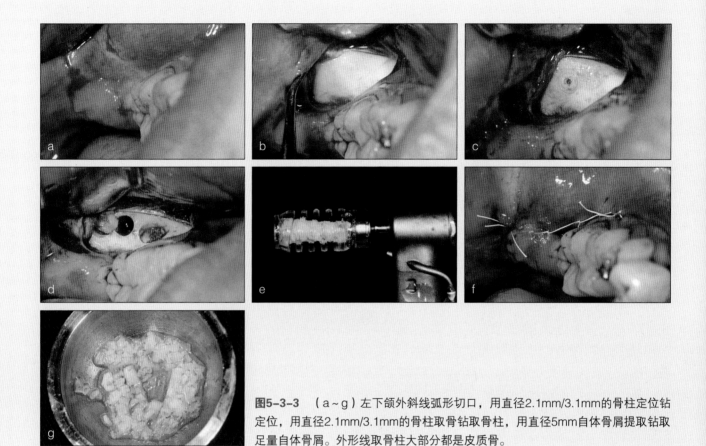

图5-3-3 （a~g）左下颌外斜线弧形切口，用直径2.1mm/3.1mm的骨柱定位钻定位，用直径2.1mm/3.1mm的骨柱取骨钻取骨柱，用直径5mm自体骨屑提取钻取足量自体骨屑。外形线取骨柱大部分都是皮质骨。

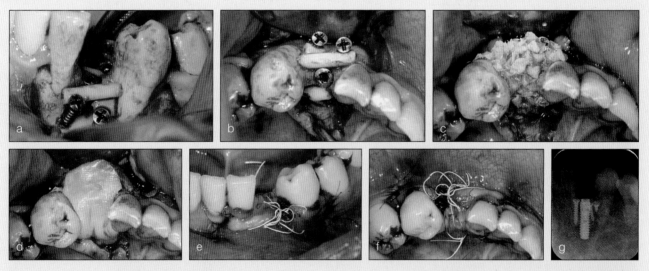

图5-3-4 （a~g）颊侧骨凹陷水平放置2根一长一短骨柱，用直径1.3mm、长度分别为6mm和8mm的骨钉颊侧偏根方固定；舌侧用一根短的骨柱，用直径1.3mm、长度4mm的骨钉固定。骨柱与骨钉的间隙用足量自体骨屑填塞，表面覆盖PRF膜，43牙槽嵴顶用4-0 PTFE线间断+水平向褥式缝合，近远中垂直切口用6-0尼龙线间断缝合。

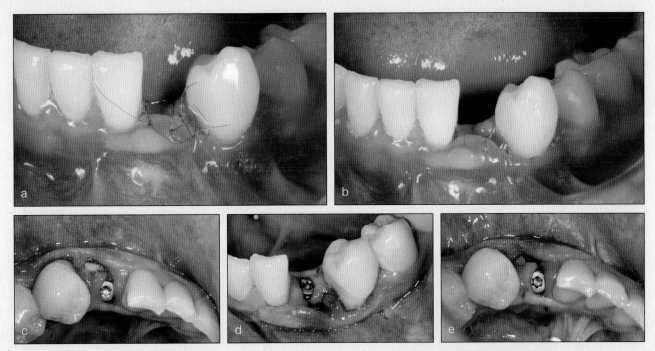

图5-3-5 （a~e）10~14天分2次拆线，创口愈合良好，术后1.5个月，牙槽嵴顶软组织开裂，骨柱暴露，松动。

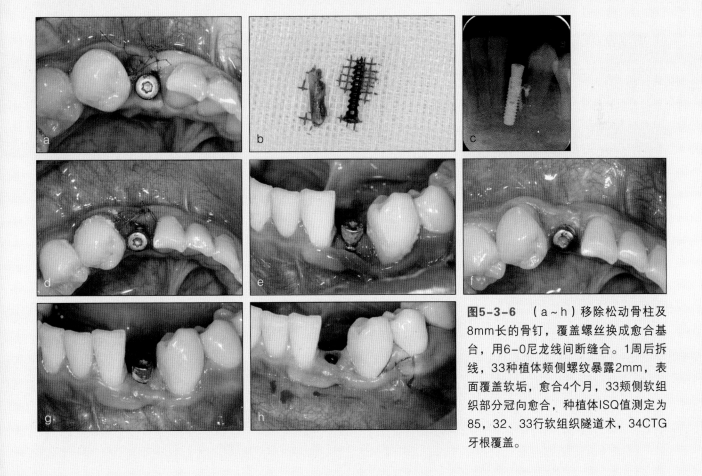

图5-3-6 （a~h）移除松动骨柱及8mm长的骨钉，覆盖螺丝换成愈合基台，用6-0尼龙线间断缝合。1周后拆线，33种植体颊侧螺纹暴露2mm，表面覆盖软垢，愈合4个月，33颊侧软组织部分冠向愈合，种植体ISQ值测定为85，32、33行软组织隧道术，34CTG牙根覆盖。

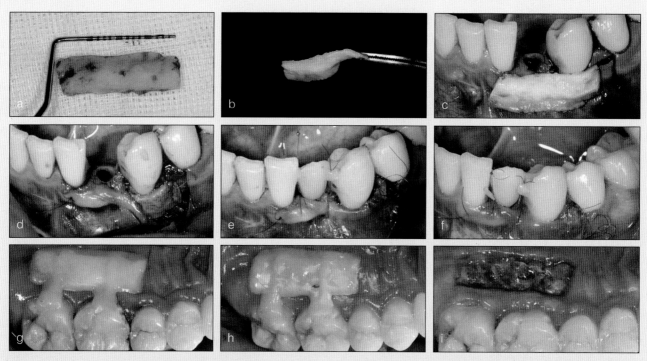

图5-3-7 （a~i）16、17腭侧取游离龈瓣（FGG），去除上皮后结缔组织（CTG）厚度1~1.5mm，33近中用6-0尼龙线水平向褥式缝合固定，34远中用7-0可吸收间断缝合固定，33近远中垂直悬吊缝合。上颌软组织供区制作个性化树脂压板保护，16、17腭侧FGG供区制作个性化树脂压板保护创面。

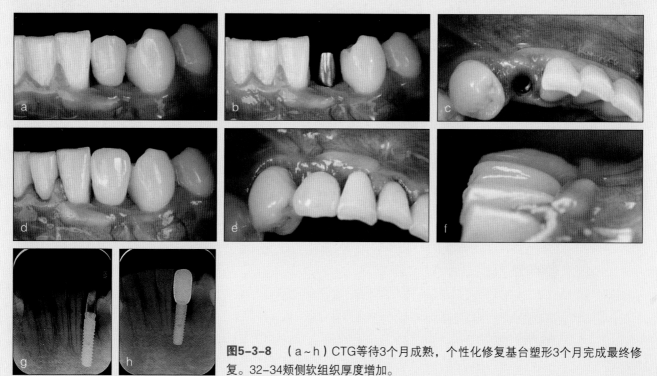

图5-3-8 （a~h）CTG等待3个月成熟，个性化修复基台塑形3个月完成最终修复。32-34颊侧软组织厚度增加。

● **讨论**

　　骨柱颊舌侧水平向骨增量时要考虑软组织质与量，还要考虑水平骨宽度血供影响。当骨柱出现缺血坏死，而种植体已经完成骨结合，取CTG来增加软组织厚度不失为一种解决办法，长期临床效果有待验证。

REFERENCES

参考文献

[1]   Pilipchuk SP, Plonka AB, Monje A, et al. Tissue engineering for bone regeneration and osseointegration in the oral cavity[J]. Dent Mater, 2015, 31(4): 317-338.

[2]   Funda G, Taschieri S, Bruno GA, et al. Nanotechnology Scaffolds for Alveolar Bone Regeneration[J]. Materials (Basel), 2020, 13(1): 201.

[3]   Simunovic F, Finkenzeller G. Vascularization Strategies in Bone Tissue Engineering[J]. Cells, 2021, 10(7): 1749.

[4]   Galindo-Moreno P, Hernández-Cortés P, Mesa F, et al. Slow resorption of anorganic bovine bone by osteoclasts in maxillary sinus augmentation[J]. Clin Implant Dent Relat Res, 2013, 15(6): 858-866.

[5]   Sakkas, A, Wilde F, Heufelder M, et al. Autogenous bone grafts in oral implantology-is it still a "gold standard"? A consecutive review of 279 patients with 456 clinical procedures[J]. Int J Implant Dent, 2017, 3(1): 23.

[6]   Brånemark PI, Lindström J, Hallén O, et al. Reconstruction of the defective mandible[J]. Scand J Plast Reconstr Surg, 1975, 9(2): 116-128.

[7]   Cordaro L, Amadé DS, Cordaro M. Clinical results of alveolar ridge augmentation with mandibular block bone grafts in partially edentulous patients prior to implant placement[J]. Clin Oral Implants Res, 2002, 13(1): 103-111.

[8]   Widmark G, Andersson B, Ivanoff CJ. Mandibular bone graft in the anterior maxilla for single-tooth implants. Presentation of surgical method[J]. Int J Oral Maxillofac Surg, 1997, 26(2): 106-109.

[9]   Acocella A, Bertolai R, Colafranceschi M, et al. Clinical, histological and histomorphometric evaluation of the healing of mandibular ramus bone block grafts for alveolar ridge augmentation before implant placement[J]. J Cranio-Maxillo-Facial Surgery, 2010, 38(3): 222-230.

[10] Burchardt H. The biology of bone graft repair[J]. Clin Orthop Relat Res, 1983(174): 28-42.

[11] Pallesen L, Schou S, Aaboe M, et al. Influence of particle size of autogenous bone grafts on the early stages of bone regeneration: a histologic and stereologic study in rabbit calvarium[J]. Int J Oral Maxillofac Implants, 2002, 17(4): 498-506.

[12] Khoury F, Hanser T. Three-Dimensional Vertical Alveolar Ridge Augmentation in the Posterior Maxilla: A 10-year Clinical Study[J]. Int J Oral Maxillofac Implants, 2019, 34(2): 471-480.

[13] Saulacic N, Bosshardt DD, Jensen SS, et al. Impact of bone graft harvesting techniques on bone formation and graft resorption: a histomorphometric study in the mandibles of minipigs[J]. Clin Oral Implants Res, 2015, 26(4): 383-391.

[14] 宿玉成. 现代口腔种植学[M]. 北京: 人民卫生出版社, 2004.

[15] Evian CI, Rosenberg ES, Coslet JG, et al. The osteogenic activity of bone removed from healing extraction sockets in humans[J]. J Periodontol, 1982, 53(2): 81-85.

[16] Trombelli L, Farina R, Marzola A, et al. Modeling and remodeling of human extraction sockets[J]. J Clin Periodontol, 2008, 35(7): 630-639.

[17] Streckbein P, Kähling C, Wilbrand J, et al. Horizontal alveolar ridge augmentation using autologous press fit bone cylinders and micro-lag-screw fixation: technical note and initial experience[J]. J Craniomaxillofac Surg, 2014, 42(5): 387-391.

[18] Wang HL, Boyapati L. "PASS" principles for predictable bone regeneration[J]. Implant Dent, 2006, 15(1): 8-17.

[19] Khoury F, Doliveux R. The Bone Core Technique for the Augmentation of Limited Bony Defects: Five-Year Prospective Study with a New Minimally Invasive Technique[J]. Int J Periodontics Restorative Dent, 2018, 38(2): 199-207.

[20] Joshi A. An investigation of post-operative morbidity following chin graft surgery[J]. Br Dent J, 2004, 196(4): 215-218.

[21] Nkenke E, Radespiel-Tröger M, Wiltfang J, et al. Morbidity of harvesting of retromolar bone grafts: a prospective study[J]. Clin Oral Implants Res, 2002, 13(5): 514-521.

[22] Koole R, Bosker H, van der Dussen FN. Late secondary autogenous bone grafting in cleft patients comparing mandibular (ectomesenchymal) and iliac crest (mesenchymal) grafts[J]. J Craniomaxillofac Surg, 1989, 17(1): 28-30.

[23] Moradi Haghgoo J, Arabi SR, Hosseinipanah SM, et al. Comparison of the effect of three autogenous bone harvesting methods on cell viability in rabbits[J]. J Dent Res Dent Clin Dent Prospects, 2017, 11(2): 73-77.

[24] Rullo R, Addabbo F, Papaccio G, et al. Piezoelectric device vs. conventional rotative instruments in impacted third molar surgery: relationships between surgical difficulty and postoperative pain with histological evaluations[J]. J Craniomaxillofac Surg, 2013, 41(2): e33-38.

[25] Chiriac G, Herten M, Schwarz F, et al. Autogenous bone chips: influence of a new piezoelectric device (Piezosurgery) on chip morphology, cell viability and differentiation[J]. J Clin Periodontol, 2005, 32(9): 994-999.

[26] von See C, Rücker M, Kampmann A, et al. Comparison of different harvesting methods from the flat and long bones of rats[J]. Br J Oral Maxillofac Surg, 2010, 48(8): 607-612.

[27] Park SY, Shin SY, Yang SM, et al. Effect of implant drill design on the particle size of the bone collected during osteotomy[J]. Int J Oral Maxillofac Surg, 2010, 39(10): 1007-1011.

[28] Papadimitriou DE, Schmidt EC, Caton JG, et al. Morphology of bone particles after harvesting with 4 different devices[J]. Implant Dent, 2013, 22(2): 187-192.

[29] Farina R, Franzini C, Trombelli L, et al. Minimal invasiveness in the transcrestal elevation of the maxillary sinus floor: A systematic review[J]. Periodontol 2000, 2023, 91(1): 145-166.

[30] Fugazzotto PA. Immediate implant placement following a modified trephine/osteotome approach: success rates of 116 implants to 4 years in function[J]. Int J Oral Maxillofac Implants, 2002, 17(1): 113-120.

[31] Trombelli L, Minenna P, Franceschetti G, et al. Transcrestal sinus floor elevation with a minimally invasive technique[J]. J Periodontol, 2010, 81(1): 158-166.

[32] Trombelli L, Minenna P, Franceschetti G, et al. Minimally invasive technique for transcrestal sinus floor elevation: a case report[J]. Quintessence Int, 2010, 41(5): 363-369.

[33] Khoury F, Hensher R. The bony lid approach for the apical root resection of lower molars[J]. Int J Oral Maxillofac Surg, 1987, 16(2): 166-170.

[34] De Stavola L, Fincato A, Albiero AM. A computer-guided bone block harvesting procedure: a proof-of-principle case report and technical notes[J]. Int J Oral Maxillofac Implants, 2015, 30(6): 1409-1413.

[35] de Stavola L, Ortiz-Vigón A. Reconstruction of the severe maxillary bone atrophy[J]. Perio Clin, 2017, 3: 36-43.

[36] Gluckman H. Management of Curved Bone Defects in the Anterior Maxilla Using Bone Bending via a Kerfed Khoury Split Bone Block Technique[J]. Int J Periodontics Restorative Dent, 2023, 43(2): 202-210.

[37] Khoury F, Hanser T. Mandibular bone block harvesting from the retromolar region: a 10-year prospective clinical study[J]. Int J Oral Maxillofac Implants, 2015, 30(3): 688-697.

[38] Hanser T, Doliveux R. MicroSaw and Piezosurgery in Harvesting Mandibular Bone Blocks from the Retromolar Region: A Randomized Split-Mouth Prospective Clinical Trial[J]. Int J Oral Maxillofac Implants, 2018, 33(2): 365-372.

[39] Albrektsson T, Brånemark PI, Eriksson A, et al. The preformed autologous bone graft. An experimental study in the rabbit[J]. Scand J Plast Reconstr Surg, 1978, 12(3): 215-223.

[40] Rhinelander FW. The normal circulation of bone and its response to surgical intervention[J]. J Biomed Mater Res, 1974, 8(1): 87-90.

[41] Sims NA, Walsh NC. Intercellular cross-talk among bone cells: new factors and pathways[J]. Curr Osteoporos Rep, 2012, 10(2): 109-117.

[42] De Stavola L, Tunkel J. Results of vertical bone augmentation with autogenous bone block grafts and the tunnel technique: a clinical prospective study of 10 consecutively treated patients[J]. Int J Periodontics Restorative Dent, 2013, 33(5): 651-659.

[43] Kovac Z, Cabov T, Blaskovic M, et al. Regeneration of Horizontal Bone Defect in Edentulous Maxilla Using the Allogenic Bone-Plate Shell Technique and a Composite Bone Graft-A Case Report[J]. Medicina (Kaunas), 2023, 59(3): 494.

[44] Tunkel J, de Stavola L, Kloss-Brandstätter A. Alveolar ridge augmentation using the shell technique with allogeneic and autogenous bone plates in a split-mouth design-A retrospective case report from five patients[J]. Clin Case Rep, 2020, 9(2): 947-959.

[45] Peck MT. Alveolar Ridge Augmentation using the Allograft Bone Shell Technique[J]. J Contemp Dent Pract, 2015, 16(9): 768-773.

[46] Thoma DS, Zeltner M, Hilbe M, et al. Randomized controlled clinical study evaluating effectiveness and safety of a volume-stable collagen matrix compared to autogenous connective tissue grafts for soft tissue augmentation at implant sites[J]. J Clin Periodontol, 2016, 43(10): 874-885.

[47] Linkevičius T. Zero Bone Loss Concepts[M]. Berlin: Quintessence Pub, 2019.

[48] Khoury F, Hanser T. 3D vertical alveolar crest augmentation in the posterior mandible using the tunnel

technique: A 10-year clinical study[J]. Int J Oral Implantol (Berl), 2022, 15(2): 111-126.

[49] Hur Y, Bui M, Griffin TJ, et al. Modified Periosteal Releasing Incision (MPRI) for Flap Advancement: A Practical Technique for Tensionless Closure[J]. Clinical Advances in Periodontics, 2014, 5: 1-6.

[50] Urban I, Traxler H, Romero-Bustillos M, et al. Effectiveness of Two Different Lingual Flap Advancing Techniques for Vertical Bone Augmentation in the Posterior Mandible: A Comparative, Split-Mouth Cadaver Study[J]. Int J Periodontics Restorative Dent, 2018, 38(1): 35-40.

[51] Melcher AH. On the repair potential of periodontal tissues[J]. J Periodontol, 1976, 47(5): 256-260.

[52] Pistilli R, Checchi V, Sammartino G, et al. Safe New Approach to the Lingual Flap Management in Mandibular Augmentation Procedures: The Digitoclastic Technique[J]. Implant Dentistry, 2017, 26(5): 790-795.

[53] Tallarico M, Czajkowska M, Cicciù M, et al. Accuracy of surgical templates with and without metallic sleeves in case of partial arch restorations: A systematic review[J]. J Dent. 2021, 115:103852.

[54] De Greef A, Carcuac Olivier, De Mars G, et al. The expanded mesh free gingival graft: A novelapproach to increase the width of keratinized mucosa. Clin Adv Periodontics, 2023, 8. doi: 10.1002/cap.10264.

[55] Fouad Khoury. 口腔种植软硬组织增量[M]. 张健主译. 沈阳: 辽宁科学技术出版社, 2023.